U0295537

上海开放大学护理专业教辅用书

老年人常见
心理问题及护理

主编◎ 李蕊 吴英 刘晓芯

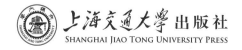

上海交通大学出版社
SHANGHAI JIAO TONG UNIVERSITY PRESS

内容提要

本书围绕老年心理基础知识、老年人心理评估、老年人心理辅导技术、老年人心理问题护理、老年人心身疾病的心理护理、特殊老年人心理疾病的心理护理及老年心理护理伦理共七个章节进行阐述。本书可供护理在职教育专科及本科的护生学习,也可供其他护理、助产等专业护理人员参考。

图书在版编目(CIP)数据

老年人常见心理问题及护理/李蕊,吴英,刘晓芯
主编.—上海:上海交通大学出版社,2024.9 —ISBN
978－7－313－31238－9

Ⅰ.R161.7

中国国家版本馆 CIP 数据核字第 2024N2L894 号

老年人常见心理问题及护理

LAONIANREN CHANGJIAN XINLI WENTI JI HULI

主　　编	李　蕊　吴　英　刘晓芯			
出版发行	上海交通大学出版社	地　　址	上海市番禺路 951 号
邮政编码	200030	电　　话	021－64071208
印　　制	上海颛辉印刷厂有限公司	经　　销	全国新华书店
开　　本	787mm×1092mm　1/16	印　　张	13.25
字　　数	300 千字		
版　　次	2024 年 9 月第 1 版	印　　次	2024 年 9 月第 1 次印刷
书　　号	ISBN 978－7－313－31238－9		
定　　价	58.00 元		

编　委　会

主　编 李　蕊　吴　英　刘晓芯

副主编 黄　茜　陈　怡　张　莹　华　丽　张　弛

编　委（按姓氏汉语拼音排序）

陈　怡　上海交通大学医学院附属同仁医院

陈金梅　上海交通大学医学院附属同仁医院

邓　明　上海交通大学医学院附属同仁医院

范　军　上海开放大学民生学院（筹）

高　彪　上海交通大学医学院附属同仁医院

华　丽　上海交通大学医学院附属同仁医院

黄　晨　上海交通大学医学院附属同仁医院

黄　茜　上海交通大学医学院附属同仁医院

康丽群　上海交通大学医学院附属同仁医院

李　蕊　上海交通大学医学院附属同仁医院

刘晓芯　上海交通大学医学院附属胸科医院

史　伟　上海交大教育集团、上海开放大学交大昂立分校

唐义琴　上海交通大学医学院附属同仁医院

王　硕　上海交通大学医学院附属同仁医院

王永辉　上海交大教育集团

吴　英　上海交通大学医学院附属同仁医院

杨敏怡　上海交通大学医学院附属同仁医院

袁　栋　上海交大教育集团

张　弛　上海开放大学公共管理学院

张　瑾　上海开放大学

张　莹　上海交通大学医学院附属同仁医院

朱海靖　上海交通大学医学院附属同仁医院

前　言

　　随着社会发展，老龄化成为一个重要的世界性议题。全球范围内的人口老龄化已经成为新世纪人类发展的严峻挑战。中国已进入老龄化社会，老年人群心理健康的重要性逐渐凸显。据中国老龄科学研究中心预测，2050年前后，中国老龄人口将达到峰值（4.87亿人左右）。如此庞大的老年群体，其健康问题关系着国家的整体健康水平。关爱老年人健康、关注老年人心理，不仅是老年人的需求，也是全社会的责任，更是《"健康中国2030"规划纲要》的要求。

　　老年期是人生的一个特殊时期。这一时期，人的生理、心理均有明显变化，易患各种疾病。因此，了解老年期人群的特点，在临床护理过程中为其提供针对性的专业护理，可提高老年人的生活质量，使其安度晚年生活。而不良的心理状态会长期影响老年人的生活及健康，给晚年生活蒙上阴影，严重影响其幸福指数。本书围绕老年心理基础知识、老年人心理评估、老年人心理辅导技术、老年人常见心理问题护理、老年人心身疾病的心理护理、特殊老年人心理疾病的心理护理及老年心理护理伦理进行阐述。本书对常见心理问题如老年人焦虑、抑郁、孤独等进行阐述，介绍了由老年常见慢性病如糖尿病、冠心病、高血压等带来的心理问题，以及针对临终、丧偶、空巢等不同老年群体所面临的心理困扰，为临床护理人员提供实用可操作的应对策略指导。

　　本书编写旨在通过医学知识传播，提供简洁可行的对策及建议，方便临床护理人员阅读理解和掌握，增强其服务老年人群的能力，提高老年人的心理健康水平及生命质量。本书撰写过程中，参阅了大量的相关资料，吸收了心理学、社会学、管理学等学科的研究成果，在此对相关成果的著作权人深表感谢。

　　书中难免存有不妥及疏漏，恳请读者、同行、专家批评指正，便于修订时补充完善。

编　者

2024年1月

Contents

<h1 align="center">目　　录</h1>

第一章

老年心理基础知识

学习目标

（1）能够阐述心理过程及心理特征的内容。

（2）能够描述老年人的心理特点。

（3）能够列举老年人心理健康的表现。

（4）能够树立有温度的人文精神，关爱老年人的心理健康。

随着我国老年人口的迅猛增长以及高龄人口的不断增加，老龄化所带来的问题日益凸显。保障老年人的健康，特别是心理健康，将对社会的稳定和可持续发展产生重要的影响。老年群体的心理健康是老年心理学的主要研究方向之一，也是决定学科发展前景的重要工作任务。如何有效地维持和促进老年人的心理健康成为当今社会的一个紧迫问题。

第一节　老年心理学概述

老年心理学又称"老化心理学"，是研究老年人的心理活动特点和规律的科学，是发展心理学的重要分支，也是老年性研究领域中的一个重要组成部分。从 19 世纪开始，老年心理学受到越来越多的关注。在第二次世界大战以后，老年心理学作为一门新的分支学科迅速兴起。老年心理学旨在探索老年人心理活动的变化和规律，以及他们在不同年龄段的心理状态之间的关系，并为他们提供有效的心理治疗方案。

值得注意的是，老年心理学研究的对象不能仅仅局限于老年人。首先，人不是一瞬间变成老年人的，老化是一个随着年龄增长而逐步变化的过程。这种随年龄增长而发生的心理活动变化正是老年心理学研究的主要内容。因此，老年心理学所涉及的年龄范围，应该是人从机体和心理成熟直至生命结束的整个后半生。其次，有比较才能有鉴别，要了解老年人心理活动的特点，需要将老年人的心理活动和中年人、青年人进行比较。前者侧重的是一个个体从成年到老年的纵向发展过程，后者侧重的是老年、中年、青年的横向比较，即年龄差异问题。两者都说明老年心理学研究的是老年人的心理活动规律，同时也涉及其他年龄成年人的心理活动。心理学研究通常将其划分为两个主要领域：心理过程和心理特征。

一、心理过程

心理过程可以分为三个主要部分：认知过程、情感过程和意志过程。其中，认知过程是最基本的心理过程，而情绪过程和意志过程则是在认知的基础上发展起来的。认知过程是一种复杂的心理活动，它涉及人们对客观事物的感知、理解、记忆、想象以及思考，以便更好地把握客观事物的本质及其规律。情感过程是一个复杂的心理现象，它涉及人们对客观事物的不同态度和感受，从欢乐、满足、喜悦到憎恨、欣喜、悲伤，都可以归结为一种情绪反应。意志过程是人有意识地克服各种困难以达到一定目标的过程。通过认知过程、情感过程和意志过程三者的共同作用，人们可以有意识地克服内心的挑战和外界的阻力，最终达成目标。

这三者之间存在密切的联系，互相关联形成一个统一的整体。认知过程是情感过程和意志过程的基础，而这两个过程又互相影响，构成了一个完整的心理活动体系。因此，情感过程和意志过程是认知过程的重要组成部分，它们在心理活动中扮演着重要的角色。

二、心理特征

心理特征是一种复杂的、多样的心理状态，它不仅反映了个体的个性倾向，也反映了个体的心理特征。

个性倾向性是一种深刻的心理特征，影响着个体的思维方式、行为习惯以及情绪反应。它不仅可以激发个体的内在动力，而且还能够影响人的行为，从而影响人的思维模式、情感状态、价值观念以及社会环境等。心理特征是一种深刻的、持久的、反映个人内在品质的心理状态，它由能力、气质、性格等多方面构成，而性格则是这些特征的核心。

三、老年心理学的研究内容

老年心理学的研究内容具体可包括五个方面：老年人的认知，老年人的情绪与情感，老年人的需要、动机与意志，老年人的个性与能力及老年人的心理健康。

第二节　老年人心理特点

一、老年人的心理状态变化

（一）感知觉的变化

老年人的感觉功能会有所减退，如视敏度降低、听力下降、嗅觉退化、味觉迟钝等。老年人常感觉耳不聪、目不明,使日常生活和社交活动受到许多不利的影响,比如无法有效地接收外部信息,无法有效地与他人进行沟通,从而导致他们感到沮丧和被孤立。

(二) 记忆力的变化

随着年龄的增长,人的记忆力会逐渐减弱,通常会在40岁左右出现一个明显的衰减,之后会保持在一个相对稳定的水平。但是到了70岁左右,这种衰减会变得更加明显。因此,在日常生活中很多老年人抱怨自己记性不好,经常忘事,尤其是最近发生的事情更容易遗忘,比如,昨天晚上吃的什么饭,老伴今天上午叮嘱自己上街要买什么,都想不起来。一般来说,老年人远记忆力保持尚好,老年人对自己的出生日期,参加工作、结婚、生育的时间等问题,记得较为清楚,对往事的回忆准确而生动。另外,老年人学习新事物的能力下降,记忆新信息的能力比年轻时明显下降,记电话号码或者身份证号码都变得吃力,但是理解之后的记忆能力并没有明显衰退。

(三) 智力的变化

一般而言,到了老年,人的智力开始逐渐衰减。随着年龄的增长,许多老年人的认知、判断、思维、记忆等方面都受到影响,他们的反应速度、处理事务的迅捷程度以及处理复杂情况的准确度都大大降低。此外,由于患上了严重的慢性疾病,以及缺乏家庭支持,他们的认知水平会显著衰落。

在日常生活中,老年人往往感觉自己的脑子不好使了,变笨了,学习新事物的能力下降了,慢慢变成了"老朽",有一种无能感。随着年龄的增长,人们的感知、记忆、动作和反应能力都会出现下降,导致逻辑推理能力和解决问题的能力也会受到影响,尤其是在思维敏捷性、流畅性、灵活性、独特性和创造性方面,会明显低于中、青年时期。

(四) 情绪、情感的变化

随着年龄的增长,老年人的身体和精神状态都会发生改变。随着身体状态的逐渐衰弱,其精神状态可能会更加敏感和脆弱。随着生活阅历的丰富,他们的情感会更加丰富、成熟和坚强。随着年龄的增长,老年人的性格会发生显著的变化,表现为语言表达能力减弱、情绪波动加剧、主观性增强等。少数老年人会变得更加抗拒新事物、怀念过去,甚至对现实持敌意,会使他们与年轻一代和现实生活之间的差距越来越大,从而导致社会适应能力的减弱。长期独居者,常有严重的抑郁表现。

根据最新的调查结果,在所有年龄段的老年人中,大多数人都能够感受到生活的美好,他们拥有积极的情绪,表现出轻松、自由、满足、幸福和成功的感受。就情绪体验而言,老年人的情绪呈现出内在、强烈而持久的特点,其情绪体验的强度和持久性随着年龄的增长而提高。老年人比中青年人更加理性,更善于控制自己的情绪。但有一些老年人情感比较脆弱,由于个性、环境条件等多种因素的影响,易产生消极情绪。比如有的老年人由于退休或者职务、地位的变化而产生失落感;有的老年人患有高血压、糖尿病、冠心病等疾病,这些疾病会对自身的生活产生程度不一的影响,使老年人容易出现对治疗、预后等不确定因素的担心、紧张,以及烦躁易怒、消极悲观等情绪;有的老年人当听说家人或和自己同龄的同事、同学、朋友患有重病,甚至病逝时,往往内心触动很大,感慨生命的脆弱,感叹世事无常,易产生悲伤、害怕等情绪。

(五) 性格特点的变化

人步入老年之后,由于生理变化、外界环境变化以及心理社会因素的影响,个体的性格特点也会悄然发生变化。有的老人由于记忆力减退,昨天说过的话似乎又忘记了,在家人面前不停地唠叨,跟儿女再三叮嘱;有的老人年轻时脾气很好,年纪大了,却变得以自我为中心,固执、任性,爱在家人面前耍小脾气,甚至影响人际关系和夫妻感情;有的老人留恋过去,总爱回忆往事,总喜欢收集陈旧的东西,表现出程度不同的怀旧情结;有的老人变得敏感多疑,比如儿子结婚后,老人觉得自己一手养大的儿子现在和儿媳妇在一起亲亲热热,对自己不那么关心了,因而在日常生活中遇到一些小事就容易钻牛角尖。

(六) 生活方式的变化

随着时代的进步,许多老年人的生活方式也随之改变。他们的职业、经济、文化背景的转换,以及与其他社会群体关系的疏远,导致他们更容易陷入孤独的状态,从而更容易罹患各类慢性疾病。可表现为以下几种类型:

1. 事业型老年人　年轻时常常废寝忘食,即使已经退休也仍然拼命工作,忽视必要的休息和营养,带病坚持工作,容易积劳成疾,甚至久病不起。

2. 享乐型老年人　过分讲究吃、喝、玩、乐,时常暴饮暴食,日夜颠倒,缺乏卫生保健知识,易因心理与行为偏离健康而发生疾病。

3. 堕落型老年人　因受到他人的利诱或者以往有过吸毒、酗酒、赌博、淫乱等恶习,人老后恶习不改,仍继续影响自身健康,或虽有所改变,但由于脏器功能衰退而诱使原先隐藏的病灶出现活动性变化等。

4. 原有生活方式改变的老年人　由于离、退休后在生活实践中形成的一套生活规律被打破,往日紧张的工作、繁杂的社交活动等都发生显著变化,使老年人突然对新生活模式不适应,导致心理问题和疾病的发生。

二、老年人心理变化的特点

随着年龄的增长,老年人的心理状态也会发生显著的改变,尤其是在他们的职业状态、生活方式发生重大变化之后,这种变化会更加明显。

(一) 认知功能特点

随着年龄的增加,老年人的神经系统,特别是大脑会受到严重的影响,导致感官、认知、听觉等功能的明显衰弱。特别是当神经系统处于较低的水平时,会表现为视力明显减弱,甚至会发生眩晕的情况。此外,当神经系统处理较为复杂的语言时,也会变得模糊。随着时间的推移,老年人的味蕾、嗅觉等感官功能明显减弱,而且他们的疼痛感受减弱,抗寒性变弱。他们的记忆力也会变得更加糟糕,因为他们的注意力无法有效集中,导致他们的思维过程变得更加困难。随着年龄的增长,概念学习、解决问题的能力会逐渐减弱,然而,凭借其丰厚的学习背景、实践技巧以及其他相关的资源,老年人的思考模式更加多样化,其中包含的概念、技巧以及其他方面的内容更加复杂。他们对新事物和新知识的接受能力下降,在面对不熟悉的任务时会感到疲惫、沮丧和愤怒。总而言之,老年人的记忆力、计算能力、语言表达能力以及空间构建能力都明显低于中年人。

(二)智力特点

智力是一种复杂的综合能力,它是一种感官、思维和理解信息的能力,但随着年龄的增长,这种能力会逐渐减弱。但是不同的人会有不同的表现,并且与心理因素有着千丝万缕的联系。虽然有些老年人缺乏信心,认为自己的智力已经衰退,但事实并非如此。

我们发现,在日常生活中,我们的大脑具备两种最主要的智力:流体智力和晶体智力。流体智力是指与知觉整合、近事记忆、思维敏捷度、注意力、反应速度等有关的能力,随年龄增长而减退较早,老年期下降更明显。晶体智力是指与后天的知识、文化、经验累积有关的能力,如词汇、理解力、常识等,一般不会随着年龄增长而减退,甚至还有所提高,直到70岁以后才出现减退,且减退速度缓慢。大量研究证实,智力与年龄、受教育程度、自理能力等有密切关系。

根据流体智力与晶体智力理论,应该将智力的组成部分进行有针对性的划分,以便更好地应对老龄化的挑战。尽管老年人的智力可能会有所衰退,但其应用能力依然较强,能够更好地应对日常的挑战,比起中青年人更有优势。随着时代的进步,许多新的挑战正在被提出,在日常的应对过程中,我们必须结合智力因素(如社交能力、专业知识、思维能力)以及非智力因素,才能做出准确的反应。此外,许多研究也发现,老年人的智力也存在着巨大的潜力。通过长时间地思考,老年人可以提高他们的智力,并帮助他们更好地适应晚年的生活。同时,适当的运动训练也可以提升他们的智力。

老年人的记忆力会逐渐减退,表现为对最近发生的事情和说过的话都会模糊不清,导致找不到东西,甚至怀疑自己的东西被盗,因此会对他人发脾气。由于长期记忆衰退,所以会经常提及过去,说话比较啰唆。

(三)个性特点

随着年龄的增长,人的性格特征会发生变化,但总体上会趋向稳定,包括性格、兴趣、爱好、倾向性、价值观、才能和特长等。老年人的性格特征变化可能会导致以自我为中心、固执、保守、猜疑和狭隘等心态,对健康和经济状况的过分关注也可能产生担心与焦虑。对那些存在明显的心理问题的老年人来说,他们需要家人的关怀和社会的支持才能渡过难关。

(四)动机与需要特点

根据马斯洛(Abraham H. Maslow)的需要层次理论,人有生理、安全、爱与归属、尊重及自我实现五个层次的需要,而老年期各种层次的需要又有其独特的内涵。老年人生理的需要是个体生存必不可少的需要,具有自我和种族保存的意义。其中以饥饿和渴为主。

老年人的安全需要表现在对生活保障与安宁的要求,他们普遍对养老保障、患病就医、社会治安以及合法权益受侵等问题表现出极大的关注。另外,老年人希望从家庭和社会中获得更多精神上的关怀,并且仍有很强的参与社会活动、融入各种团体的社交需求,以满足其爱与归属的需要。尽管老年人的社会角色与社会地位有所改变,但他们对尊重的需要并未减退,要求社会能承认他们的价值,维护他们的尊严,尊重他们的人格,在家庭生活中也要具有一定的自主权,过自信、自主、自立的养老生活。为使自己的价值在生活中得到充分体现,老年人还有一定程度自我实现的需要。

(五)情绪特点

在老年期,由于身心功能衰退、健康状况恶化、职业转换、社会关系疏远、失去伴侣、亲朋突然去世,许多老年人都面临着消极情绪的影响,同时也因老年人的社会地位、社会环境、文化素质的不同而存在个体差异。老年人的情绪可能表现为以下状态。

(1)由于父母的逝世、孩子的外出求学、本身功能的衰退、健康状况的恶化,许多老人的生活变得枯燥乏味,他们不再相信未来,也不再充满希望,而呈现出一种负面、被动的情绪。

(2)退休后,随着财务状况的变化,老年人的社会地位下降,由此带来诸如对家庭成员的依赖、对过去社会工作的怀念以及对未来的恐惧等负面情绪。

(3)退休后,老年人可能会感到无聊,难以适应新的生活方式,觉得自己已经成为家庭和社会的负担,失去了自我价值,对自己的评价过低。

(4)许多老年人对死亡充满恐惧。因此他们不敢直面死亡,他们害怕去拜访患者,害怕经过墓地,害怕听到悲伤的声音,甚至害怕看到死去的动物。

(5)老年人的孤独感可能源于他们对他人的过度期待,从而导致他们拒绝与他人交流,使他们的行为孤立、性格孤僻,与外界的关系也越来越疏远。

第三节　老年人心理健康标准

一、老年人心理健康的标准

国际心理健康大会将心理健康定义为:"在身体、智能及情感上,在与他人的心理健康不矛盾的范围内,将个人心境发展成最佳状态。"心理健康不仅意味着没有心理疾病,也表现为个人的良好适应和充分发展。老年心理健康有其特定的含义,在心理健康评价标准的基础上,国内外学者对此标准进行了各自论述。

国外专家针对老年人心理健康的参考标准有十条:

(1)有充分的安全感。

(2)充分地了解自己。

(3)生活目标切合实际。

（4）与外界环境保持接触。

（5）保持个性的完整与和谐。

（6）具有一定的学习能力。

（7）能保持良好的人际关系。

（8）能适度地表达与控制自己的情绪。

（9）通过充分利用自身的潜力和兴趣爱好，实现最大的潜力。

（10）在遵守社会道德准则的前提下，个人的基本需求可以得到充分满足。

我国学者针对我国老年人的情况提出了一些老年人心理健康的标准。例如，我国著名老年心理学家吴振云等人将老年人心理健康的标准概括为五个主要方面：①性格健全，开朗乐观；②情绪稳定，善于调适；③社会能力强大，能够应对各种压力；④人际关系和谐，有一定的交往能力；⑤认知功能基本正常。此外，根据万素梅的研究，确保老年人拥有良好的心理状态的五个关键要素是：①有正常的感觉和知觉，有正常的思维，有良好的记忆；②拥有完整的个性，情绪平和，意志坚定；③拥有健康的社交环境，积极主动地为别人提供支持，并且愿意慷慨地接纳别人的援手；④能够准确地理解社会，并且能够与大多数人的心理状态保持一致；⑤保持良好的心理健康，需要遵守"基本正常"，即言谈举止、思考能力、逻辑性和人际关系等方面都处于良好的水平，只要不超出"正常"的范围，就可以达到心理健康的标准。国内外专家学者从不同的角度提出了许多具体的标准，但大多数人都认为"基本正常"是最重要的。

二、影响老年人心理健康的因素

"老化情绪"可以被视为一种独一无二的心智模式，它可以在不同的环境中产生不同的心智反应，并且具有极强的可塑性，可以显著地改善老年人的身心健康，增强抗病能力，促使神经、免疫、内分泌等机体的正常运作，有效地减缓衰老过程，并有效预防老年性疾病的出现。对老年人来说，可能会对他们的心理健康产生重要的影响。

1. 衰老和疾病　60岁之前，许多人可能经历过身体、精神、社交能力等方面的明显减弱。从"力不从心"的症状开始，"死亡将至"的症状也随之加重，特别是对那些患病的老年人，他们可能因为害怕"死亡将至"的症状而盲目服药。随着时间的推移，如果患了某种疾病，许多老年人可能会感到焦虑、沮丧和害怕。

2. 精神创伤　退休后，许多老年人都可能遭遇到意想不到的事情，比如失去家庭成员、免疫力衰退、心理状态日益恶化。这可以说是一个严峻的挑战，它可以直接或间接地降低他们的生活品质、改变他们的健康状态，甚至影响他们的治疗结果。

3. 环境变化　随着外部环境的剧烈变化以及社会和家庭关系的复杂化，有些老年人很难适应，这些情况加剧了他们的心理问题。

思考题 （单选题）

1. 以下哪项不属于老年人情绪情感的变化？（　　）

　　A. 他们的身体和精神状态会逐渐恢复，并且会更加敏感和脆弱。

　　B. 这可能会导致他们的情感更加丰富、成熟、坚强。

　　C. 他们拥有积极的情绪，表现出轻松、自由、满足、幸福和成功的感受。

　　D. 随着年龄的增长，老年人的性格和行为往往会使他们与年轻一代和现实生活之间的差距越来越小，从而导致社会适应能力的减弱。

2. 以下哪项不是影响老年人心理健康的因素？（　　）

　　A. 衰老和疾病　　　　　　　　　B. 精神创伤

　　C. 环境变化　　　　　　　　　　D. 情绪变化

3. 以下哪项不属于我国著名老年心理学家吴振云等人提出的老年人心理健康的标准？（　　）

　　A. 性格健全，开朗乐观　　　　　B. 情绪稳定，善于调适

　　C. 社会能力小，不能够应对各种压力　　D. 人际关系和谐，有一定的交往能力

　　E. 认知功能基本正常

第二章

老年人心理评估

学习目标

(1) 能够归纳老年人心理评估的内容。

(2) 能够列举常用的老年人心理评估量表。

(3) 能够运用合适的心理评估量表评估老年人的心理状态。

(4) 能够树立以患者为中心的理念,具有人文精神,尊重和保护患者隐私。

老年人心理评估是按照心理学的原则和方法系统评估老年人的心理特质,判断其认知、情绪、个性、能力、行为方式等,描述他们的心理状态、心理健康水平及心理问题的过程,确定心理是否存在异常,并分析异常的性质、程度及原因,为临床治疗提供依据的一种心理诊断方法。关注老年人的心理健康,并进行全面评估,提前采取针对性的预防措施,对促进老年人心理健康水平具有重要的意义。

第一节　老年人心理评估的内容

一、认知功能评估

认知功能评估是老年人心理评估的重要部分之一。认知障碍是老年人常见的问题,会严重影响老人的日常活动和生活质量。在认知功能评估中,通常使用标准化测试工具来对老年人的认知能力进行评估,如蒙特利尔认知评估量表(Montreal Cognitive Assessment, MoCA)、简易精神状态检查量表(Mini-Mental State Examination, MMSE)等。

认知功能评估涉及多个方面,即注意力、记忆力、执行功能、语言理解力、视觉空间能力等。通过评估老年人的认知能力,可以了解他们是否存在认知障碍或痴呆的早期症状,进而提供早期干预和治疗的机会。具体的认知功能评估包括以下几个方面:

1. **注意力和集中力的评估**　评估老年人的注意力和集中力,包括注意转移、反应速度、分辨能力等。

2. 记忆力的评估　评估老年人的记忆能力,涵盖工作记忆、短时记忆、长时记忆等。

3. 空间能力的评估　评估老年人的空间认知能力,包括方向感、空间记忆、平面和立体空间认知等。

4. 语言能力的评估　评估老年人的语言表达和理解能力,包括词汇量、语法能力、语音理解和语音表达等。

5. 计算能力的评估　评估老年人的数学计算和解决问题的能力,可通过数字回忆、数学运算、数学问题解决、数字图形处理等形式进行测试。

6. 执行功能的评估　评估老年人的执行功能,包括计划、组织、问题解决和灵活性。

二、情绪和情感评估

情绪和情感评估是老年人心理评估的一个重要部分。老年人可能会出现许多情绪问题,其中抑郁、焦虑、睡眠障碍等是最常见的情绪障碍。通常用标准化心理测评工具来对老年人的心理状况进行评估,例如老年抑郁量表等。此外,还可以通过观察老年人的情绪表现和言谈举止来了解他们的心理状况。

三、人格评估

人格评估是老年人心理评估的另一个重要部分。老年人的人格特征对其心理健康和生活质量有着重要影响。通过评估老年人的人格特征,可以了解他们的行为模式、情感状态、社交行为等方面的情况。人格评估需要考虑到许多方面,包括身体健康状况、社交环境、经济状况和心理健康等因素。常用的评估方法和工具有大五人格量表、明尼苏达多相人格调查表、艾森克人格问卷、卡特尔 16 项人格因素问卷等。

四、压力与应对策略评估

老年人在解决问题时采取的策略有很大的差异,有些人采取主动、积极的方式解决问题,有些人则倾向于回避问题或依赖他人解决问题。评估老年人的问题解决策略可以帮助了解老年人应对问题的方式和效果,并为制订干预计划提供依据。应对策略评估的依据如下。

1. 情绪调节策略　老年人在面对压力和负面情绪时采取的情绪调节策略对他们的心理健康有着重要的影响。积极的情绪调节策略包括寻求支持、自我放松等,负面的情绪调节策略诸如酗酒、吸烟、暴饮暴食等。评估老年人的情绪调节策略可以帮助了解老年人的情绪状况,从而制订合理的干预计划。

2. 社交支持策略　评估老年人的社交支持策略可以帮助了解老年人如何寻求和利用社交支持,如何维护和拓展社交支持网络。如果老年人缺乏社交支持,评估结果可以作为制订社交支持干预计划的依据。

3. 自我护理策略　评估老年人的自我护理策略可以帮助了解老年人如何维护自己的健康，如何应对疾病和残疾的影响。如果老年人存在自我护理能力不足的问题，评估结果可以作为制订自我护理干预及提供补偿照护计划的依据。

4. 认知应对策略　老年人的认知应对策略是他们处理信息和应对认知挑战的方式。评估老年人的认知应对策略可以帮助了解老年人处理信息、注意力、记忆、理解和推理等认知方面的问题。

5. 经济管理策略　老年人在管理个人经济方面也面临很多挑战。评估老年人的经济管理策略可以帮助了解老年人如何管理个人财物、预算、退休金和保险等经济方面的问题。

6. 自我效能感　自我效能感是老年人应对问题的信心和能力。评估老年人的自我效能感可以帮助了解老年人面对困难和挑战时的信心和能力水平，以及如何应对各种问题和挫折。

五、人际关系评估

良好的人际关系对促进老年人心理健康、提升生活质量大有裨益，可以使老年人得到充分的支持和帮助，能缓解压力，保持积极的心态和情绪，也可以促进老年人的社交活动，增加社会参与度，提高老年人的生活质量和幸福感。人际关系评估的内容包括以下几个方面。

1. 人际交往质量评估　评估老年人的人际交往方式和质量，包括老年人的交际能力、交往方式、交际动机等方面。评估结果可以为老年人提供参考，帮助老年人改善交际方式，增加社交机会。

2. 人际支持状况评估　评估老年人的人际支持状况，包括老年人的支持来源、支持种类、支持频率等方面。评估结果可以为老年人提供参考，帮助老年人增加社交活动，扩大社交网络，增加社会支持。

3. 社会参与度评估　评估老年人的社会参与程度和方式，包括社会参与范围、社会参与频率等方面。评估结果可以为老年人提供参考，有利于促进老年人社交，帮助其扩大社交圈，提升社会支持，提高生活质量和幸福感。

六、社会支持评估

老年人社会支持评估是一种常用的评估老年人社会支持系统的工具，它可以评估老年人的社会支持来源、种类、频率和质量等方面，有助于老年人获得社会支持，使其生活质量和幸福感得以提升。

社会支持是指来源于其他人的帮助、支持或社会资源，有助于个体解决生活中的困难，以此来减轻负面情绪和压力，提高生活质量和幸福感。对老年人来说，社会支持尤其重要，因为老年人面临着生理、心理和社会等多方面的压力和困难，需要得到来自社会和他人的支持和帮助。社会支持评估包括以下内容。

1. 社会支持来源评估　评估老年人的社会支持来源,涉及亲戚、朋友、家庭、社区、邻居等。评估结果能够给予老年人一些意见,帮助老年人了解自己的社会支持来源,从而获取更优质的社会支持资源。

2. 社会支持种类评估　对老年人得到的社会支持种类进行评估,这就涉及信息支持、物质支持、情感支持、评价支持等。评估结果能够给老年人提供一些借鉴,帮助老年人了解自己需要的社会支持种类,寻找更多的社会支持资源。

3. 社会支持频率评估　评估老年人获得社会支持的频率和持续时间,包括社会支持的频率、持续时间、支持来源变化等方面。评估结果可以为老年人提供参考,帮助老年人增加社会支持的频率和持续时间。

4. 社会支持质量评估　评估老年人获得社会支持的质量,包括社会支持的有效性、满意度、支持者的态度等方面。评估结果可以为老年人提供参考,帮助老年人寻找更多的高质量社会支持资源。

老年人社会支持评估的结果可以帮助老年人获得更丰富的社会支持资源,增强社会支持的频率、持续时间和质量,缓解负面情绪和压力,提高生活质量和幸福感。

此外,老年人社会支持评估也可以帮助政府摸清老年人社会支持的实际情况,强化对老年人社会支持的资金、资源投入,提升老年人的生活品质和福利待遇。

需要注意的是,老年人社会支持评估需要尊重老年人的权利和隐私,遵守伦理规范和法律法规。同时,评估结果也需要在保护老年人隐私的前提下,及时反馈给老年人和相关的机构和组织,提高对老年人社会支持的关注和投入,改善老年人的生活和福利。

七、幸福感评估

老年人幸福感评估是一种测量老年人主观感受和生活质量的方法。随着人口老龄化的加剧,老年人幸福感的提高已经成为社会关注的焦点之一。常用的老年人幸福感评估工具和方法包括以下内容。

1. 生活满意度评估　这是一种最常用的评估老年人幸福感的方法,其评价老年人的幸福感主要是根据老年人对生活满意度的反馈来体现。

2. 健康评估　对老年人健康状况的评估,包括慢性疾病、运动能力、疼痛等方面。

3. 社会支持评估　老年人的社会支持水平会对其幸福感带来重要影响。评估老年人社会支持水平,包括家庭、社区、朋友和社会资源的支持,可以帮助确定老年人的幸福感。

4. 自我价值感评估　自我价值感的评估包括对自己的认知和自我评价,是老年人幸福感的主观评价。

5. 精神健康评估　老年人的精神健康状况是影响老年人幸福感的一个重要因素。评估老年人的精神健康状况,包括情感状况、认知功能和社会交往等方面。

6. 社会参与评估　评估老年人的社会参与程度,包括参加社区活动、志愿者工作、文艺活动等方面。

八、生命事件评估

老年人生命事件评估是老年人心理评估的重要组成部分,包括婚姻、亲子、职业、退休、丧偶等方面,评估老年人的生命事件对于了解老年人的生活经历、认知和情感反应,以及对预测老年人的心理问题并制订干预计划具有重要意义。

(一) 生命事件评估的内容

1. 婚姻和亲子事件　老年人婚姻和亲子事件涉及老年人的亲密关系和家庭支持体系,是老年人生命中重要的组成部分。在评估老年人婚姻和亲子事件时,评估者需要了解老年人的婚姻史、亲子关系、家庭支持状况,包括婚姻状况、子女状况、子女支持等。对于已经离婚或者丧偶的老年人,需评估他们的心理反应和适应性。

2. 职业和退休事件　老年人的职业和退休事件涉及老年人的社会角色和自我认同,对老年人的心理健康和生活满意度具有重要影响。在评估老年人职业和退休事件时,需要了解老年人的职业史、退休状况、退休后的社会角色和活动等,评估老年人是否存在失落感、无助感、社交障碍等问题,并针对性地制订干预计划。

3. 丧偶事件　丧偶是老年人生命中的重要事件,对老年人的心理健康和生活质量具有深远的影响。在评估老年人丧偶事件时,需要了解丧偶的时间、原因和过程,评估老年人的情感反应和适应能力,针对老年人可能出现的悲伤、焦虑、孤独等问题进行干预。

4. 其他事件　除了上述常见的生命事件,老年人的生命事件还包括军人退伍、移民、疾病、身体损伤、搬家等。这些事件也可能会对老年人的心理健康产生影响,需要进行评估和干预。

在进行老年人生命事件评估时,评估者需要了解老年人的个人背景、生活经历和社会支持,了解老年人的价值观和信仰,尊重老年人的意见和体验,关注老年人的情感和心理需求,以帮助老年人更好地适应生命中的各种事件。

(二) 生命事件评估的常用工具

1. 生命事件量表　生命事件量表是评估个体生命事件的工具,包括事件数量、类型和影响程度等方面。生命事件量表可以帮助评估者了解老年人生命事件的历史和影响,从而帮助老年人更好地处理当前的心理问题。

2. 婚姻和亲子评估量表　婚姻和亲子评估量表用于评估老年人的婚姻和亲子关系,包括婚姻满意度、亲子关系质量、亲子支持等方面。这些量表可以帮助评估者了解老年人的亲密关系和家庭支持体系。

3. 职业和退休评估量表　职业和退休评估量表用于评估老年人的职业和退休状况,包括职业满意度、退休后的社会角色和活动等方面。

4. 丧偶评估量表　丧偶评估量表用于评估老年人的丧偶经历和情感反应,包括悲伤程度、孤独感、适应能力等方面。这些量表可以帮助评估者了解老年人的心理状态和需求,从而制订干预计划。

第二节　老年人心理评估的常用量表

量表是心理测量学的准尺。在心理与教育测量中,量表指的就是心理测试量表。心理测试量表是评估老年人心理状态的常用工具。

一、汉密尔顿焦虑量表

汉密尔顿焦虑量表(Hamilton Anxiety Scale,HAMA)由汉密尔顿(M. Hamilton)于1959年编制,是一个使用较广泛的评定焦虑严重程度的他评量表,见表2-1。

表2-1　汉密尔顿焦虑量表

编号	项目	表现	无	轻	中	重	极重
1	焦虑心境	担心、担忧,感到有最坏的事将要发生,容易激惹	0	1	2	3	4
2	紧张	紧张感、易疲劳、不能放松、易哭、颤抖、感到不安	0	1	2	3	4
3	害怕	害怕黑暗、陌生人、一人独处、动物、乘车或旅游、公共场合	0	1	2	3	4
4	失眠	难以入睡、易醒、睡眠不深、多梦、夜惊、醒后感疲倦	0	1	2	3	4
5	认知功能	注意力不能集中、记忆力差	0	1	2	3	4
6	抑郁心境	丧失兴趣、对以往爱好缺乏快感、抑郁	0	1	2	3	4
7	躯体性焦虑(肌肉系统)	肌肉酸痛、活动不灵活、肌肉抽动、肢体抽动、牙齿打颤、声音发抖	0	1	2	3	4
8	躯体性焦虑(感觉系统)	视物模糊、发冷或发热、软弱无力感、浑身刺痛	0	1	2	3	4
9	心血管系统症状	心动过速、心悸、胸痛、血管跳动感、昏倒感、心搏脱漏	0	1	2	3	4
10	呼吸系统症状	胸闷、窒息感、叹息、呼吸困难	0	1	2	3	4
11	胃肠道症状	吞咽困难、嗳气、消化不良(进食后腹痛、腹胀、恶心、胃部饱感)、肠动感、肠鸣、腹泻、便秘	0	1	2	3	4
12	生殖、泌尿系统症状	尿意频数、尿急、停经、性冷淡、早泄、阳痿	0	1	2	3	4

（续表）

编号	项目	表现	无	轻	中	重	极重
13	自主神经系统症状	口干、潮红、苍白、易出汗、紧张性头痛、毛发竖起	0	1	2	3	4
14	会谈时行为表现	一般表现：紧张、不能松弛、忐忑不安、咬手指、紧紧握拳、摸弄手帕、面肌抽搐、不宁顿足、手发抖、皱眉、表情僵硬、肌张力高、叹气样呼吸、面色苍白 生理表现：吞咽、打呃、安静时心率快、呼吸快（20次/分以上）、腱反射亢进、震颤、瞳孔放大、眼睑跳动、易出汗、眼球突出	0	1	2	3	4

（一）量表内容

包括 14 个条目，分为精神性和躯体性两大类，各由 7 个条目组成。精神性条目为第 1～6 项、第 14 项，躯体性条目为第 7～13 项。

（二）评定方法

采用 0～4 分的 5 级评分法，各级评分标准：0＝无症状；1＝轻度；2＝中等，有肯定的症状，但不影响生活与劳动；3＝重度，症状重，需进行处理或影响生活与劳动；4＝极重，症状极重，严重影响生活。由经过训练的两名专业人员对被测者进行联合检查，各自独立评分。除第 14 项需结合观察外，所有项目均根据被测者的口头叙述进行评分。

（三）结果解释

总分在 29 分以上，提示可能为严重焦虑；在 21 分以上，提示有明显焦虑；在 14 分以上，提示有肯定的焦虑；在 7 分以上，提示可能有焦虑；在 7 分以内则提示无焦虑。因子分析以第 1～6 项、第 14 项的分数之和除以 7，就得到了精神性焦虑因子分；以第 7～13 项分数之和除以 7，就得到了躯体性焦虑因子分。因子分可以用来反映患者焦虑症状的特点。

二、状态-特质焦虑问卷

状态-特质焦虑问卷（State-Trait Anxiety Inventory，STAI）是由斯皮尔伯格（Charles Spielberger）等人编制的自我评价问卷，其特点是简便并相当直观地反映焦虑患者的主观感受。

（一）量表内容

包括 40 个条目，第 1～20 项为状态焦虑问卷，第 21～40 项为特质焦虑问卷。

表2-2　状态焦虑问卷

序号	项目名称	完全没有	有些	中等程度	非常明显
1	*我感到心情平静	1	2	3	4
2	*我感到安全	1	2	3	4
3	我是紧张的	1	2	3	4
4	我感到紧张束缚	1	2	3	4
5	*我感到安逸	1	2	3	4
6	我感到烦乱	1	2	3	4
7	我现在正在烦恼,感到这种烦恼超过了可能的不幸	1	2	3	4
8	*我感到满意	1	2	3	4
9	我感到害怕	1	2	3	4
10	*我感到舒适	1	2	3	4
11	*我有自信心	1	2	3	4
12	我觉得神经过敏	1	2	3	4
13	我极度紧张不安	1	2	3	4
14	我优柔寡断	1	2	3	4
15	*我是轻松的	1	2	3	4
16	*我感到心满意足	1	2	3	4
17	我是烦恼的	1	2	3	4
18	我感到慌乱	1	2	3	4
19	*我感觉镇定	1	2	3	4
20	*我感到愉快	1	2	3	4

表2-3　特质焦虑问卷

序号	项目名称	完全没有	有些	中等程度	非常明显
21	*我感到愉快	1	2	3	4
22	感到神经过敏和不安	1	2	3	4
23	*我感到自我满足	1	2	3	4
24	*我希望能像别人那样高兴	1	2	3	4
25	我感到我像衰竭一样	1	2	3	4

（续表）

序号	项目名称	完全没有	有些	中等程度	非常明显
26	*我感到很宁静	1	2	3	4
27	*我是平静的、冷静的和泰然自若的	1	2	3	4
28	我感到困难——堆积起来，因此无法克服	1	2	3	4
29	我过分忧虑一些事，实际这些事无关紧要	1	2	3	4
30	*我是高兴的	1	2	3	4
31	我的思想处于混乱状态	1	2	3	4
32	我缺乏自信	1	2	3	4
33	*我感到安全	1	2	3	4
34	*我容易作出决断	1	2	3	4
35	我感到不合适	1	2	3	4
36	*我是满足的	1	2	3	4
37	一些不重要的思想总缠绕着我，并打扰我	1	2	3	4
38	我产生的沮丧是如此强烈，以致我不能从思想中排除它们	1	2	3	4
39	*我是个镇定的人	1	2	3	4
40	当我考虑我目前的事情和利益时，我就陷入紧张状态	1	2	3	4

注：*该项为反序计分，凡正性情绪项目(1、2、5、8、10、11、15、16、19、20、21、23、24、26、27、30、33、34、36、39 项，在计分单上标 * 号)均为反向计分，即按上述顺序依次评分为 4、3、2、1 分。如此设计的目的是使问卷本身心理诱导作用降到最低限度，自动纠正自评者夸大或缩小其主观感觉的倾向。

（二）评定方法

该问卷由受试者完成。与所有自评量表一样，填表前一定要介绍填表方法，项目和不同分级的含义，由受试者根据指导语做出独立的、不受他人影响的回答并圈录在记录纸上。特别要提醒被试注意：该问卷分两部分，状态焦虑问卷的 20 项按"此时此刻"的感觉评，特质焦虑问卷的 20 项按"一贯"或"平时"的情况评定。

受试者一般需具有初中文化水平。若受试者无法自行完成，可由测试者逐条念给他听并让他根据自己的体验，从 4 种情况（即分级标准）中选择合适的回答。

填写结束后应检查填写是否完整，防止遗漏或重复。评定没有时间限制，一次评定需10~20 分钟。

（三）结果分析

STAI 的主要统计指标是两个分问卷的总分：状态焦虑问卷总分（1～20 项之和），反映受试者当前焦虑症状的严重程度；特质焦虑问卷总分（21～40 项之和）反映受试者一贯的或平时的焦虑情况。

三、汉密尔顿抑郁量表

汉密尔顿抑郁量表（Hamilton Depression Scale，HAMD）由汉密尔顿（M. Hamilton）于 1960 年编制，是临床上评定抑郁状态时应用得最普遍的量表。

（一）量表内容

该量表经过多次修改，有多个版本，表 2-4 为 24 项评估内容的版本。

表 2-4　汉密尔顿抑郁量表

	项目	评分标准	分值
1	抑郁情绪	① 只在问到时才诉述 ② 在访谈中自发地描述 ③ 仅从表情、姿势、声音或欲哭中就能流露出这种情绪 ④ 自发言语和非语言表达（表情、动作）几乎完全表现为这种情绪	
2	有罪感	① 责备自己，感到自己已连累他人 ② 认为自己犯了罪，或反复思考以往的过失和错误 ③ 认为疾病是对自己错误的惩罚，或有罪恶妄想 ④ 罪恶妄想伴有指责或威胁性幻想	
3	自杀	① 觉得活着没有意义 ② 希望自己已经死去，或常想与死亡有关的事 ③ 消极观念（自杀念头） ④ 有严重自杀行为	
4	入睡困难	① 主诉入睡困难，上床半小时后仍不能入睡（注意平时患者入睡时间） ② 主诉每晚均有入睡困难	
5	睡眠不深	① 睡眠浅，多噩梦 ② 半夜（24:00 以前）曾醒来（不包括上厕所）	
6	早醒	① 有早醒，比平时早醒 1 小时，但能重新入睡 ② 早醒后无法重新入睡	
7	工作和兴趣	① 提问时才诉说 ② 自发地直接或间接表达对活动、工作或学习失去兴趣，如无精打采，犹豫不决，不能坚持或需强迫自己去工作或劳动	

（续表）

项目		评分标准	分值
		③ 病房活动或娱乐不满 3 小时 ④ 因疾病而停止工作,住院患者不参加任何活动或者没有他人帮助便不能完成病房日常事务	
8	阻滞	① 精神检查中发现轻度迟缓 ② 精神检查中发现明显迟缓 ③ 精神检查进行困难 ④ 完全不能回答问题(木僵)	
9	激越	① 检查时有些心神不定 ② 明显心神不宁或小动作多 ③ 不能静坐,检查中曾起立 ④ 搓手、咬手指、咬嘴唇	
10	精神性焦虑	① 问及时诉说 ② 自发地表达 ③ 表情和言谈流露出明显忧虑 ④ 明显惊恐	
11	躯体性焦虑（口干、腹胀、腹泻、打呃、腹绞痛、心悸、头痛、过度换气、叹息、尿频、出汗）	① 轻度 ② 中度,有肯定的上述症状 ③ 重度,上述症状严重,影响生活或需要处理 ④ 严重影响生活和活动	
12	胃肠道症状	① 食欲减退,但不需他人鼓励便自行进食 ② 进食需他人催促或请求和需要应用助消化药	
13	全身症状	① 四肢、背部或颈部沉重感,背痛、头痛、肌肉疼痛、全身乏力或疲倦 ② 症状明显	
14	性症状（性欲减退、月经紊乱）	① 轻度 ② 重度 ③ 不能肯定,或该项对被评者不适合(不计入总分)	
15	疑病	① 对身体过分关注 ② 反复考虑健康问题 ③ 有疑病妄想,经常因疾病而去就医 ④ 伴幻觉的疑病妄想	
16	体重减轻	**按病史评定:** ① 1分,患者诉说可能有体重减轻 ② 2分,肯定体重减轻 **按体重记录评定:** ① 一周内体重减轻超过 0.5 kg ② 一周内体重减轻超过 1 kg	

（续表）

	项目	评分标准	分值
17	自知力	① 知道自己有病,表现为忧郁 ② 知道自己有病,但归咎于伙食太差、环境问题、工作过忙、病毒感染或需要休息 ③ 完全否认有病	
18	日夜变化	如症状在早晨或夜晚加重,就其变化程度评分 ① 轻度变化 ② 重度变化	
19	人格解体或现实解体	① 问及时诉说 ② 自发地表达 ③ 有虚无妄想 ④ 伴有幻觉的虚无妄想	
20	偏执症状	① 有猜忌 ② 有关系观念 ③ 有关系妄想或被害妄想 ④ 伴有幻觉的关系妄想或被害妄想	
21	强迫症状(强迫意念、强迫行为)	① 问及时诉说 ② 自发地表达	
22	能力减退感	① 仅于提问时方引出主观体验 ② 患者主动表达能力减退感 ③ 需鼓励、指导和安慰才能完成病房日常事务或个人卫生 ④ 穿衣、梳洗、进食、铺床或个人卫生需他人协助	
23	绝望感	① 有时怀疑"情况是否会好转",但解释后能接受 ② 持续感到"没有希望",但解释后能接受 ③ 对未来感到灰心、悲观和绝望,解释后不能排除 ④ 自动反复诉述"我的病不会好了"或诸如此类的情况	
24	自卑感	① 仅在询问时诉述有自卑感(我不如他人) ② 自动诉述有自卑感(我不如他人) ③ 患者主动诉述:"我一无是处"或"低人一等",与评2分者只是程度差别 ④ 自卑感达妄想的程度,例如"我是废物"的类似情况	
	总分		

(二) 评定方法

所有问题评估的是被测者近几天或近一周的情况。大部分项目采用0～4分的5级评分法。各级评分标准:0＝无,1＝轻度,2＝中度,3＝重度,4＝极重度。少数项目采用0～2分的3级评分法,评分标准:0＝无,1＝轻度～中度,2＝重度。通常要由两名经过训练的专业人员以交谈与观察的方式进行联合检查,两名评定者各自独立评分。

第8、9、11项,要通过观察患者之后才能实施评定,其余各项依据患者的口述情况进行评分,而第1项则兼顾二者。此外,第7、22项需要向医护人员和患者家属了解情况,收集相应资料。第16项尽量结合体重来进行记录,也可根据患者主诉或医护人员、家属提供的资料来进行评定。

(三)结果解释

总分可以较客观地体现病情的严重程度,病情越轻,总分越低,反之病情越重,总分越高。当总分在35分之上,就表明患者可能已经达到严重抑郁的状态;当总分在20分之上,可能有轻中度抑郁;总分低于8分,则无抑郁症状。

四、老年抑郁量表

老年抑郁量表(Geriatric Depression Scale,GDS)由布兰克(T. L. Brink)等人于1982年编制,是专用于老年人的抑郁筛查量表(见表2-5)。

表2-5 老年抑郁量表

项目	是	否
① 您对生活基本上满意吗?	1	0
② 您是否已放弃了许多活动与兴趣?	1	0
③ 您是否觉得生活空虚?	1	0
④ 您是否常感到厌倦?	1	0
⑤ 您觉得未来有希望吗?	1	0
⑥ 您是否因为脑子里一些想法摆脱不掉而烦恼?	1	0
⑦ 您是否大部分时间精力充沛?	1	0
⑧ 您是否害怕会有不幸的事落到自己头上?	1	0
⑨ 您是否大部分时间感到幸福?	1	0
⑩ 您是否常感到孤立无援?	1	0
⑪ 您是否经常坐立不安、心烦意乱?	1	0
⑫ 您是否希望待在家里而不愿去做些新鲜事?	1	0
⑬ 您是否常常担心将来?	1	0
⑭ 您是否常觉得记忆力比以前差?	1	0
⑮ 您是否觉得现在活着很惬意?	1	0
⑯ 您是否常感到心情沉重、郁闷?	1	0
⑰ 您是否觉得像现在这样活着毫无意义?	1	0
⑱ 您是否总为过去的事忧愁?	1	0

（续表）

项目	是	否
⑲ 您是否觉得生活很令人兴奋?	1	0
⑳ 您开始一份新的工作很困难吗?	1	0
㉑ 您是否觉得生活充满活力?	1	0
㉒ 您是否觉得自己的处境已毫无希望?	1	0
㉓ 您是否觉得大多数人比自己强得多?	1	0
㉔ 您是否常为一些小事伤心?	1	0
㉕ 您是否常觉得想哭?	1	0
㉖ 您集中精力有困难吗?	1	0
㉗ 您早晨起来觉得很快活吗?	1	0
㉘ 您希望避开聚会吗?	1	0
㉙ 您做决定很容易吗?	1	0
㉚ 您的头脑像往常一样清晰吗?	1	0

（一）量表内容

共 30 个条目,包含情绪低落、活动减少、易激惹、退缩痛苦的想法,以及对过去、现在及将来的消极评分等症状。

（二）评定方法

每个条目要求被测者回答"是"或"否",其中第 1、5、7、9、15、19、21、27、29、30 项为反向计分,回答"否"表示抑郁存在,其余每项回答"是"表示抑郁存在,记 1 分。

（三）结果解释

用于筛查老年抑郁症时,建议 0～10 分为正常,11～20 分为轻度抑郁,21～30 分为中重度抑郁。

五、简易精神状态检查量表

1975 年,福尔斯坦(Folstein)等研究并编制了简明精神状态检查量表(Mini-Mental State Examination, MMSE),该方法简便,且得到了普遍应用。这个量表有 20 道题,分为 30 项,每项 1 分,涵盖了 5 个方面的检测内容——记忆力、定向力、回忆、语言、注意及计算力。原作者采用 24 分划界制,我国基于受试者学历的不同,将划界进行了确定,即文盲≤

17 分,小学≤20 分,初中及以上≤24 分。

六、长谷川痴呆量表

由日本学者长谷川和夫于 1974 年编制长谷川痴呆量表(Hasegawa Dementia Scale,HDS),测试包括定向、记忆、常识、计算、数字铭记和物体命名。但多项研究表明,该测验对早期痴呆不够敏感。在 1994 年长谷川和夫对测验进行了修改,形成了改良长谷川痴呆量表(HDS - R)。这份量表评分简单,文化程度不会对其造成影响,且其特异性和敏感性较高,是筛选老年痴呆较理想的工具。HDS - R 总分为 30 分,划界分为 24 分。

七、扩充痴呆量表

在 Mattis 痴呆量表的基础上,1979 年 Hersch 对其进行了优化和修改,形成了一个较为完备的神经心理测验,可用于测查认知功能。相对于 MMSE 与韦氏成人智力量表,扩充痴呆量表(Extended Scale of Dementia,ESD)的规模和难度处在二者之间。这份量表有 23 个题目,总分为 250 分,其中系统评定了语言、定向、计算、失用、记忆、失认、注意及思维判断等。国内修订本共 22 题,总分 242 分,划界分为:文盲 154 分、小学 192 分、中学208 分、大学 217 分。

八、阿尔茨海默病认知评估量表

罗森(W. G. Rosen)等人于 1984 年编制了阿尔茨海默病认知评估量表(Alzheimer's Disease Assessment Scale,ADAS),该量表包括两部分,一部分是认知功能(ADAS-cog),另一部分是非认知功能(ADAS-noncog)。认知功能有 11 道题,涵盖了定向力、指令、言语能力、语言理解、词语回忆、认识物品,以及手指命名、结构性运用、观念性运用以及记忆再现等,满分 70 分,时间为 15~30 分钟。非认知功能分为 10 项,主要涉及注意力、震颤、情感、激惹、幻觉、妄想、自主神经功能(食欲、运动量、猝倒)等,每项 5 分,满分 50 分,是针对阿尔茨海默病患者神经精神症状的量表。

九、临床痴呆量表

临床痴呆量表(Clinical Dementia Rating,CDR)作为分级筛选痴呆的量表,主要包含6 个方面,分别是记忆力、定向力、解决问题能力、社会事务、生活自理、家庭生活。该量表主要用来测查临床中患者的认知,从而实现痴呆程度分级。①记忆力:评估患者的短期和长期记忆能力,包括事实记忆和回忆。②定向力:评估患者对时间、地点、人物的认知和定位能力。③解决问题能力:评估患者的判断能力、决策能力以及解决日常问题的能力。④社会事务:评估患者在社交情境中的表现,包括社交技能、人际关系和适应性行为。⑤生活自理:评估患者在日常生活中的自理能力,包括个人卫生、进食、穿衣、洗漱等方面。

⑥家庭生活:评估患者对家庭生活和日常活动的参与程度。在评估过程中,评估者将与患者和他们的照顾者进行面对面的访谈,并观察患者的表现。根据每个领域的评估结果,评估者将给予相应的评分,从0~3分,表示痴呆症状的严重程度。总评分为0表示无认知功能障碍,而总评分为0.5~3则表示不同程度的痴呆症状。CDR广泛应用于痴呆症的临床研究和临床实践中,帮助医务人员评估痴呆患者的状况、跟踪病情进展并制订适当的治疗和护理计划。

十、埃德蒙顿衰弱量表

由肯尼斯·洛克伍德(Kenneth Rolfson)等人于2006年开发的埃德蒙顿衰弱量表(Edmonton Frail Scale,EFS),用于评估老年人的生理、社会和心理方面的脆弱指标。EFS涵盖的指标:

1. 疲劳　评估个体是否容易疲劳或体力活动能力下降。
2. 活动能力　评估个体在日常生活活动中的独立程度,包括行走、穿衣、洗澡等。
3. 健康问题　评估个体是否存在慢性疾病或健康问题。
4. 社交资源　评估个体是否有社交支持和社交参与。
5. 心理状态　评估个体的认知和情绪状态,包括认知功能、抑郁和焦虑等。每个项目根据观察、个体报告和护理人员的评估进行评分。评分范围通常是0~1分或0~2分,具体取决于使用的版本。EFS的总分可以帮助确定个体的脆弱程度,从而指导护理干预和提供个体化的护理计划。

十一、谵妄评定方法

谵妄评定方法(Confusion Assessment Method,CAM)是一种常用于评估谵妄状态的量表,特别适用于老年人。它被广泛用于识别认知功能障碍和痴呆症的早期迹象。谵妄评定方法由四个特征构成,包括急性起病和波动性、注意力不能集中、思维混乱、意识状态改变。谵妄评定方法四个特征如下。

1. 急性起病和波动性　谵妄通常表现为急性起病,即症状的突然出现,与慢性病程相反。此外,谵妄状态还呈现出波动性,即症状在不同时间点之间可能有所改善或加重。

2. 注意力不能集中　谵妄状态常伴随认知功能的下降,包括注意力、记忆力、定向力和执行功能的受损。被评估者的注意力可能不稳定,难以集中精力,记忆力减退,对时间和地点的定向力受损。

3. 思维混乱　认知或知觉障碍、语言不连贯或易中断、思维不清或缺乏逻辑性。

4. 意识状态改变　谵妄状态中,意识水平常常改变,被评估者可能表现出混乱、困惑、昏迷或嗜睡等症状。意识状态改变是谵妄状态的一个核心特征。通过对被评估者的观察和询问,医生或医疗专业人员可以根据以上特征来判断谵妄状态的存在与程度。谵妄评定方法的使用有助于及早发现和诊断患者的谵妄状态,从而采取相应的干预措施,改善患者的认知功能和生活质量。

十二、总体衰退量表

由瑞斯伯格(Barry Reisberg),等人于1982年提出的总体衰退量表(Global Deterioration Scale,GDS),是一种用于评估老年人认知功能衰退程度的工具。它被广泛应用于研究和临床实践中,用于描述和跟踪老年人的认知状态。它将认知功能衰退划分为7个阶段。每个阶段描述了认知功能的变化,从正常无衰退(阶段0)到极严重认知功能减退(阶段7)。GDS的七个阶段如下。

1. 无认知功能衰退　没有证据表明认知功能方面的问题。

2. 非常轻微的认知功能减退　常常忘记事情,特别是日常活动中的小事,但并不影响日常功能。

3. 轻度认知功能衰退　注意力和记忆的问题变得更为明显,开始影响日常生活。

4. 中度认知功能衰退　进一步的记忆、定向、注意力和执行功能问题,可能需要他人的帮助来完成一些日常任务。

5. 重度认知功能衰退　对周围环境和个人生活几乎没有认知,需要全天候的护理和监护。

6. 严重认知功能减退　严重的认知衰退,对语言和运动控制都有严重损失,无法自理。

7. 极严重认知功能减退　言语功能丧失。无法说话,只能发出咕哝声。小便失禁。无法自己进食,大小便需要人照顾。基本的精神性运动能力丧失,如无法自己走路、大脑控制不了躯体,伴随着广泛的皮质性神经系统症状和体征。

第三节　老年人心理评估方法及注意事项

心理评估是系统收集评估对象的相关信息以描述和鉴定其心理品质或心理状态的过程,是一种有目的、有计划的过程。用途不同,评估的具体步骤、方法及时间耗费也不同。一般来说,心理评估过程分为评估准备、资料搜集、分析总结3个阶段。常用资料收集方法包括面谈、病史收集、观察和心理测试。

一、老年人心理评估的方法

(一) 面谈

面谈是指在对患者做正式咨询前,对其心理问题及可能给予的心理援助做出谈话。此处的面谈并非纯粹受理患者的咨询申请,这也是心理咨询的组成部分。作为通往心理咨询的桥梁,面谈也是心理咨询过程中的一个重要环节。因此,一般都由较有经验的咨询者或受过专门心理咨询训练的人员来担任面谈的担当者。面谈的作用包括以下几个方面。

1. 收集相关资料和心理评估   面谈可以收集患者的相关资料,并对患者的心理进行初步评估,为正式的心理咨询做准备。相关资料涵盖了患者的基本情况,比如年龄、性别、家庭、生活背景,包含了患者的心理问题、过往的就诊或咨询经历,还会涉及患者身边的人对患者心理问题的了解程度,比如家庭、单位是否知晓患者的问题等。通过收集的患者资料,受理人员对患者的情况有了一个初步判断,依据初评结果来匹配适合患者的咨询人员。必要时,受理人员还会对患者进行人格、能力、心理健康方面的测验,以便获取更多的资料。

2. 承前启后   面谈通常是在了解患者资料之后展开的,它对之后的咨询计划和咨询方针的制订起着关键作用,并在正式开展心理咨询过程中起着重要的衔接作用。

3. 接受咨询与否的判断   面谈还可以来判断患者是否适合接受本心理咨询机构所能提供的心理咨询与治疗,尤其是那些存在明显精神疾病特质的患者。如需专业医疗机构介入,在心理学评估后便可作出决定,对某些患者进行医学鉴别或转介。

(二) 病史收集

病史采集是患者心理评估的第一步,可以掌握患者的病史,了解患者的疾病发展过程、治疗经历、家族病史等信息,为后续评估获取必要的信息。收集患者的心理信息资料,对心理护理进行评估,其目的在于识别和解决患者的心理问题。主要是通过面谈患者及其家属、朋友、同室病友等,从询问和调查中获取患者的病情信息,了解患者人格特点、工作情况、生活情况,特别要注意那些与病患有关的心理社会因素,找出患者现存或潜在的心理问题。

收集患者心理信息的方法分为两种,一种是直接收集法,另一种是间接收集法。

1. 直接收集法   通过直接与患者交谈,了解其患病后的心理变化,从中了解心理障碍的发生发展过程及是否为生理变化所致等。

2. 间接收集法   通过与患者亲友交谈,收集患者的心理变化,或者预先设计问卷进行一般心理状况调查。内容包括患者对健康状况的感知、营养代谢、活动状况、睡眠状况、患者的心理特征以及心理健康状况等。

(三) 观察

观察是心理学的研究方法之一,也是心理评估的重要手段。可以是与评估对象面对面接触,进行直接观察,亦可通过单向玻璃或摄、录像设备间接观察。观察也分两种,一种是自然观察,另一种是控制观察。自然观察指在学校、家庭、工作环境等自然情景中,即在不干扰被评估者的行为的情况下,对其本身的活动方式和目的进行的观察。控制观察指让被评估者处于设定的情境中,再对其活动做出的观察,人事选拔评估常常采用这种方式观察候选人处理问题的能力和方式。观察可以单独使用,也可和其他方法合并使用。在访谈和心理测量过程中,评估者应该同时注意观察评估对象,并将观察结果与访谈、心理测验结果共同分析,以得到准确的评估结果。

观察范围因评估内容和目的而异。一般来说包括:①着装仪表;②外形特征,即高矮、胖瘦、是否有畸形及其他特殊体型；③人际交往风格，如大方或尴尬、主动或被动、是否容易接触、对别人的态度；④言语及其表情，如表达是否切题、清晰、简洁、流畅、遣词造句风格，以及语速、语调、音量变化，面部表情和眼神等；⑤动作，看动作量、对象及其目的是否恰当、动作是否协调、是否有怪异动作和刻板行为；⑥对付困难情境的风格和能力。

观察的优点在于实施方便，直接观察不用器材，不受评估对象所处环境和所持态度的影响，所得资料基于对象当前表现，比较真实和客观。在对儿童实施心理评估或对某些精神障碍者进行评估时，观察法就十分重要了。

观察也有局限。①观察针对的只是外显行为，而评估者感兴趣的认知评价、情感体验等内在心理过程不能直接观察；②个体的外显行为是多种因素共同作用的结果，带有一定的偶然性，因此观察的结果不易重复；③间接观察，尤其是在观察隐私行为时，容易涉及伦理学问题；④观察结果有效性的关键在于评估者的综合分析能力及洞察能力等，观察中可能因为光环效应、期望效应等导致观察错误，好在现在利用录像设备和行为评定量表能帮助克服这些缺陷。

（四）心理测试

心理测试在心理评估中具有重要的意义。测试能够全面评定心理现象的一些特定方面，且测试通常要遵循数量化大于标准化的原则，测试结果要与常模进行对比，防止主观因素对其造成影响。心理测试应用广泛，种类非常多，包括人格、特殊能力、症状评定、智力等。但人们对心理测试的应用与解释尚有许多分歧意见，对此应有辩证的认识：一方面，应该承认心理测试具有无法取代的作用，但不夸大；另一方面，在实践中，应在一定范围内使用心理测试，但不滥用，还应结合其他资料正确发挥测试应有的功效。

二、资料解释和报告

搜集了评估对象的背景、访谈、观察资料和进行测试之后，要整合资料，解释发现。解释决不能单单依赖测试分数，如判断老年人的言语时，要综合访谈时老年人的声音质量、语言内容、言语动作、表情、体态等表现，以及对问卷和行为检查的反应、个案史以及其他场合的观察结果。结果的解释是评估过程中最有挑战性的一环，它牵涉到测试理论、发展心理学、人格心理学、病理心理学等多学科知识。解释过程要整合各种渠道的评估资料，掌握资料的含义，明确资料对诊断、分类和干预的作用。资料分析不仅要获得评估结论，有时还要提出建议，并写出评估报告，与有关人员交流评估结果，必要时进行追踪性评估。

三、心理评估报告的内容

心理评估报告应足以描述评估的发现，回答申请者的问题，它的价值大小在于回答申请者问题的程度。每一份评估报告都应是一份独立的文件，也就是说它内容完整，可以单独存在，阅读者不需要其他参考材料就能清楚明了。当然，有时可以提醒阅读者阅读以往报告，并与现在的报告进行比较。完整的心理评估报告通常包括以下基本内容并按顺序排列。

1. **一般资料** 一般资料包括评估对象和评估过程的最基本情况,通常以表格的形式呈现。

评估对象的资料包括:姓名、性别、出生日期(年、月、日)、联系方式,有时还有文化程度。智能评估时评估对象的出生日期、评估日期不能遗漏,更不能弄错年龄。

评估过程的资料包括:评估日期、报告日期、评估者姓名及其所在机构、评估所用的技术和工具的名称等。这里一般只列出评估所用标准化测验和非正式测验的名称和系统观察等其他技术的名称,测验的技术指标一般不在这里描述,必要时可附于报告后面。报告中第一次出现的测验名称要用全称,可在紧接其后的括号中附上缩写,再次出现可用缩写。

2. **申请评估的理由** 申请人提出的申请评估理由是他提出的对评估对象进行评估的具体要求,提供申请理由是用来说明开展心理评估的理由,从某种程度上说,也提示了评估报告的重点。这部分内容包括:申请人及其所属机构的名称(who)、申请评估的原因(why)、想要解决的具体问题(what)及可能采用的评估方法(how)。

3. **评估对象的背景资料** 评估对象的背景资料主要通过访谈得到,关键是有助于测验结果的解释、申请者所提出问题的解决、评估对问题的诊断和处理意见的提出。描述相关个人历史资料时,应尽可能简明扼要,与评估无关的资料无须在报告中引用。评估对象的背景资料一般有以下内容。

(1)人口学统计资料:描述个人背景资料时,通常简要介绍评估对象的人口统计学资料,给阅读者整体印象。内容一般包括年龄、性别、教育程度、职业、婚姻状况等。

(2)心理问题的情况:涉及当前心理问题本身的描述,包括症状开始的时间、性质和可能的诱因,发生以后出现的频度和强度,过去的诊疗经过和治疗效果。促发因素涉及家庭和个人的遭遇,即重大的生活事件。

(3)个人成长史:评估对象生理发育及心理发展情况均属本部分。心理评估报告较多引用心理发展证据,尤其是每个年龄阶段的关键期情况、重大疾病史、重大精神创伤史和教育史。评估对象为老年人时,应侧重报告如何应对心理和生理能力下降、退休后活动范围、个人价值感和社会生活的信念。

(4)家庭情况:主要描述夫妻、父母、子女、兄弟姐妹及家庭的互动情况,如父母是否健在,与谁生活在一起,婚姻情况、健康状态、职业、社会地位。家庭氛围尤其家庭成员相互之间感情态度,有无家庭冲突,家庭成员相关的重大疾病史。

4. **行为观察** 观察并报告评估对象在家庭、职业场所、医院等自然场所和测验、访谈过程中的行为表现,有助于对评估对象的问题进行深入了解。

行为观察的报告内容包括评估对象外貌、对任务操作和对检查者的态度、合作程度等。外貌着重于对面部表情、衣着、姿势、仪态、异常动作的描述。行为观察的报告应始终准确、有针对性,如果评估对象的行为与他(她)的特殊问题无关,就不报告。以肯定的句式报告已出现并被观察到的行为,包括行为的发生时间、持续时间、频度及强度等。除非有重要的鉴别诊断意义,否则不以否定的句式报告众多没有观察到的行为。

5. **测验结果** 关于是否将测验数据放在报告中或附在报告后,学者们意见不一。有些学者不愿提供测验数据,怕被错误理解或错误解释;有些学者则主张附上数据,以方便同行评价测验结果。在实际操作中,列出哪些数据取决于评估目的和领域,以及与评估者个人经验及偏好有关。

有些报告的目标阅读者是对心理学及相关知识完全不了解的外行,则不必列出原始测验数据,仅列出报告结果并分析其意义即可。但有一些报告却要求列出详细的第一手测验数据,比如司法鉴定报告就要求原始测验结果要详细、全面。另外,阅读者如果是心理学及相关专业的人员,也常希望直接看到测验数据。

6. 评估结果的解释 评估结果分析与解释是针对申请理由,按一定程序对评估对象的资料展开讨论,内容涵盖评估发现、主要测验分数的可信区间、结果的信度效度和诊断印象。所讨论的评估发现,应有效地提示评估对象的心理问题或特点,否则不报告、不讨论。报告要分析可能影响评估结果的因素,如果一些因素使得评估发现可能不可信或无效,应清楚陈述。

7. 建议 建议部分是评估报告中最具实用价值的部分,可针对评估对象存在的问题提出解决措施,包括现实可行的、有针对性的干预目标和处理策略。

如果必要,书写建议时可以引用测验数据和行为观察资料,以帮助阅读者理解建议,要突出重要发现及其对干预的意义,格式可为"鉴于……,因此建议……"。有多条具体建议时要按主次排列。回答申请问题的建议往往是最重要的,应首先描述。然而,如果发现更紧迫的问题,并有解决这些问题的建议,也可将它放在建议部分的开头,以示重视,再紧接其后继续解答申请问题。

8. 小结 小结部分回顾和总结报告前面部分所给信息。整个报告要求准确、精练,小结更应精练,一般只用1~2个自然段,报告前面每部分只提一个关键的观念。小结可以重复前面部分的原话,但绝对不能出现新信息、新观点。

9. 签名 报告的末尾要有报告人的姓名、身份和日期。若是打印报告,报告人要用钢笔或签字笔在姓名处亲自签名。签名表示签名人愿意为报告承担责任。

四、老年人心理评估中的注意事项

心理评估的综合性较强,需要仔细地去开展,其具有很强的针对性,并注重科学性。因此,要想将这项工作完成好,除了拥有专业的操作技术,还应该遵守相应的规则。

(1) 对于评估项目角度的确定,要有的放矢,要从细处进行具体评估。评估前要摸清评估项目的大致情况,项目要尽量独立且范围明确,而不能毫无目的地开展。

(2) 要在被评估对象身边多方面地收集材料,了解其在不同环境下的不同表现,从不同的方面去获取更多的信息,可以使心理评估更科学、高效。

(3) 在心理评估中综合运用谈话法、测验法、观察法、病史搜集法等信息收集方法,将多角度收集到的评估信息相互印证。

(4) 以辩证的思想对待心理评估。心理评估结果的好坏,都是由被评估者长期以来的生活所决定的。必要时需要多次评估老年人情况,并对评估结果实施多次矫正。

(5) 注重尊重和保护个人隐私。心理评估是一种涉及个人隐私和敏感信息的过程,应确保评估过程中的保密性,并采取适当的安全措施,以保护评估者和被评估者的个人信息。

（6）进行心理评估的人员应具备相关的专业资质和培训,应熟悉使用的评估工具,并能正确解读和分析结果。具备相关资质的评估者需根据评估目的和被评估者的特点,选择适合的评估工具,确保所使用的工具具有良好的信效度,并能提供准确的评估结果。

（7）建立信任和舒适的环境。为被评估者提供一个安全、舒适和私密的环境,可以建立良好的沟通和信任关系,让被评估者感到放松和自在。

（8）能考虑到被评估者在文化背景和价值观上的差异。选择评估工具和方法应适应不同文化群体的特点,并避免文化偏见或歧视。

（9）充分说明评估目的和过程。在评估开始前,向被评估者解释评估的目的、过程和可能的结果。确保被评估者对评估有清晰的理解,并有机会提出问题或提供相关信息。

（10）尊重被评估者的自主权,被评估者有权知情并同意参与评估过程。他们也有权选择是否接受评估结果,并对结果的使用和共享提出意见或限制。

（11）持续监督和反馈。评估过程不应仅仅是一次性的活动,评估者应与被评估者建立联系,并提供持续的监督和反馈。

● 思考题 〉〉〉（单选题）

1. 哪项不属于老年人认知功能的评估?（　　）
    A. 注意力、集中力　　　　　　　B. 回忆力
    C. 空间能力　　　　　　　　　　D. 语言能力
    E. 执行功能

2. 关于下列老年人焦虑评估量表,使用较广泛的是?（　　）
    A. 贝克焦虑量表　　　　　　　　B. 状态-特质焦虑问卷
    C. 汉密尔顿焦虑量表　　　　　　D. Zung 焦虑自评量表
    E. 以上都不是

3. 患者,男性,58 岁,近 4 年上腹部胀闷感,消化不良,食欲减退,体重减轻,近日经胃钡餐透视、胃镜以及胃 CT 等检查确诊为胃癌。患者童年丧母,性格克制,好压抑情绪,经常焦虑、抑郁,有吸烟史。在以下心理评估量表中最可能发现其有问题的是?（　　）
    A. 生活事件量表　　　　　　　　B. 抑郁自评量表
    C. A 型行为量表　　　　　　　　D. B 型行为量表
    E. C 型行为量表

4. 哪项不属于老年人计算能力评估?（　　）
    A. MMSE　　　　　　　　　　　B. 数字回忆测试
    C. 数学问题解决测试　　　　　　D. 动作测试
    E. 计算机辅助测试

5. 评估资料的搜集方法有哪些?（　　）
    A. 观察　　　　　　　　　　　　B. 访谈
    C. 心理测验　　　　　　　　　　D. 以上都正确

第三章

老年人心理辅导技术

学习目标

(1) 能够掌握常用的心理辅导技术。

(2) 能够运用心理辅导技术与老年人群进行有效沟通。

(3) 能够实施个案和小组的心理辅导方法。

(4) 能够树立以患者为中心的理念,具有人文精神,尊重和保护患者隐私。

心理辅导旨在为老年人提供有效的心理支持,以帮助他们解决日常生活中的各种心理困扰,如子女关系、家庭矛盾、人际关系紧张、情绪低落等,从而让他们摆脱心理困境。建立心理辅导关系需要以尊重为前提,热情、真诚地与求助者相处,同时需要与之共情并且积极关注求助者的情绪变化。本章将介绍相关心理辅导技术,以及该技术在老年人群中的应用与实践。

第一节 心理辅导基本技术

一、参与性技术

1. 倾听技术 在接受的基础上,要积极倾听,认真关注,并在倾听过程中适当参与,表达自己的理解,避免偏见和评判。在倾听过程中,应避免以下几种错误。

(1) 打断对方的发言,做出道德和正确性判断。

(2) 急于得出结论。

(3) 忽略对方提出的问题。

(4) 干扰对方谈话。

(5) 使用咨询技巧,过度询问。

2. 开放式和封闭式的提问技术与方法 开放式提问技术旨在通过提供充分的信息和反馈,帮助求助者更好地理解"什么""如何""为什么",而不仅仅局限于一两个字或一两句话。这种方法旨在通过提供更多的信息和反馈,帮助求助者更好地了解自己。

封闭式提问技术是指提出的问题带有预设的答案,求助者的回答不需要展开,从而使护理人员可以明确某些问题。封闭式提问一般在明确问题时使用,用来澄清事实,获取重点,缩小讨论范围。所提出的问题经常使用"是不是""对不对""要不要""有没有"等词,而回答也是"是""否"式的简单答案。如"你读了多少年的书?""你有多少年工作经验?"答案只能是一个具体的数字,"你吃饭了没有?"答案只能是吃了或没吃。

3. 鼓励技术　护理人员可以鼓励求助者进行自我探索和改变。例如:"嗯,继续讲下去,还有什么问题吗?"让受访者更加清晰地了解自己,从而更好地解决自身问题。此外,也应该用积极而有力的态度激发求助者的自我探索和改变,比如"经过第三次询问,你已解答了部分问题,经过不懈努力,你肯定能解答自己的难题。"

4. 重复技术　重复求助者的话,让其重视和注意,以明确要表达的内容。

5. 内容反应技术　又称释义技术或说明,是一种有效的沟通方式,它能够帮助护理人员将求助者的观点进行整合,并将其反馈给对方。

6. 情感反应　护理人员可以将求助者提供的信息进行总结、归纳,并以个人语言来回答他们当前的情绪,以便更好地了解他们当前的心境。

7. 具体化技术　护理人员的角色是帮助求助者更加清晰、准确地阐明自己的想法、理解的概念、体会的情绪和经历的事件。以下情况较为适合使用该技术。

(1) 来访者对问题缺乏明确的认识。

(2) 过度笼统。

(3) 概念模糊不清。

8. 参与性概述　通过将求助者的言语、非言语行为、情绪、思维、意见进行有机结构化的组织,并将其转化为有效的沟通框架,相当于内容反应和情感反应的整合。

二、影响性技术

1. 面质　也被称为"对立""反驳"或"直面",通过帮助求助者发掘自己内心的矛盾,并通过提供帮助来达成共识。在采取面质技巧时,应建立在客观的数据和证明上,尽量减少自我表达,谨慎防止不当的抨击,建立健康的沟通渠道并尽量采取有效的测量方法。这些矛盾可能包括以下内容。

(1) 思维和现状的冲突。

(2) 思维和行为的分歧。

(3) 思维和行为的冲突。

(4) 个人和专家的观点的分歧。

2. 解释技术　通过应用心理学理论,可以深入探究求助者的思维、情绪和行为背后的原因,以及它们的本质,并且可以更好地理解一些抽象而复杂的心理现象和过程。

3. 指导技术　是一种有效的沟通工具,它可以帮助求助者更好地理解和掌握问题,并采取有效的行动来解决问题。

4. 情感表达技术　是一种帮助人们更好地理解和表达自己的情绪和想法的方法,并通过反馈来帮助人们更好地理解和应对这些信息。与情感反应不同,情感表达是指护理人员通过整理和反馈来帮助人们更好地理解和应对问题。

5. 内容表达技术　护理人员可以向求助者传播有价值的信息,并且可能会根据求助者的需要,向他们提供有效的建议、忠告、保障,并且可能会对其做出详细的解读,从而帮助他们更好地完成咨询任务。

6. 自我开放技术　它可以帮助护理人员将求助者的心理和生活中的真实情况、观点、需要向求助者展示。这种方法可以帮助求助者更好地了解和探索他们的潜在能力,并且能够更好地满足他们的需要。可以通过两种方法来展示自我:一种是向求助者分享他们的情绪和想法;另一种则是通过提供相应的个人经历来帮助他们更好地理解和接纳问题。

7. 影响性概述　是指一个人通过对他人的观点和想法进行综合分析,并用一种清晰易懂的方式向他人传递信息。与参与性概述所不同的是,影响性概述的是护理人员表达的观点,而参与性概述的是求助者的内容。

8. 非言语行为　在咨询过程中,许多无言语行为可能与言语相结合,以弥补、纠正言语的不足,也可能单独存在,具有自身的含义。它们在整个咨询进行中发挥了至关重要的作用。

三、阻抗

当人们面临着挑战时,他们可能会对心理咨询和治疗产生反感。这种反感可能是出于某种目的,也可能是出于某种原因,比如说他们不愿接受咨询、不愿接受治疗,对心理咨询要求的回避与抵制。阻碍的根源可能是由于老年人在人生经历中所遭遇的挫折、身体本质上的不协调,甚至是出于反感的情绪。在面临这些障碍时,护理人员需要摆脱警惕,做出准确的评估,并且用真挚的关怀去支持他们。

第二节　与老年人的沟通技巧

一、访谈法

访谈法既是心理咨询与辅导的基本方法,也是一种心理评估手段。通过访谈可以了解老年人的价值观、人生观、情感感受及行为规范,了解老年人过去的生活经历和他们所知道的事件及对事件意义的解释。访谈法能够为了解老年人提供一个较为开阔、整体性的视野,从多维度深入了解事件的过程,能为心理护理提供指导,有助于了解哪些问题急需要追问、哪些问题比较敏感。访谈有利于护理人员和老年人建立熟悉、信任的基本人际关系。访谈法的效果取决于问题的性质和护理人员本身的访谈技巧。例如,老年人冠心病康复期的心理行为问题可以通过与家属座谈获得相关心理社会因素资料并进行等级记录。

1. **访谈的准备**　若要使访谈能够顺利进行，必要的准备工作是先决条件。准备工作主要包括选择访谈对象的人群、访谈时间和地点、罗列访谈提纲和正式访问前与受访者的沟通。

在老年人心理辅导服务过程中，访谈对象已经是工作对象，因此可以直接进入访谈时间和地点的约定，以老年受访者的习惯为确定访谈时间和地点的首要原则，一方面是表示对受访者的尊重，另一方面能够让受访者安全与放松的体验。一般而言，老年人在家里或其他较为熟悉的场所接受访谈会更加放松，也会更容易推进访谈向纵深方向发展。之后，要与老年受访者就访谈的话题进行沟通，说明交谈的规则、保密原则及是否能录音等。访谈提纲是访谈内容的指引，要尽可能简单明了。

2. **访谈的开展与进行**　访谈开展的基本顺序为非引导性问题（即开场白）→开放式问题（正式提问开始）→半封闭式问题或封闭式问题（访谈进入细节阶段）→追问（访谈进入后期阶段）→结束访谈。访谈一般要以拉家常开始，切勿直接进入主题。若受访者性格比较内向，不善言辞，护理人员可多问细节，启发受访者做出反应。对于敏感性问题，可以旁敲侧击地进行提问，循序渐进。在访谈过程中，要以开放式问题为主，尽量避免封闭式问题。比如问老年受访者"你今天脖子的感觉怎么样？"比问"你今天脖子还疼吗？"更能获得深入、详尽的信息。在对老年受访者有了一定的了解后，就可以开始进行封闭式问题提问和追问。在结束访问时，要对受访者表示感谢。

3. **访谈的记录与整理**　在访谈过程中，护理人员要对访谈对象的语言、动作、神态等各个方面的信息进行记录，现在新技术能够给访谈提供很大的便利条件。在结束访问后，要对访谈记录进行转录、编码和主题抽取工作，以获得访谈结果。目前，已经有一些计算机软件可以辅助访谈内容的分析与处理，也可以沿用传统方法，以心理护理作为内容分析的工具。

二、参与影响的辅导技术

1. **倾听**　是一种重要的沟通方式，它能够帮助我们更好地理解对方的想法，并且能够建立良好的关系。无论是患有疾病的老年人，还是热衷于分享自身经历的老年人，我们都应该全身心地聆听他们的话语，仔细观察他们的非语言行为，深情地关怀、怜悯和尊重他们的遭遇，并且愿意陪同他们一起探索问题的真相。只有这样，老年人才会坦诚开怀地说下去。在倾听时，要给予恰当的反馈，比如微笑着点头，轻声回应"嗯""对"，表明自己正在聆听，而不是轻易打断对方，并且要谨慎地作出决定。

2. **开放式提问法**　开放式提问可以更好地帮助老年人在辅导过程中详尽地表述真实的感受。有效地与他们沟通，并且通过他们的反馈和修正，帮助他们更深刻地理解护理人员的意图。通过开放式问答，老年人可以重新审视自身的困境，将碎片化的事件和关联联系起来，进一步深入讨论。此外，这种方式也能让老年人更加清楚地了解自身需要解决的问题。

3. **内容反映技术**　在与老年人的沟通中可以发挥重要作用。但是护理人员应该谨慎地把握反馈的内容，尽量避免过度偏向老年人的观点，同时也要考虑到他们的重要思想和情绪。应该尽可能地使用本地的语言,避免使用老年人不熟悉的词汇,以免引起他们的不满。与老年人沟通时还需营造良好的环境氛围。一个温馨、无干扰的环境,可以使人放松,容易敞开心扉。良好的外表是一个重要的因素,能够增强老年人的信任感,并且能够让他们的言行举止更加文明。此外,随着年龄的增长,老年人的声音会变得不够洪亮,因此在安静的环境中更容易进行沟通。

内容反映技术可以帮助老年人更好地理解和表达自己的想法,而情感反应则更加关注他们的情绪变化。通常情况下,两者是同步进行的,但是最有效的方式是根据老年人的现状来反映他们的情感。情感反应必须精确地捕捉到老年人的真实感受,而不能偏离或忽略他们的真实想法。

4. 酌情应用鼓励与情感反应　鼓励可以促进会谈,也有助于促进老年人的表达与探索。鼓励的另一个作用是通过对老年人所述内容的某一点、某一方面作选择性关注,引导老年人向着某一方面做进一步深入的探索。为提供有力而清晰的指导,护理人员应该用简单而有力的措辞,比如"嗯""讲下去""还有吗",让老年人更加清晰地了解自己,从而更好地解决自身问题。此外,也应该用积极而有力的态度,比如"经过第三次询问,你已解答了部分问题,经过不懈努力,你肯定能解答自己的难题。"

5. 具体化技术　老年人经常会使用模糊的语言来描述他们的心理问题,例如"我烦死了""我感到绝望"。护理人员应该努力让他们的情感和思维变得明确。

示例

受访者:"今天我真倒霉死了。"

护理人员:"你能告诉我都发生了什么事吗?"

受访者:"真是太糟糕了! 早晨遛狗的时候,被一个骑自行车的人撞倒了,幸运的是没有受伤。中午排队买大排,当轮到我的时候,大排已经卖光了,而且我最喜欢吃大排,真是太可惜了,以至于我连中饭都没有吃上……"

虽然受访者可能会抱怨自己遭遇的事情太多,但是护理人员可以通过深入的探究,更加清楚地了解他们的心理状态,从而更好地帮助他们应对不同的情况。有时,受访者可能会感到烦恼、焦虑,但是经过深入的探究,可以发现他们的问题本身并不复杂。

6. 加强非语言沟通　非语言沟通能使沟通信息的含义更明确和圆满,是语言沟通的自然流露和重要补充。随着社会发展,非语言沟通已经成为许多老年人的必备技能,特别是那些由于认知能力衰退,难以正确传递信息的老年人。这些技能包括:

(1) 肢体动作:眼神、手部动作等。例如,当老年人乘坐轮椅出门,注意不要俯身或利用轮椅支撑身体来进行沟通,而应坐或蹲在轮椅旁边,从而更好地与他们交流。

(2) 面部表情:在人际沟通中,面部表情的信息,更容易为人们觉察和理解。如微笑是一种最自然、最常用、最容易被对方接受的面部表情。通过微笑可创造一种温馨亲切之感,缩短心理距离。自然、适度、适宜、真诚的微笑,在沟通时可以给老年人带来安全感、信任感。

(3) 适宜的肢体接触:肢体接触作为一种最亲密和最有力的沟通行为,可以起到跨越语言的界限,传递各种信息,起到语言无法起到的作用。老年人常有焦虑、沮丧等心理状态,而此时一个细微的动作,如握住老年人的手耐心倾听,或许比实施语言行为更为有效。

（4）目光的接触：眼睛是心灵的窗户，一个人的态度和情绪、微妙而复杂的思想情感都能从眼睛中表达出来。目光是最正确、最清楚的信号。良好的目光接触，常表示希望交流、崇敬之意。

第三节　个案心理辅导技术

个案辅导是心理辅导中的重要心理治疗方法，旨在帮助患者通过诊断、分析和干预来解决他们的心理问题。

一、明确个案辅导对象

个案心理辅导的目的在于帮助老年人克服心理障碍，而不仅仅局限于病理性心理障碍。因此，本节讨论的老年个案心理辅导的目的应当具备以下两种特征：①能够更好地理解和支持他们的情绪；②能够更好地帮助他们实现自我价值。

1. 心理空虚和孤独　这种状态往往是源于老年人退休后的生活境况，他们失去了工作的机会，失去了与同伴的联系，没有任何可以依靠的支持，孤独的感觉油然而生。此外，老年人与子女分开居住，缺乏社交活动，也是导致他们感到孤独的一大原因。那些刚刚退休或没有做好充分准备的老年人突然从忙碌的工作和生活方式转变到松散而无规律的生活方式，这使得他们很难适应，并且会觉得时间过得很慢，难以把握。

2. 身体健康问题　随着年龄的增长，老年人机体自然老化，出现了诸多健康问题，如慢性疾病、睡眠障碍等。睡眠不足、浅睡、易醒等情况可能会进一步导致多种健康问题。老年人更容易出现入睡困难和早醒的情况，这是大脑功能衰退的一种表现。随着年龄的增长，睡眠的质量和数量都会发生显著的变化，从而加重大脑的负担。

二、个案辅导的两个阶段和六大步骤

（一）第一阶段：评估问题

对个案辅导而言，评估问题的重要性可以说是不可或缺的，就像在医院就诊一样，如果诊断不准确，将会影响最终的治疗结果。因此，评估问题的实施需要采取多种措施，以便收集和处理信息，而这些信息又是在辅导过程中产生的。通过评估，我们可以获取有关信息，为干预提供依据，也可以识别出与问题有关的控制和影响因素，还可以明确当事人对辅导的期望，并建立基础数据和信息。

评估问题阶段具体分为三个步骤。

1. 评估问题　要深入了解老年人的症状，以及他们可能存在的心理孤独、健康问题、情绪问题、人际适应不良等，以便及时有效地采取措施，解决这些问题。

2. 收集资料　通过收集、整理和分析个案辅导的相关资料，以便更加全面、准确地了解个体的情况,包括个人的历史、背景、现状等三个方面。根据精神分析理论,过去的创伤性经历会对个体的心理和行为产生重大的影响。因此,收集、整理和分析相关资料是非常重要的。

3. 诊断评析 "诊断"一词源自临床医学,意思是通过对个案情况进行深入的分析并综合考虑个人信息,以确定心理或行为问题的特点、性质及其产生的原因。精确而科学的诊断是实施有效治疗的基础。

(二)第二阶段:实施干预

干预阶段具体也分为三个步骤。

第一步,确立有效的干预方案。该方案应该有明确、有针对性和可操作性的目标,并且采取具体的措施,与当事人及家属进行充分沟通,最终形成"契约",以便有效地利用当事人及其家属的辅导资源。

第二步,采取多种有效的治疗手段。其中,当事人中心疗法、行为疗法、认知疗法、系统疗法是最常见的治疗手段。但是,为了达到最佳的治疗效果,必须对当事人进行全面、系统的治疗,从而获得更好的治疗效果。

第三步,通过定期的效果评估与指导,确保干预的顺利实施。由于干预的过程可能需要多次尝试,要做好充分的心理准备。为了确保最终的治疗结果,应该定期检查并给予适当的指导,从而提高治疗的精确度与实施的可靠性。

三、参与性技术主要技巧训练

(一)倾听技巧

1. 训练目的 掌握倾听技术的基本技巧,懂得利用倾听技术,建立并维持良好的咨询关系。激励求助者打开自己、坦诚表达,倾听求助者的语言,观察求助者的非语言行为,深入其内心世界。

2. 训练实施 将所有学员分为几个小组,每组6~8人,设置训练主持1人,其他人员为组员。设置不同情境下的求助者案例2~3个,选择其中一个案例。选出其中的几名组员进行角色扮演,分别扮演护理人员、求助者,其余人观察并练习倾听。

(二)询问技巧

1. 训练目的 掌握封闭式提问和开放式提问的方法。

2. 训练实施 将学员分成6人一组,1人担任小组长主持讨论,同时扮演求助者。求助者向小组成员叙述自己的问题,其他小组成员根据求助者的叙述进行开放式提问和封闭式提问。接下来,共同讨论,对每位成员的提问进行评议,优选出2~3个答案,最由组长总结本技巧的要领。

（三）情感反应技巧

1. 训练目的　①掌握情感性反应技术的基本技巧,懂得利用情感性反应技术,促使求助者觉察情感;②协助求助者重新拥有自己的感觉;③让护理人员正确了解求助者,或求助者了解自己;④建立良好的咨询关系。

2. 训练实施　将所有学员分为几个小组,每组6～8人,设置训练主持1人,其他同学为组员。设置不同情境下的求助者案例2～3个,选择其中一个案例。选出其中的几名组员进行角色扮演,分别扮演护理人员、求助者,其余人观察并练习情感反应。

3. 训练指导语　不同的案例可能有不同的处理方案,扮演护理人员、求助者的学员可根据自己的理解进行复盘。每次复盘结束后,请讨论案例后面设置的问题,并请每一位小组成员做出自己的回答。小组讨论之后请训练主持点评,指出其中的关键点,回答各组问题。

（四）内容反应性技巧

1. 训练目的　掌握内容型反应技术的基本技巧,学会使用该技术,协助建立良好的咨询关系,提高求助者的咨询动机。

2. 训练实施　将所有学员分为几个小组,每组6～8人,设置训练主持1人,其他学员为组员。设置不同情境下的求助者案例2～3个,选择其中一个案例。选出其中的几名组员进行角色扮演,分别扮演护理人员、求助者,其余人观察并练习倾听。

3. 训练指导语　下述案例可能有不同的处理方案,扮演护理人员、求助者的学员可根据自己的理解进行复盘。每次复盘结束后,请讨论案例后面设置的问题,并请每一位小组成员做出自己的回答。小组讨论之后请训练主持点评,找出其中关键点,回答各组问题。

四、影响性技术主要技巧训练

（一）面质技巧

1. 训练目的　掌握面质技术的基本技巧,懂得利用面质技术,协助求助者觉察并探讨不一致的地方,进一步了解自己。

2. 训练实施　将所有学员分为几个小组,每组6～8人,设置训练主持1人,其他学员为组员。设置不同情境下的求助者案例2～3个,选择其中一个案例。选出其中的几名组员进行角色扮演,分别扮演护理人员、求助者,其余人观察并练习倾听。

3. 训练指导语　案例可能有不同的处理方案,扮演护理人员、求助者的学员可根据自己的理解进行复盘。每次复盘结束后,请讨论案例后面设置的问题,并请每一位小组成员做出自己的回答。小组讨论之后请训练主持点评,指出其中的关键点,回答各组问题。

（二）情感表达技术

1. 训练目的　使学习者学会正确情感表达的技巧及适用场合,并区分与情感反应的不同。

2. 训练实施　将所有学员分为几个小组,每组6~8人,设置训练主持1人,其他学员为组员。设置不同情境下的求助者案例2~3个,选择其中一个案例。选出其中的几名组员进行角色扮演,分别扮演护理人员、求助者,其余人观察并练习倾听。

3. 训练指导语　案例可能有不同的处理方案,扮演护理人员、求助者的学员可根据自己的理解进行复盘。每次复盘结束后,请讨论案例后面设置的问题,并请每一位小组成员做出自己的回答。小组讨论之后请训练主持点评,指出其中的关键点,回答各组问题。

作为一名指导者,应该以客观的态度来理解和帮助老年人,而非仅仅依靠自己的想法。护理人员应该以客观的态度来对待老年人,而非仅仅依赖他们的观点。为了更好地协助老年人应对他们的心理困扰,护理人员必须以一种充满爱意、充满信赖、充满尊严的态度来进行交流,为他们提供有力的支持。为此,护理人员必须具备亲切感和沟通能力,以便更好地与他们建立起良好的信任。

进行老年个案心理辅导的另一关键步骤是充分开发当事人自身的积极资源。"积极向上"是每个人内心深处的一股的力量,辅导老年个案的目的就在于唤醒和开发当事人内在的积极力量。罗杰斯(C. R. Rorgers)曾经说过:"我的经验告诉我,人具有一个基本上的积极的方向。从我的治疗中,从和我有最深刻接触的受辅者,包括那些带来最多困扰的人,那些行为最反社会的人,那些具有最不正常感觉的人在内,我发现上述的信念都很正确……在他们之中(就如同在我们每一个人之中一样)的一些最深层次里,也潜伏着极其积极的方向。"由此可见,我们需要对每个老年人保持积极的信念。老年人已走过生命旅程的大半部分阶段,我们要相信每个老年人内心都蕴藏着积极的资源。相信每个老年人同样是可以变化发展的,相信每个老年人都有各自的特长和才能。护理人员只有基于这样的信念,才会在教育和辅导中对老年人充满爱心和热情,充满积极期待,才能成功地帮助老年人在心理上得到慰藉。

第四节　小组心理辅导技术

一、小组辅导

运用小组形式,按照社会学、团体动力学的理念,坚持帮助、互助、自助原则,通过互助进行感受、思考、意见等相互传递,使小组成员加深自我认识,也使小组成员相互支持,以促进个人的自我辅导。小组辅导旨在激发每个个体的潜能,通过小组活动的方式帮助他们实现自我价值,实现个性与集体的完美结合。这与传统的小组活动有着本质的不同,能够更好地激发个体的潜能,实现更高层次的成长。由于"有意义"的特殊性,并非所有的人员都可以组成小组,而且也不是每一个小组活动都能够发挥出辅导的作用。

小组交流可以帮助人们更好地了解自己,并且更好地理解自己的价值观。例如,可以通过小组讨论来探讨自己的情绪,以及过去的生活和工作中的最大成就是什么?最大的挫折是什么？最期待别人在哪些方面能够帮助你？在这些问题上，对小组成员们的要求不仅仅是让他们开口，更重要的是让他们愿意主动说出来，并且能够坦诚地表达自己的想法。在小组交流中，我们需要经历一系列的步骤，包括发现、澄清、整理、展示。人类拥有自我意识的能力，这使得我们能够感知周围的环境，并与之保持一致。然而，这种能力并非天生就具备，需要通过教育和学习才能获得。小组交流旨在为组员们提供一个自由的环境，让他们能够自主思考，并以自己的方式表达出来，这个过程本质上是一个清晰、整理的过程。

小组讨论是一种有效的沟通方式，旨在通过口头交流来建立共同的观点、事实和想法。在当今社会，它已经成为各种会议的重要组成部分，也是团队活动的基础。在辅导过程中，护理人员可以根据老年人的兴趣爱好，将一些棘手的问题改编成有趣的讨论话题，以便让老年人更好地参与讨论。在消费辅导中，护理人员经常会与老年人探讨"金钱是有益还是有害的""购买大量保健品究竟是好现象还是坏现象""我们该不该相信广告"等。也可以就小组本身的问题开展讨论。小组和团体的问题常非单一个体所能处理，通过讨论可以想出较好的处理方法，比一个人独自思考有较好成果。小组讨论提供每个组员清楚陈述自己意见和自我表现的机会，并通过别人的反馈获得自觉，使自己与别人不同的观点能明朗化。通过小组讨论也有利于养成尊重别人、鼓励别人自由表达、耐心倾听不同意见的态度，也有助于培养社会生活中所必需的协调、合作的态度。

小组活动是一种以小组为单位的互动性学习方式，可以帮助参与者更好地理解彼此，并且可以通过接纳来建立良好的沟通氛围，让参与者可以表达自己的想法，而不必受到任何限制。每一位成员都应该认真倾听，以表达对发言者的尊重和关怀。发言的组员讲了很多，但可能思路很乱，小组成员可以帮助概括，再反馈给他，使问题得以澄清，也可对其自相矛盾或情况不明的地方发问，促使对方思考自己的问题。小组成员可以协助发言的成员以一种可以解决的方式来叙述问题，把问题分析成可以处理的单元，先选择自己可以控制的问题或压力最大、最紧迫的问题，再帮助他选择解决问题有效的方法。

通过角色扮演活动，老年人可以学习如何在日常生活中应对各种情况，比如旅行、社交、处理人际关系等。通过简单的对话和动作，让他们以不同的视角去思考问题，从而更好地理解他人，同时也可以通过角色扮演讨论来消除他们内心的疑虑。

在老年人的心理辅导工作中，要求护理人员以真诚的态度接纳求助者，并且要求他们放下戒备，信任对方，同时要注意保护自己的隐私。护理人员的热情可以通过多种方式体现：①在求助者初次来访时，要及时回答他们的问题，表达出自己的关怀。②要耐心、认真地倾听他们的叙述。③在咨询结束时，要让他们感受到护理人员的温暖。在表达真诚时，要牢记真诚不仅仅是说实话，也不能只是自我发泄，而是要以客观、公正的态度来看待问题，并且要保持适度。此外，要正确理解和运用共情，护理人员应该超越自身的视角，融入求助者的视角，在必要时检验自己是否能够做到真正的共情；要根据求助者的个性特征，运用恰当的肢体语言；要把握好角色定位，并考虑到求助者的文化背景。为了获得最佳的结果，护理人员应该避免偏激的态度，拒绝过度消极的想法，并坚持客观公正的原则。

二、开展小组心理辅导

开展小组心理辅导,需要建立积极的社会支持系统。家庭、村委会或居委会,以及其他相关的社会组织对老年人的发展起着至关重要的作用。它们的存在使得老年人的思维、价值取向、心理状态以及行为习惯得以稳定,而这些因素也会对其产生深远的影响,从而使其能够更好地适应当下的社会。通过提供全面的社会支持,帮助老年人改善其心理状态,改善其行为,是保障他们身体健康的重要措施。许多研究结果显示,老年人的情绪、思维及其他身体状况受到家庭、社会的负面影响。全面的家庭辅导、心理健康讲座等活动,可以帮助老年人更加全面地改善自身的情况,从而达到改善身体状况的目的。

为了改善当今老年社会的现状,我们应该采取有效的措施,其中最有效的方法是利用工作心理辅导技术,来改善家庭内部的情感和社会氛围,从而使子女和父母能够更好地相互依存,改善老年人的心理和社会状况。通过对心理辅导的深入学习,护理人员可以更快提升心理辅导水平。除了掌握基本的理论知识,更应该具备丰富的实际操作能力,以及将个人的经历融入团队的指导之中。通过系统的心理学研究、深入的分析、精准的指导,以及持续的反复练习,护理人员可以有效地帮助求助者改善情绪,并且能够根据求助者的具体情况,制订出有效的治疗策略,以达到最佳的治疗效果。老年心理辅导既充满了科学的精神,又充满了艺术的魅力,这一切都离不开护理人员拥有的深厚的知识、熟练的操作技巧、充满热忱的态度、敏锐的观察力、温暖的关怀以及持续的反省、改进的精神。这一切并非一蹴而就,而是一个必须坚持、勇于挑战的过程。老年心理辅导既为老年朋友提供了一种精神支持,又为他们的个体发展提供了一种智慧指引,让他们的精神世界更加完善、更加充实。

● **思考题** 〉〉〉（单选）

1. 个案心理辅导技术中,干预阶段不包含哪个步骤?（　　）
   A. 确立有效的干预方案
   B. 采取多种有效的治疗手段
   C. 通过收集、整理和分析个案辅导的相关资料
   D. 通过定期的效果评估与指导

2. 使用内容反映技术时应注意（　　）
   A. 无须偏向老年人的观点　　　　B. 应该尽可能使用官方的语言
   C. 尽可能使用普通话　　　　　　D. 在安静的环境中更容易进行沟通

3. 小组心理辅导技术中可开展哪些小组形式?（　　）
   A. 广泛开展社交活动　　　　　　B. 大组讨论
   C. 小组活动　　　　　　　　　　D. 避免进行小组交流活动

第四章

老年人常见心理问题及护理

学习目标

（1）能够列举老年人常见的心理疾病。

（2）能够描述老年人常见心理疾病的临床表现及其影响因素。

（3）能够对老年人常见心理疾病实施心理护理。

（4）能够树立以患者为中心的理念，具有人文精神，尊重和保护患者隐私。

心理疾病是指在生理、心理或社会环境因素的影响下，大脑功能失调、紊乱，从而导致思想、情感和行为等方面发生偏离社会生活规范轨道的现象。随着年龄增长，老年人自身免疫功能逐渐下降、生理功能开始退化，躯体疾病也随之增多，加之老年人社会角色改变等多种因素，易产生抑郁、焦虑、孤独、痴呆、睡眠障碍、孤独、偏执、疑病等一些心理问题，严重影响其生存质量。因此，了解老年人群的常见心理疾病，提供有效的心理护理干预，已成为老年人护理工作的重要组成部分。

第一节　抑郁症老年人的心理护理

一、定义

抑郁症（depression）又称抑郁障碍，以显著而持久的心境低落为主要临床特征，是心境障碍的主要类型。具体表现为：①情绪低落与其处境不相称，情绪的消沉可以从闷闷不乐到悲痛欲绝，悲观厌世，有自杀的企图和行为。②兴趣丧失。③活动效能受损甚至发生木僵。④部分病例有明显的运动性激越以及焦虑症状，严重者出现幻觉、妄想等精神病性症状。⑤每次发作持续 2 周以上，有的患者可达数年，大多数病例有反复发作的倾向，每次发作大多数人可以缓解，部分可有残留症状或转为慢性。

抑郁症是一种全球性的精神疾病，现状日益严峻。据世界卫生组织（World Health Organization，WHO）统计，全世界有超过 3.5 亿的抑郁症患者，每年因抑郁症自杀的人数高达百万。抑郁症已成为世界第四大疾病,患病人数还在快速增长中。在中国,抑郁症患病率约为 3%～5%,患者数量也在快速增加。2020 年后,全球精神障碍疾病负担更加沉重,抑郁症患者激增 5 300 万,增幅高达 27.6%。

　　抑郁症是老年人最常见的精神疾病之一。老年抑郁症(senile depression)是指老年期(≥60 岁)人群的抑郁症,包括抑郁障碍、非典型抑郁障碍、隐匿性抑郁障碍、复发性抑郁障碍等多种类型,属于情感性精神障碍。狭义的老年抑郁症特指 60 岁及以上首次发病的原发性抑郁症。

　　老年抑郁症具有发病率高、伤残率高和死亡率高的特点。老年抑郁症患病率为 7%～10%,症状不典型,多为轻度抑郁,但危害性不容忽视,如不及时诊治,会造成生活质量下降、增加心身疾病(如心脑血管疾病)的患病风险、死亡风险等严重后果。老年抑郁症有诸多老年期的特点,其药物治疗耐受性差,又多伴有慢性躯体疾病,已成为老龄化社会的公共卫生难题。

二、临床表现

　　老年抑郁症发作的临床症状不典型,表现通常因人而异,可能因年龄、健康状况、个人生活经历等不同而有所差异。

(一) 精神活动障碍

　　1. 意志活动减退　患者可表现出终日愁眉苦脸,意志消沉,行动迟缓,生活懒散,主动性言语减少,大部分时间处于缄默状态,对提问常不立即答复(言语少、语调低、语速慢),重则对外界动向无动于衷。总是感到精力不够,全身乏力,甚至日常生活都不能自理。对外界失去热情和兴趣,体验不到快乐,还越来越不愿意参加社交活动,甚至回避家庭聚会,闭门独居,疏远亲友,影响生活质量和社会功能。

　　2. 妄想或幻觉　有一部分患者抑郁症状比较严重,可能会出现妄想或幻觉,产生不符合客观事实的信念、想法,看见或听见不存在的东西。或认为自己犯下了不可饶恕的罪恶,听见有声音控诉自己的不良行为或谴责自己,让自己去死。由于缺乏安全感和无价值感,患者认为自己已被监视或迫害。也有患者认为自己的伴侣或亲密关系的人正在出轨或背叛自己。

　　3. 自杀观念或行为　自杀是抑郁症最危险的症状。严重抑郁症发作的患者常伴有自杀观念或行为。抑郁症老年人的自杀危险性比其他年龄患者大得多,老年患者一旦决心自杀,行动更隐蔽,表面上表现出淡然或平静的情绪,实则行动更为坚决,尤其抑郁症与躯体疾病共病的情况下。且患者思维逻辑基本正常,自杀的成功率较高。因此患者家属需要加强关注,严密防备。

(二) 认知功能障碍

　　1. 思维迟缓　老年人可能会觉得自己反应速度减慢、思维迟钝,且思考问题困难,无法集中注意力,对事物的理解和判断能力变差,甚至连生活中很简单的问题都难以解决,因而学习、工作效率明显降低。同时,患者往往认为自己"不中用"了,更增加了自卑和自责的情绪。

2. 记忆力下降　老年抑郁症患者记忆力下降明显,在记忆方面感到力不从心,常常感觉"记不住、想不起",因此苦恼自责。如果发现老年人出现发展较快的记忆力障碍,需要与阿尔茨海默病相鉴别,特别是有抑郁症家族史的老年人更要引起关注。真正的智能减退(即器质性痴呆)多为不可逆的,而情感障碍导致的假性痴呆则可通过积极治疗获得症状改善,预后较好。

(三) 情感活动障碍

1. 情绪低落　老年抑郁症最典型的表现。老年人可能会感到悲伤、失落、忧郁、无价值感等持久性情绪低落。表现为:①闷闷不乐、郁郁寡欢、度日如年。②既往兴趣爱好也觉得没意思,感觉生活变得枯燥无味。③提不起精神,高兴不起来,甚至会感到绝望等。

2. 自卑或无价值感　患抑郁症的老年人对自己过分关注,有明显的自卑感,遇事时过度担心,认为别人看不起他、讨厌他、鄙视他,想问题时趋向于负面,偶尔也表现疑心重重。但这种疑心与精神分裂症患者的疑心不同,它是原发于情感障碍,由于情绪低落而产生。老年抑郁症患者对自己的行为有消极的评价,整天沉湎于过去微小的失败中,以至于将其视为个人缺陷造成的结果。

3. 焦虑激越　最常见于老年人,表现为焦虑、烦躁、恐惧,终日担心自己和家庭将遭遇不幸,并出现一些不切实际的想法,捶胸顿足,痛苦难言不能自已,夜晚失眠,有的还很容易受外界刺激而常常发脾气。

(四) 躯体症状

1. 心身症状　抑郁症的情绪症状可转化为躯体不适,老年抑郁症患者大多数会产生一系列不明原因的躯体不适症状,常见有:①疼痛综合征,如头痛、颈背部疼痛、全身的慢性疼痛。②消化道症状,如食欲减退、腹胀腹痛、恶心、嗳气、腹泻或便秘等。③心血管症状,如头部不适、胸闷和心悸等。④自主神经系统功能紊乱,如面红、潮热出汗、手抖等。

2. 睡眠障碍

(1) 入睡困难(开始阶段失眠):患者很难进入平稳的睡眠状态,这是最为常见的失眠表现。晚上容易兴奋,躺在床上后30分钟甚至1～2小时还难以入睡。闭上眼各种事总在脑海出现,严重者表现急躁不安、心慌不适、整夜不眠。入睡困难的患者往往会感到担忧和不安,这种情绪变化又会妨碍睡眠,从而更难入睡。

(2) 睡眠浅(中间阶段失眠):患者夜间睡眠不深,易于被外界因素干扰,有一点声光刺激就会被吵醒,如微弱的灯光、手机的震动等。处于似睡非睡状态,好像是已经睡着了却还能听见外面的声音。患者对睡眠质量不满意,白天感到疲劳、精神不振或者头痛。

(3) 早醒(末段失眠):早醒表现为较自身睡眠规律的苏醒时间提前醒来且不能再入睡。患者每天凌晨即醒,此时患者可能情绪极低,不知如何才能熬过痛苦而漫长的一天。因此,不少抑郁症患者会在此时采取自杀行动。到了下午和晚上,患者的情绪反而比上午稍好些。病情上午重、下午轻,也是抑郁症的一个特点。

（4）多梦：老年抑郁症伴有焦虑者多梦症状尤为突出。患者闭上眼睛就做梦，梦到自己掉进深渊、飞天遁地、被牢固地锁住等各种梦境。梦境纷乱或者梦境情节复杂、深刻，难以理解，导致患者经常不能获得正常睡眠，睡眠质量下降，感到疲倦和昏昏欲睡。由于梦境的不可预测性和困惑性，往往会感到内心不安、紧张和感到压力，这可能会影响他们的情绪稳定性。

3. 疑病心理　主要表现为过度关注自身健康，反复陈述躯体不适症状（消化系统症状最常见，以便秘、胃部不适为主），反复去医院就诊，主动要求进行医学检查和治疗，但往往否认或忽视情绪症状，只认为是躯体不适引起的心情不好。

患者对躯体疾病的关注和感受远远超过了实际疾病的严重程度，因此表现出明显的紧张不安、过分担心，辗转于各大医院，遍寻名医。当各项检查的结果是阴性或者程度不严重时，患者会拒绝相信检查的结果，要求再到其他医院、其他科室检查，也会埋怨医生检查不仔细、不认真、不负责任等，相应的治疗效果也不明显。

三、影响因素

老年抑郁症的发生是生物生理因素、心理社会因素等诸多因素综合作用的结果，体现在机体的老化、心理适应能力的下降、家庭支持系统功能的减弱和社会功能的弱化。

（一）生物生理因素

1. 生理因素

（1）随着年龄增长，老年人各项生理功能逐渐减退，许多慢性疾病容易引起或伴发抑郁症，如各种心脑血管疾病、帕金森病、阿尔茨海默病、糖尿病、某些代谢性疾病及肿瘤等都会导致抑郁症的发生。

（2）中枢神经系统会发生各种生物化学及神经内分泌、神经递质的变化，而这些变化对老年抑郁症的发病起着重要的作用。生化研究的单胺递质假说认为，5-羟色胺（5-hydroxytryptamine，5-HT）和去甲肾上腺素与抑郁症的病因有密切关系，二者的相互作用失调导致了抑郁症的发生。如果5-HT不足，可能会构成易感素质，而去甲肾上腺素的功能减弱时就出现了抑郁。

2. 遗传因素

遗传因素对老年抑郁症有重要影响。一些研究表明，在严重抑郁症患者的家族中，其家庭成员有情感性障碍的风险高达10%～15%，而在一般人口中仅为1%～2%。同时遗传因素可能会加重抑郁症的症状，如果有严重抑郁症家族史者，其抑郁症状会更加严重。

（二）心理社会因素

1. 性格特点　抑郁症的发病与个人的性格、心理因素有着很大的关系。抑郁症老年人的性格多敏感、固执己见、依赖性强、心胸狭隘。在衰老过程中常伴随人格特征的变化，如孤僻、依赖、固执等。人格特征的研究显示，抑郁症老年人与正常老年人相比有较为突出的回避和依赖性。

2. 应激事件　老年阶段是一个特殊的年龄阶段,负性应激事件不断出现。丧偶、亲友离世以及家庭矛盾、意外事故、经济状况下滑等因素,使老年人生活上发生巨大变化,引起心理压力反应,缺乏情感支持,导致情绪不稳定,可引发老年抑郁症。

3. 角色转换不良　离、退休对老年人来说是一个重要的生活转折。老年人离、退休后,生活重心转变,社会角色也发生改变,收入减少,社会地位、经济地位和家庭中权力的改变都会加重老年人孤独、寂寞、无助、无望的体验,成为抑郁的主要外在诱因。

四、诊断标准

目前主要采用国际上通用的诊断标准——《国际疾病分类第十版》(International Classification of Diseases,ICD-10)。抑郁症的诊断主要应根据病史、临床症状、病程及体格检查和实验室检查结果。

(一) 抑郁发作的诊断标准

1. 一般标准
(1) 抑郁发作须持续至少2周。
(2) 在患者既往生活中,不存在足以符合轻躁狂或躁狂标准的轻躁狂或躁狂发作。
(3) 须除外的最常见情况:此种发作不是由精神活性物质使用或任何器质性精神障碍所致。
2. 主要症状　抑郁发作的症状分为两大类,可以将其称为核心症状和附加症状。
1) 核心症状　①抑郁心境,对个体来讲肯定异常,存在于一天中大多数时间里,且几乎每天如此,基本不受环境影响,持续至少2周。②对平日感兴趣的活动丧失兴趣或愉快感。③精力不足或过度疲劳。
2) 附加症状　①自信心丧失和自卑。②无理由地自责或过分和不适当的罪恶感。③反复出现死或自杀想法,或任何一种自杀行为。④主诉或有证据表明存在思维或注意能力降低,如犹豫不决或踌躇。⑤精神运动性活动改变,表现为激越或迟滞。⑥任何类型的睡眠障碍。⑦食欲改变(减少或增加),伴有相应的体重变化。
3. 抑郁症程度分级
1) 轻度抑郁发作　具有核心症状中的至少2条,核心症状与附加症状共计至少4条。
2) 中度抑郁发作　具有核心症状中的至少2条,核心症状与附加症状共计至少6条。
3) 重度抑郁发作　具有全部3条核心症状,核心症状与附加症状共计8条。
4. 躯体综合征症状　ICD-10中还列举了一系列所谓躯体综合征症状,这些症状包括:①对平日感兴趣的活动丧失兴趣或失去乐趣。②对正常时能产生情感反应的事件或活动缺乏反应。③比通常早醒2小时以上。④早晨抑郁加重。⑤具有明显的精神运动性迟滞或激越的客观证据(他人的观察或报告)。⑥食欲明显丧失。⑦体重减轻(上月体重的5%以上)。⑧性欲明显丧失。
要符合躯体性综合征的条件,上述症状必须有4条以上。躯体性综合征对抑郁发作的诊断有指导价值。

五、心理护理

(一) 认知行为疗法

认知行为疗法主要是通过认知和行为的干预技术,来调整或纠正患者不合理的认知或行为,使其保持身心健康,是抑郁症心理干预的有效方法,尤其对消除自杀意念非常有效。认知行为疗法主要有以下阶段:

1. 建立咨询关系阶段　要与老年人建立良好的咨询关系。此阶段要与老年人讨论抑郁症的病因、症状、影响因素以及身体危害等,使其充分信任,增强其战胜疾病的信心。

2. 寻找不良认知阶段　通过提问和引导老年人说出对自己的看法,了解患者的抑郁状况,帮助老年人发现并纠正错误观念,认识到特定感受的产生过程。

3. 改变不良认知阶段　在这个阶段,要帮助老年人纠正核心错误观念。老年人不但要在酿成情绪大灾难前认识到自己错误的想法,还要学会运用行为矫正技术对自己的状况进行控制及改变。

4. 巩固和结束阶段　这一阶段要巩固在治疗过程中发生的认知和行为改变,与老年人一起回顾已取得的进步,讨论其在识别情绪和想法方面有哪些优势,强化靠自己处理未来挑战的信念。

(二) 呼吸放松疗法

呼吸放松疗法又称深呼吸放松法,其基本原理是通过身体放松进而导致整个身心放松,以对抗由于心理应激而引起交感神经兴奋的紧张反应,从而达到消除紧张的目的。具体操作方法如下:

(1) 身体要静躺(也可静坐),将一只手放在腹部,想象身体完全处于放松状态,可以先完全放松 5 分钟。

(2) 慢慢吸气,感受腹部随着进气量的增加而鼓起(就像一只气球),放在腹部的手被抬高,直到最大进气量。这个吸气过程为 3~4 秒,保持 1~2 秒。

(3) 慢慢呼气,感受腹内的气体随着呼吸缓慢排出体外(像是正在泄气的气球),放在腹部的手随着气体量的减少而下降。想象腹部由于气体的排出而贴在脊柱上。这个呼气的过程约 3~4 秒。

注意事项:用鼻子吸气、用嘴呼气,节奏要深长而缓慢。按照以上方法重复做 5 次,每次 5~15 分钟。

(三) 情感支持疗法

情感支持疗法是一种基础性的心理治疗模式,其特点在于耐心倾听患者诉说,面对其心理困扰或痛苦时,要给予支持和鼓励,利用患者的潜在资源和能力,增强其内在力量,提供情感安全感,用比较有效的方式去处理所面对的困难或挫折。每次 60 分钟,4~5 次为一疗程。

1. **耐心倾听**　初步建立良好的人际接触,认真倾听患者诉说,了解病史和问题的症结。同时也能让患者感到有人正在关心和理解他,可依靠对方解决问题、走出困境。尽情倾诉也能起到疏泄郁闷情绪的作用,减轻其痛苦或烦恼。

2. **认真解释**　根据患者心理特点,采用通俗易懂、深入浅出的语言,讲清疾病或问题的性质,使其了解自身所面临的危机的状态,纠正错误的观念,减少烦恼的程度。

3. **鼓励与支持**　针对消极悲观、缺乏自信的患者,发现和揭示患者自己不自觉的优点、长处和优势,可以帮助患者振作精神,鼓起勇气,提升其战胜疾病的信心。

4. **正确引导**　指导与建议是情感支持疗法的重要手段之一,可以帮助患者对应激或挫折进行重新了解与评估,调节自我心理功能,鼓励其利用各种社会支持资源,解决自身问题。

5. **阶段性评估**　根据评估结果调整实施方案。

(四) 音乐疗法

音乐疗法是用音乐和音乐活动以恢复、维持和改善患者心理与躯体健康为目的的一种治疗方法。它利用不同音乐的旋律使患者心理产生强烈共鸣,是有效释放压力、抒发和宣泄情感、消除抑郁的一种重要手段。具体操作步骤如下。

1. **评估基本情况**　根据患者病情、职业、受教育程度、个性特征,以确定治疗方案。可先让患者试听,以确定最合适的曲目,音量不超过 85 分贝。

2. **指导准备工作**　指导患者做 5 分钟的放松训练,介绍音乐的背景知识,使患者处于感受音乐的状态,摒弃其他杂念和干扰,集中注意力,与音乐产生共鸣。

3. **选择适宜音乐**　初期,使用忧郁、悲切、哀怨和充满矛盾情感的曲调,如《忧伤圆舞曲》《G 小调第四十交响曲》等,激发患者的各种情绪体验和内心冲突,并加以引导完成对病态心理根源的探究和消极情绪的宣泄。中期,当消极情绪宣泄到一定程度时,人的内心深处积极的力量将会被唤醒。使用平稳、舒缓、柔和、轻松、典雅的音乐,如《月光奏鸣曲》《渔舟唱晚》《春江花月夜》等,以稳定患者的情感,缓和心理冲突状态。后期,逐渐用欢快、活泼、高亢的音乐,如《蓝色狂想曲》《光明行》《步步高》,以支持和强化患者内心积极的心理情感力量,激活其良性想象力和联想活动,最终帮助患者摆脱抑郁情绪。

4. **治疗后评价**　每次治疗后要与患者讨论音乐治疗的收获,分享内心感受,及时评价治疗效果,调整音乐治疗方案,确保获得理想效果。

5. **治疗时间与频率**　每日 1 次,每次 20～30 分钟,7～14 次为 1 个疗程。

(五) 家庭调适

1. **正确认识疾病**　家属要接受亲人患抑郁症给家庭生活带来的变化,用积极的心态去面对。家属需提高对疾病的认识,与患者深入沟通交流,了解其内心世界,学会理解和体会老年人的情绪和思维方式,从微小的情绪变化上发现老年人心理的矛盾、冲突。出现问题要找出积极的应对方式,不要带着负面情绪去处理,以免患者产生心理压力和自责情绪。

2. **重塑家庭关系**　调整老年人与家属之间的情感表达方式。配偶和子女加强关怀和陪伴,提高家庭成员之间的亲密度,改善抑郁患者的家庭环境,增强情感上相互支持的能力。重塑家庭关系让老年人感受到亲情的温暖,得到精神上、心理上的安慰,使老年人感到生活有意义、有支持、有安全感。良好的家庭生活氛围可以帮助他们树立对生活的信心和战胜疾病的勇气。

3. 日常生活照顾　饮食上既要注意营养膳食的合理搭配,又要兼顾食物的可口与清淡。注意多饮水,一般每天 1 500 ml 左右。忌烟酒,避免辛辣刺激食物,适当多食含纤维素丰富的食物。对于进食少或执拗的老人要耐心规劝、喂食,督促进食,必要时鼻饲,以保证患者摄入足够的水分及营养物质。可适当多摄入鱼油、坚果、香蕉等食物,有辅助安定神经、缓和情绪的效果。睡眠的好坏往往预示着病情的变化,因此要密切注意观察抑郁症患者的睡眠状况,合理安排作息时间,帮助患者建立良好的睡眠习惯,并保持环境安静,避免强光刺激。

4. 加强安全管理

(1) 提供安全的居住环境,光线明亮,空气流通,整洁舒适,陈设安全。

(2) 尽量消除周围的危险因素,严格做好药品及危险物品(如刀、剪刀、玻璃器皿、锐器、绳索)的保管工作。定时清点存药,以防患者突然过量服药自杀。

(3) 预防老年人自杀自伤行为。家属要给予足够的重视,密切观察病情,掌握患者情绪变化规律,尽量识别自杀前的先兆,如行为突然改变、将自己的财物送人等。病情严重或波动时,应立即送专科医院治疗。

(六) 社会调适

1. 园艺疗法　园艺疗法是一门集园艺学、医学、心理学为一体的交叉性边缘学科。利用植物栽培与园艺操作活动,从患者心理、身体及精神等方面进行调整,目前已成为一种广泛流传的心理辅助治疗方法。通过园艺疗法,老年人能够拓展人际交往圈,与他人建立交往联系,增加与同龄人的沟通,降低老年人心理孤独感。同时也能使其体会到自己的劳动成果带来的快乐,感到晚年生活充实而富有意义,从而消除挫折情绪,提高抗压能力,提高自信心,改善抑郁状况,对老年人康复有促进作用。

【实施步骤】

(1) 确定小组活动人员及对老年人抑郁状况进行评估。

(2) 活动方案设计和准备工作。

(3) 进行栽植活动(如花卉、蔬菜等)及管理,主要目的是使老年人熟悉园艺素材及相关知识,并通过简单的园艺活动增强老年人的自信心。

(4) 进行插花花艺、盆栽组合设计等公益活动及户外观赏活动(如花卉展、园艺博览会),主要目的是通过合作增进老年人之间的沟通。

(5) 举办室内外作物的收获、烹饪和品尝活动,此阶段将邀请家庭成员共同参与,主要目的是增加代际沟通,提升老年人的幸福指数。

(6) 进行回顾和反思,进行老年人抑郁程度的评定,并对各阶段的结果进行比较。

2. 团体怀旧治疗　团体怀旧治疗是以小组形式通过引导老年人回顾以往的生活,重新体验过去的生活片段,并给予新的诠释,帮助老年人了解自我、减轻失落感、增加自尊心及改善社交技巧的一种治疗方法,对抑郁症老年人的症状改善具有较好效果。范例见表4-1。

表4-1　针对抑郁症老年人的团体怀旧治疗示范

次数	单元名称	单元目标	活动内容	时间
1	小时光	① 组员相互认识和了解 ② 规范团体规则	① 组长及小组成员自我介绍 ② 小组形式、内容、规则介绍 ③ 热身游戏:击鼓传花 ④ 总结本次活动及预告下一节活动	60分钟
2	童年童趣	① 促进组员互动,增进信任 ② 回顾童年愉快幸福的往事,舒缓情绪	① 上期活动回顾 ② 热身游戏:挑花绳 ③ 主题讨论:儿时最喜欢的游戏 ④ 小组总结	60分钟
3	恰同学少年	① 回忆青少年时期的流行歌曲 ② 一起交流,分享美好回忆	① 上期活动回顾 ② 热身游戏:听歌曲猜歌名 ③ 主题讨论:经典老歌分享 ④ 小组总结	60分钟
4	遇见爱情	① 分享从青春懵懂遇见爱情的美好经历 ② 舒缓组员情绪,重整自我认识	① 上期活动回顾 ② 热身游戏:你比我猜 ③ 主题讨论:我的爱情故事 ④ 小组总结	60分钟
5	奋斗年代	① 分享人生阅历 ② 交流分享辛勤付出与坚持	① 上期活动回顾 ② 热身游戏:猜五官 ③ 主题讨论:我的一生 ④ 小组总结	60分钟
6	岁月长歌	① 总结小组中学到的方法,引导组员正视自身情绪 ② 重温小组历程和感受分享 ③ 回望过去,享受现在	① 心得分享 ② 问卷评估	60分钟

【实施步骤】

(1) 确定团体怀旧治疗的带领者:应是社会工作者或心理咨询师,具有扎实的专业功底和实践经验,了解抑郁症的基本知识,具有责任心和领导力。

(2) 确定活动模式:每次招募8～10名老年人,每周聚会一次、每次聚会时间1～1.5小时。

(3) 采用老年抑郁量表(Geriatric Depression Scale,GDS)评估参加活动的老年人抑郁程度,后期以此作为评价治疗效果的依据。

(4) 开展活动。

(5) 进行评估与总结。

3. 适度户外运动　有研究表明,坚持有氧运动3～5周,中度抑郁症患者的症状可以减缓 50%。规律的运动可以改善认知功能、减轻精神压力,改善总体精神健康水平,有利于疾病的预防与康复。运动能促使身体分泌更多的内啡肽。一般中等偏上强度的运动,如跑步、登山、羽毛球、网球等,运动 30 分钟以上会刺激内啡肽的分泌。缓慢散步可以转移人的注意力,舒缓郁闷或紧张情绪,达到减轻抑郁的效果。除此之外,坚持运动的抑郁症患者的复发率比仅靠药物治疗的患者低很多。因此,在条件允许的情况下,建议老年抑郁患者每天坚持户外运动,形成富有节律的生活状态,有利于改善抑郁症状。

第二节　焦虑症老年人的心理护理

一、定义

焦虑(anxiety)是一种常见的情绪反应,在这种情绪状态下人们会感到内心紧张不安或无根据的恐惧,同时也会预感到似乎将要发生某种危险或不利情况,而自己又无法应对。焦虑是一种普遍现象,大部分人在遇到某些事情如挑战、困难或危险时都发生过不同程度的焦虑。适度的焦虑有益于个体更好地适应环境变化,有利于个体通过自我调节保持身心平衡等,但持久过度的焦虑则会严重影响个体的身心健康。

焦虑症(anxiety disorder)又称焦虑性神经症,是神经症这一大类疾病中较常见的一种。以焦虑情绪体验为主要特征,通常表现为无明确客观对象的紧张担心、坐立不安,且伴随着身体上的一系列症状,如心悸、出汗、呼吸急促、颤抖、头痛、胃部不适等。这些症状会对日常生活和社交活动产生损害,进而影响患者的生活质量和社会功能。焦虑症的持续时间和严重程度因人而异,但大多数患者经过治疗可以缓解或治愈。

老年人由于经济状况及社会关系的改变、健康状况下降、与子女间沟通不畅等各种原因,极易引发焦虑,进一步发展成老年焦虑症。主要表现为老年人担心失去控制和预期危险或不幸的到来,伴有紧张不安、注意力集中困难、记忆力差和精神无法松弛等症状。老年焦虑症是老年人常见的一种心理障碍,我国老年焦虑症的患病率约为 6.79%,且呈逐年上升的趋势。由于老年人对心理健康的关注度不高,识别率低,老年焦虑症的治疗常常被忽视或延误,导致精神致残率和自杀率高,成为老年健康的一大杀手。为了应对老年焦虑症的威胁,需要各方面共同关注与参与,采取综合措施来积极预防和治疗老年焦虑症。

二、临床表现

老年焦虑症表现为长期的担忧和不安感,它会持续存在并且常常无法得到缓解。通常老年人对自身情感体验表达困难,不会说"我很紧张,很担心"等,而是用"我感到难受,身体不舒服"等句子来表达焦虑情绪。在面对焦虑情境时,表现出回避、逃避、抱怨等消极的情绪反应,而不是像年轻人一样表现出愤怒或冲动的行为。临床上可分为急性焦虑(惊恐障碍)和慢性焦虑(广泛性焦虑障碍)两种。

(一)急性焦虑

急性焦虑又称惊恐障碍,指反复的、有时是不可预料的惊恐体验。发作时突然感到不明原因的强烈不适、惊慌。严重时出现气喘、胸闷,甚至有濒死感或失控感以及严重的自主神经功能紊乱症状,如大汗、心悸、气促、脉搏加快、震颤等。急性发作一般持续几分钟到几小时,之后症状缓解或消失。可在任何情境中发作。常伴有回避行为,惊恐发作后会持续担心再次发作。

(二)慢性焦虑

慢性焦虑又称广泛性焦虑障碍,是老年焦虑症最常见的表现形式。以持续性精神紧张为特征,可分为心理症状、运动症状、躯体症状。

1. 心理症状　患者过分紧张、恐惧,担心危险或灾难降临,甚至出现怕失去控制或濒临死亡的威胁。对外界的刺激反应过分警觉,对小事易怒,生活中稍有不如意就心烦意乱,易与他人发生冲突。难以集中注意力,常伴有失眠或多梦。同时,老年焦虑症患者常常因为过度担心、害怕面对他人而产生社交障碍,表现为退缩、回避社交场合,不愿意与人交流。

2. 运动症状　无目的的小动作增多,东张西望、坐卧不宁、搓手顿足、来回不停走动,甚至肢体震颤、语音发颤、行走困难。

3. 躯体症状　由于老年人的特殊生理情况,躯体症状比较突出,疲劳或疼痛等身体不适常是老年焦虑症患者最初出现的症状。表现为自主神经功能亢进,可累及心血管、神经、呼吸、消化、泌尿等全身多个系统。常有心悸、头痛或头晕、呼吸急促或胸闷感到窒息、胃部不适、口渴、肌肉紧张或肌肉酸痛、尿频或尿急、多汗等症状。

三、影响因素

老年焦虑症是一个复杂的、多因素作用的疾病,它的产生与生物生理因素、心理因素和社会因素的相互作用有关。

(一)生物生理因素

1. 遗传因素　遗传研究发现,焦虑症在家族中的聚集性较高,如果一个人的家族中有成员患有焦虑症,那么他们自身患病的风险也会相应增加。有研究表明,与血清素、多巴胺和 γ-氨基丁酸等相关的基因可能与神经递质的功能和调节有关,易导致焦虑症的发生。

2. 生理因素

(1) 躯体疾病:老年人常常伴随着多种身体健康问题,如慢性疼痛、慢性疾病、神经系统问题等。这些躯体疾病可能导致身体不适、疼痛和功能障碍,使得老年人在康复过程或日常生活中存在依赖性。对于那些习惯独立生活的老年人来说,失去独立性和依赖他人可能会引发焦虑和担忧。特别是当老年人无法准确理解或控制这些症状时,疾病的进展和未来预期会给他们带来不确定性和恐惧,从而导致焦虑症状的加重。

(2)身体功能下降:随着年龄增长,老年人的身体功能开始逐渐下降,如记忆力减退、认知功能下降、听力衰退等。这些身体功能的变化可能引起老年人对自身能力和独立性的担忧,对死亡的恐惧也会引发焦虑。

(3)神经递质调节不良:研究发现,老年焦虑症与去甲肾上腺素、5-HT 等神经递质的不平衡有关。神经递质系统的紊乱可能导致焦虑情绪的过度激活或缺乏适当的调节,进而影响老年人对生活变化的适应能力。

(二)心理因素

1. 人格特点　人格上具有焦虑特质的人容易患焦虑症,这类人通常易焦虑、易激动、有不安全感、自信心不足,常苛求自己,依赖性强,而且过分关心身体健康。这类老年人大多谨小慎微,情绪不稳,对轻微的挫折或身体上的不适容易产生焦虑和紧张情绪。

2. 心理应对能力减弱　进入老年期后,人的意志力及进取心逐渐减弱,容易以自我为中心、固执、拒绝接受新鲜事物,应对压力和变化的能力下降,易导致焦虑症状的出现。

(三)社会因素

1. 应激事件　当以前从未经历过的一些重大社会事件在某一时间突然发生时,老年人心理上难以承受,行为上难以应对,又找不到排解释放的方法,此时易引发老年焦虑症。如丧偶、丧子、离异、退休、家庭关系不和、搬迁引起生活环境改变等不良应激源都会导致老年焦虑症的发生。

2. 社会孤立　随着年龄增长,老年人可能逐渐面临朋友和亲人的减少、社交圈子缩小的情况,他们开始感受到与周围世界的脱节,没有共鸣感,甚至产生被遗弃的感觉。同时缺乏足够的社会支持网络,使老年人在面临生活挑战和困难时,感到无处求助,无法得到及时的支持和帮助。这种无助感会导致老年人情绪低落与沮丧。老年人的心理健康逐渐恶化,进而引发或加重焦虑症状。

3. 年龄歧视　老年人可能遭受来自社会的年龄歧视,包括对他们能力的质疑、被忽视或不尊重等。这些负面经历可能使老年人自尊心受损,对自己的身份和自我认同产生怀疑,感到被社会边缘化,担心再次遭到歧视和排斥,从而引发焦虑。

4. 经济压力　经济问题是老年人焦虑的一个常见因素。退休后经济状况下降、高额医疗费用、长期护理成本等问题可能引发老年人的担忧,担心生活质量下降,甚至需要依赖他人提供支持,使他们感到担心和不安。

四、诊断标准

根据中华医学会精神科分会制订的《中国精神障碍分类与诊断标准(第 3 版)》,焦虑性神经症包含两种类型的焦虑疾病:惊恐障碍和广泛性焦虑障碍。

(一) 惊恐障碍的诊断标准

1. 症状标准

(1) 符合神经症的诊断标准。

(2) 惊恐发作需符合以下 4 项：①发作无明显诱因、无相关的特定情境,发作不可预测；②在发作间歇期,除害怕再发作外,无明显症状；③发作时表现强烈的恐惧、焦虑,及明显的自主神经症状,并常有人格解体、现实解体、濒死恐惧或失控感等痛苦体验；④发作突然开始,迅速达到高峰,发作时意识清晰,事后能回忆。

2. 严重标准　患者因难以忍受又无法解脱,而感到痛苦。

3. 病程标准　在 1 个月内至少有 3 次惊恐发作,或在首次发作后继发害怕再发作的焦虑持续 1 个月。

4. 排除标准

(1) 排除其他精神障碍,如恐惧症、抑郁症或躯体形式障碍等继发的惊恐发作。

(2) 排除躯体疾病如癫痫、心脏病发作、嗜铬细胞瘤、甲状腺功能亢进或自发性低血糖等继发的惊恐发作。

(二) 广泛性焦虑障碍的诊断标准

1. 症状标准

(1) 符合神经症的诊断标准。

(2) 以持续的原发性焦虑症状为主,并符合下列 2 项：①经常或持续的无明确对象和固定内容的恐惧或提心吊胆；②伴自主神经症状或运动性不安。

2. 严重标准　社会功能受损,患者因难以忍受又无法解脱,而感到痛苦。

3. 病程标准　符合症状标准至少已 6 个月。

4. 排除标准

(1) 排除甲状腺功能亢进、高血压、冠心病等躯体疾病的继发性焦虑。

(2) 排除兴奋药物过量、催眠镇静药物或抗焦虑药的戒断反应,强迫症、恐惧症、疑病症、神经衰弱、躁狂症、抑郁症或精神分裂症等伴发的焦虑。

五、心理护理

(一) 认知行为疗法

认知行为疗法是一组通过改变思维和行为的方法来改变不良认知,帮助患者重建信心,达到消除不良情绪和行为的短程的心理治疗方法,多个国际指南中推荐为一线治疗方法。在实际运用中,认知行为疗法具有积极性、主动性、整体性,且治疗时间短、见效快,无不良反应。

【实施步骤】

1. 建立合作关系　热情接待患者,并给予老年人充分尊重与接纳,与老年人真诚交流,建立和谐的合作关系。用通俗易懂的语言向老年人详细解释认知行为疗法的原理和过程,让老年人理解并做好接受治疗的心理准备,如认知、情绪和行为之间的相互关系,以及如何通过改变不健康的思维和行为模式来减轻焦虑症状。

2. 评估与目标设定 通过访谈对老年人进行全面的评估,包括了解焦虑症状、病史、生活环境和个人目标,鼓励患者倾诉,构建其认知模型,有助于了解患者错误和歪曲的认知和焦虑源,并确定治疗的重点。同时情绪的宣泄和释放,有助于建立信任关系,便于后续工作的开展。与老年人一起制订合理的、明确的治疗目标,这些目标应该是具体、可量化和可实现的。

3. 认知重构 在与老年人交流过程中,明确指出其存在的错误认知,帮助他充分认识到自己的负向和不合理的思维模式,引导老年人重新建立正确的认知观念和行为,重新建立信心。

4. 负性情绪缓解练习 指导老年人学会调节自身情绪,在面对焦虑触发因素时保持冷静和放松。教授患者情绪调节技巧,如深呼吸、放松训练等方法。也可运用合理情绪疗法帮助老年人改变不合理认知,重新调整对生活事件的看法以及对其他人的态度,缓和焦虑情绪和不安全心理。

5. 监测与维持 定期评估治疗进展,与老年人一起讨论治疗效果,并进行必要的调整。帮助老年人制订长期的自我管理计划,并提供必要的支持,以便他们能够应对潜在的焦虑触发因素。

(二) 渐进性肌肉放松训练

渐进性肌肉放松训练是训练个体能随意放松全身肌肉,以达到随意控制全身肌肉的紧张程度,保持心情平静,缓解紧张、恐惧、焦虑等负性情绪的目的。这种训练方法有助于焦虑症患者改善身体和心理的放松反应,减轻肌肉紧张、心率增加和呼吸加速等与焦虑症相关的症状,还可以增强患者的身体意识和自我观察能力,帮助他们更好的感知和理解身体与情绪之间的相互作用。

【实施步骤】

1. 训练前准备 保持环境安静、整洁、光线柔和。指导患者取坐位或平躺,摘掉首饰、手表和眼镜等束缚身体的物品。

2. 指导肌肉放松训练

(1) 深呼吸 3 次,全身放松。

(2) 嘱患者先紧握右手,维持 5 秒,之后慢慢松手,放松 15 秒。收缩肌肉时吸气,放松时呼气,之后左手重复 1 次。训练过程中集中注意力,认真体会肌肉紧张与放松的感觉。

(3) 从头顶开始,逐个肌肉群进行放松。可以按照下面的顺序进行,或者根据个人喜好进行调整:头顶→眼睛→脸→颈部→双肩→双上臂→双手→背部→胸部→腹部→后腰→臀部→大腿→膝部→小腿→脚踝→双足。每个肌肉群的放松步骤:肌肉群收紧,保持 5 秒;缓慢松弛肌肉,保持放松状态约为 15 秒。

3. 反复训练,巩固训练效果 每日进行 1～2 次,每次 15 分钟。

(三) 系统脱敏法

系统脱敏法是一种心理治疗方法,属于暴露疗法中的一类,常用于处理焦虑症状。它是通过缓慢地、逐渐暴露患者于引起焦虑的刺激中,同时结合深呼吸和肌肉松弛等放松技巧,减少和克服焦虑情绪,以达到消除焦虑的目的。

【实施步骤】

1. **评估和目标设定**　与患者进行初步会谈,对患者进行初步评估,了解患者的焦虑症状、病史和可能的诱因。确定治疗的具体目标,如减少恐惧、改善心理健康等。

2. **教育和训练**　向患者解释系统脱敏法的基本原理和过程,帮助患者理解焦虑反应的形成机制,并训练患者掌握一些放松和应对焦虑的技巧,如深呼吸或渐进性肌肉松弛训练,帮助患者在焦虑触发因素出现时保持冷静和放松。

3. **制订暴露层次**　引导患者描述引发其情绪的情景和刺激,并记录在纸上。与患者一起商讨选择适合的刺激项目,并建立一个逐渐暴露的层次列表。该列表包括一系列与焦虑症状相关的刺激,根据该刺激引起的焦虑程度,由低到高将这些项目进行排序。

4. **渐进暴露**　引导患者逐步面对列表中的刺激,从引起焦虑程度最低的项目入手。患者通过想象、观看图片或模拟情境等方式,在放松状态下逐渐接触刺激。持续监测患者的焦虑水平,当患者感到焦虑并引起身体紧张时,指导其进行全身放松,同时鼓励与支持患者不回避或停止想象。

5. **渐进增加**　在患者适应当前刺激不再感到焦虑后,再选择下一级项目,直到最高级的项目能够以相对放松的状态面对这些刺激。

6. **反馈和巩固**　每次治疗结束后,与患者进行反馈交流,讨论患者的体验和感受。治疗结束前与患者共同实施巩固和维持技巧,以确保治疗效果的长期稳定性。

(四) 冲击疗法

冲击疗法又称"满灌疗法""暴露疗法"。冲击疗法可分为现实冲击疗法和想象冲击疗法。与系统脱敏疗法的区别在于,冲击疗法是让患者直接接触引起焦虑的情景,给他一个强烈的冲击,坚持到紧张感觉或焦虑症状消失的一种快速行为治疗方法。该方法操作简单、疗程短,如果患者配合,可以在几天或几周内,最多两个月内取得明显的疗效。

【实施步骤】

1. **评估及目标设定**　对老年人进行全面的评估,判断并确定该名患者是否适合使用冲击疗法治疗。实施冲击疗法会使患者承担巨大的痛苦,甚至引起超过患者心理承受能力的焦虑,因此使用该疗法时应对各种影响因素进行周全考虑和有效控制。确定使用冲击疗法后,与患者共同制订明确的治疗目标。

2. **患者面谈**　找出引起其恐惧、焦虑的事件、人物和情境。详细介绍冲击疗法的目的、方法、疗效及可能出现的各种情况,尤其要让老年人了解在治疗中可能会承受的痛苦,让老年人慎重选择。同时要求老年人在敏感事物暴露在面前时不能有回避的意向和行为。

3. **治疗过程**　开始治疗时要陪同训练,给予及时的指导和帮助。将患者带入治疗室在指定位置坐下后,就迅速向患者呈现刺激物进行冲击。受惊后老年人可能会惊叫、失态,应不予理睬,仍持续呈现刺激物,同时不允许老年人采取逃避行为(如闭眼、塞耳、蹦跳及哭喊等)。在老年人的应激反应达到高峰期之后(即达到焦虑紧张的极限,情绪由强到弱的逆转),一定要说服甚至使用适当的强制手段让其完成治疗,以免前功尽弃。如患者的情绪反应和生理反应均已经过高潮,开始逐渐减轻,直至精疲力竭,对刺激物听而不闻、视而不见,本次治疗就可结束了。

4. 反馈和调整 治疗结束后,与患者进行反馈交流,以利于调整后续治疗。布置治疗作业,要坚持训练,同时定期评估治疗的进展。

(五)团体心理治疗

团体心理治疗又称"集体心理疗法""小组心理疗法",是治疗焦虑症的方法之一。团体心理治疗为焦虑症老年患者提供了一个能够与其他人沟通、交流、分享和理解彼此体验的社会支持环境。通过在集体环境中受到情绪、行为、想法、观念的相互影响,认识到自身困境并寻找新的解决方案,并使他们能够感受到支持和归属感,从而改变患者的不良行为,转变人际交往环境,改善焦虑症状,提高生活质量。团体心理治疗将教育和游戏活动互相融合,具有治疗性、知识性、娱乐性、体验性,且趣味性强,患者容易接受。此外,团体心理治疗还能节省治疗时间和人力、物力成本,减轻患者的经济负担。一般团体心理治疗的小组规模在 8～10 人,每次治疗时间为 1.5～2 小时,每周 1 次。

【实施步骤】

1. 准备阶段 对焦虑症老年人进行个别访谈,访谈时间在 1～1.5 小时。了解患者的心理状况,向患者解释团体心理治疗的方法和作用,以确定其是否适合参加团体心理治疗。

2. 团体初创阶段 第一次团体心理治疗的主要目的是介绍团体成员互相认识、增进了解。与团体成员一起明确治疗目标,共同设计团队名称,进行小组活动,如开火车、滚雪球、倾诉烦恼等,逐步建立互相信任的组员关系及合作氛围。

3. 团体过渡阶段 第二次至第四次团体心理治疗主要是进一步建立互相理解、信任、支持、开放的团体氛围。选择手语操、解"千千结"、"相亲相爱一家人"等小组活动,提高老年人的互动与参与度。鼓励成员关注自身真实感受并及时反馈,对自己的负性情绪与内心冲突、人际关系的适应不良有所认知与内省,鼓励成员朝着团体目标和个人目标做出有益的改变。

4. 团体工作阶段 第五次至第七次团体心理治疗,主要借助团体的力量帮助成员解决自己的问题,促进共同成长。可采用自由讨论、讲座、行为训练、角色扮演、冥想等活动,帮助成员倾听相互的问题和困境,相互提供解决的方法,改变错误认知,学会管理自己的焦虑情绪,树立治疗信心,促进自我成长。

5. 团体结束阶段 第八次活动,回顾团体心理治疗的过程,评估团体成员的治疗进展,让成员表达自己的感受和心得,整理归纳在团体治疗中学到的东西,并应用在今后的实际生活中。结束时成员互赠祝福卡或纪念品,播放或共同演唱歌曲《朋友》《感恩的心》《明天会更好》等。

(六) 音乐疗法

音乐疗法是一门新兴的边缘学科,是患者在音乐治疗师的指导下,通过专门设计的音乐和音乐活动,来达到恢复、维持和改善心身健康目的的一种治疗方法。它使用不同的音乐旋律使患者心理产生强烈共鸣,是表达情感、释放压力、促进康复的一种重要手段。

【实施步骤】

1. **评估和目标设定**　对患者病情、职业、受教育程度、个性特征进行评估,了解他们的个体情况、需求和目标。这有助于制订个性化的治疗计划,符合患者对音乐的欣赏习惯,确保治疗的针对性和有效性。

2. **音乐放松练习**　选择一些轻柔、缓慢的放松音乐,如德彪西的《月光》、肖邦的《雨滴》等。安排患者坐在舒适的椅子上,闭上眼睛,专注于音乐的旋律和声音。这类音乐可帮助放松身心,减轻焦虑感。引导患者进行与音乐节奏相匹配的深度呼吸练习。患者通过与音乐的节奏呼吸,逐渐调整自己的呼吸节奏和深度,有助于平衡自主神经系统,减轻身体的紧张和焦虑感,提高睡眠质量。每次放松练习可以持续10~20分钟。

3. **音乐疗法会话**　通过音乐创作、演奏和聆听来探索患者的情绪和焦虑源,帮助患者表达情绪,减轻内心的紧张感,与患者进行交流,探讨他们在音乐活动中的体验和感受,增强患者的情感表达能力。时间通常为30~60分钟,具体时间长度可以根据患者的注意力、舒适程度和治疗目标来确定。

4. **社交音乐活动**　为了帮助患者克服社交焦虑,可邀请患者参加一些小型音乐团体活动,与其他老年人一起分享音乐体验和交流,也可以一起唱歌、演奏乐器,分享彼此的情感和故事。通过音乐的共同参与,逐渐恢复对社交活动的信心,帮助患者建立联系和增强自我认同。活动持续时间为60~90分钟。

5. **总结**　在音乐疗法结束时,与患者一起总结和回顾整个过程。共同讨论患者的进展、感受到的变化以及应用在日常生活中的技巧和策略。

第三节　痴呆老年人的心理护理

一、定义

老年痴呆症是指发生在老年期及老年前期的一种原发性退行性脑病,起病隐匿,是一种持续性高级神经功能性活动障碍,即在没有意识障碍的状态下,记忆、思维、分析判断、空间辨认、情绪等方面的障碍。其特征表现为进行性记忆障碍和认知功能障碍,严重影响日常生活和社交功能。老年痴呆症是一种复杂的综合征,由神经退行性病变、脑血管病变、感染、外伤、肿瘤、营养代谢障碍等多种原因相互作用而引起。

老年痴呆症的最常见形式是阿尔茨海默病,占据了大多数老年痴呆症的病例。其他常见的老年痴呆症类型包括血管性痴呆、路易小体性痴呆、帕金森病和额颞叶痴呆等。

老年痴呆症是一个全球性的重要健康问题,据 WHO 估计,全球有 5 000 万人患有老年痴呆症,每年增加约 900 万新病例。随着全球人口老龄化趋势的加快,老年痴呆症的发病率也在增加。预计到 2050 年,老年痴呆症患者的数量将增至 1.5 亿人。老年痴呆症患者通常需要长期护理和支持,给家庭带来心理、情感和经济压力。同时,老年痴呆症的医疗费用和社会保障成本也很高,对国家的福利和医疗体系也造成巨大的负担。总之,老年痴呆症是一个严重的全球健康挑战,需要多方合作,包括政府、医疗机构、科研机构和社区,共同应对这一问题。

"世界阿尔茨海默病日"(World Alzheimer's Day)是由国际阿尔茨海默病协会于 1994 年发起并推动。每年的 9 月 21 日在全世界的许多国家和地区都要举办这个宣传日活动,旨在提高公众对老年痴呆症的认识和理解,同时呼吁社会关注老年痴呆症患者及其家庭的需求。"世界阿尔茨海默病日"的举办有助于促进社会意识的提高,推动科学研究和医疗进展,改善老年痴呆症患者的生活质量。

二、临床表现

老年痴呆症的主要症状为认知功能障碍、神经精神症状、日常生活能力下降。

(一)认知功能障碍

多数起病隐匿,典型的首发征象为记忆障碍,近期记忆减退明显,远期记忆受损较轻,表现为对刚发生的事、刚说过的话不能记忆,而对年代久远的事情记忆相对清楚,或者持续不断地询问同一件事情。言语功能受损时,表现为交流时找词困难,忘记家人姓名,甚至说不出自己的姓名。执行功能受损时,表现为不再擅长安排日常活动、无法同时进行多项活动。视空间功能受损,可能出现平衡异常与步态异常。症状呈缓慢进行性发展,累及一个或多个认知领域,最终出现全面的认知衰退。

(二)神经精神症状

神经精神症状是老年痴呆的核心症状,最常见的有情感障碍、思维障碍、睡眠障碍等,其程度在病程中呈指数级加重。情感障碍主要包括抑郁、焦虑不安和冷漠,可引起一系列不良健康行为,包括缺乏运动、身体功能下降、自我保健意识差、社交孤立、增加照顾者负担。思维障碍包括幻觉、妄想等症状,发生妄想时通常提示预后较差,注意力、记忆力和视空间功能障碍都会导致妄想的发生。睡眠障碍常伴发睡眠周期紊乱、睡眠呼吸障碍、日落综合征等疾病。睡眠障碍会显著加速患者的认知功能衰退,加重痴呆患者记忆、认知功能损害以及精神行为症状的严重程度和病死率。

(三)日常生活能力下降

日常生活能力是指一个人为满足日常生活的需要而每天进行的活动,包括进食、穿衣、如厕和洗澡等。通常认知功能状态与日常生活能力相关,认知功能越低,日常生活能力越差。随着认知障碍加重,老年痴呆症患者完成日常生活和工作越来越困难,不能完成进餐任务,不会穿衣、洗澡,上厕所也需要帮助。日常生活能力的丧失,为患者及其家庭带来沉重的负担。

三、影响因素

(一) 生物生理因素

1. **躯体性疾病**　糖尿病患者的痴呆症患病风险较高。一些心血管疾病如高血压,也与老年痴呆症有一定关联。血压收缩压＞160 mmHg 且未治疗者,发生老年痴呆症的风险为血压正常者的 5 倍。

2. **肥胖**　有研究表明,低体重和高体重均与痴呆症的患病风险增加有关,这种关联也可能与年龄相关。中年肥胖(体重指数≥30 kg/m² 和向心性肥胖)人群发生老年痴呆症的风险比正常人群高出 3 倍。

3. **遗传因素**　据统计,老年痴呆症患者近亲的患病率为一般人群的 3～5 倍。带有 *APOE4* 基因型的人得老年痴呆症的机会比没有的人高 3～4 倍,且发病年龄也较早。带有两个 *APOE4* 基因型的人,患病的机会将会比一般的人高出 15 倍。

4. **年龄**　年龄是老年痴呆症的重要影响因素。多项研究表明,随着年龄增加,老年痴呆症的患病率逐渐升高。60 岁以上人群中,6％～10％的人患老年痴呆症;80 岁以上人群中,这个比例达到 20％～30％。

5. **性别**　多项研究表明,女性的患病率高于男性,年龄多在 55 岁以上,可能与女性激素水平有关。

6. **吸烟**　吸烟者罹患老年痴呆症的风险比不吸烟者高出 45％,而戒烟可将相关风险降低到与不吸烟者相当的水平。

(二) 心理社会因素

1. **抑郁**　有研究显示,抑郁症病史会增加患痴呆症的风险,且持续加重的抑郁症可能是老年痴呆症的早期征象。患过抑郁症的老年人得老年痴呆症的风险比那些没患过抑郁症的老年人要高 4～5 倍。

2. **社会环境因素**　受教育程度、婚姻状况、家庭结构、经济状况等均是老年痴呆症的重要影响因素。受教育程度越低,阿尔茨海默病的患病率越高。我国农村地区老年痴呆症患病率高于城市。丧偶、独居老人的患病率远高于已婚且配偶健在者,这可能与老年人的生活质量、老年人在家庭中的地位、晚年生活满意度、子女对老年人的关心程度等有关。

四、诊断标准

(一) 阿尔茨海默病

根据中华医学会精神科分会所制定的《中国精神障碍分类与诊断标准(第 3 版)》,阿尔茨海默病是一组病因未明的原发性退行性脑变性疾病。多起病于老年期,潜隐起病,缓慢不可逆的进展(两年或更长),以智能损害为主。病理改变主要为皮层弥散性萎缩、沟回增宽、脑室扩大、神经元大量减少,并可见老年斑、神经原纤维缠结、颗粒性空泡小体等病变,胆碱乙酰化酶及乙酰胆碱含量显著减少。起病在 65 岁以前(老年前期)者,多有同病家族史,病变发展较快,颞叶及顶叶病变较显著,常有失语和失用。

1. **症状标准** ①符合器质性精神障碍的诊断标准。②全面性智能损害。③无突然的卒中样发作,疾病早期无局灶性神经系统损害的体征。④无临床或特殊检查提示智能损害是由其他躯体或脑的疾病所致。⑤下列特征可支持诊断,但不是必备条件:高级皮层功能受损,可有失语、失认或失用;淡漠、缺乏主动性活动或易激动和社交行为失控;晚期重症病例可能出现帕金森症状和癫痫发作;躯体、神经系统或实验室检查证明有脑萎缩。⑥尸解或神经病理学检查有助于确诊。

2. **严重标准** 日常生活和社会功能明显受损。

3. **病程标准** 起病缓慢,病情发展虽可暂停,但难以逆转。

4. **排除标准** 排除血管病等其他脑器质性病变所致智能损害,抑郁症等精神障碍所致的假性痴呆,精神发育迟滞或老年人良性健忘症。

阿尔茨海默病性痴呆可与血管性痴呆共存。如脑血管病发作叠加于阿尔茨海默病的临床表现和病史之上,可引起智能损害症状的突然变化,这些病例应做双重诊断(和双重编码)。又如血管性痴呆发生在阿尔茨海默病之前,根据临床表现也许无法做出阿尔茨海默病的诊断。

(二) 血管性痴呆

血管性痴呆是在脑血管壁病变的基础上,血液成分或血流动力学改变,造成脑出血或缺血所导致的精神障碍。一般进程较缓慢,病程波动,常因卒中引起病情急速加剧,代偿良好时症状可缓解,临床表现多种多样,但最终常发展为痴呆。

1. **症状标准** ①符合器质性精神障碍的诊断标准。②认知缺陷分布不均,某些认知功能受损明显,另一些相对保存。如记忆明显受损,而判断、推理及信息处理可只受轻微损害,自知力可保持较好。③人格相对完整,但有些患者的人格改变明显,如以自我为中心、偏执、缺乏控制力、淡漠或易激惹。④至少有 1 项局灶性脑损伤的证据,如脑卒中史、单侧肢体痉挛性瘫痪、跖反射阳性或假性延髓性麻痹。⑤病史、检查或化验有脑血管病证据。⑥尸检或大脑神经病理学检查有助于确诊。

2. **严重标准** 日常生活和社会功能明显受损。

3. **病程标准** 精神障碍的发生、发展及病程与脑血管病相关。

4. **排除标准** 排除其他原因所致意识障碍,其他原因所致智能损害(如阿尔茨海默病)、情感性精神障碍、精神发育迟滞、硬脑膜下出血。

脑血管病所致的精神障碍可与阿尔茨海默病共存,当阿尔茨海默病的临床表现叠加脑血管病发作时,可并列诊断。

五、心理护理

(一) 现实导向的认知疗法

现实导向的认知疗法是通过呈现和重复定向信息来进行操作的,目的是使患者对周围环境有更好的了解。该疗法旨在通过帮助患者建立现实的、有意义的认知模式来改善他们的日常功能。研究表明,持续现实导向的认知干预可提高生活质量,并改善老年人的认识能力。

【实施步骤】

1. 建立信任关系　与患者建立信任关系是成功实施认知疗法的基础。尊重患者的尊严和隐私,确保与患者的交流是友好的、支持性和温和的。

2. 确定目标　与患者及照顾者一起明确需要改善的具体目标。这些目标可以是日常生活活动的简单任务,如穿衣、洗漱、回家等。

3. 提供提示和引导　根据患者的能力和需要,提供适当的提示和引导,帮助他们完成任务。这些提示可以是视觉提示、口头指导或物理示范。

1) 日期、时间导向　借助工具,如时钟、日历、实物等,制作导向资料板,由护理人员以游戏的方式引导患者看时钟、日历。

2) 地点导向　向患者详细介绍现住的小区、楼层和房间,并带患者至房子外部区域进行散步,使其能正确认知地点方位,并记住具体的回家路程。训练时引导患者自行出入,护理人员可进行监督但不跟随其一起出入。

3) 自我照顾导向　选择患者熟悉的、与日常生活方式密切关联的内容,如刷牙、洗脸、穿衣和洗澡等,要求患者独立完成,护理人员不予帮助,可在旁边督促和指导。

4) 数字或颜色导向　如排列数字,由大到小或由小到大顺序排列,不断重复运用各种数据让患者进行简单数字计算。提供不同颜色的蔬果卡片,指导患者分类摆放。

4. 实施重复训练　反复进行任务训练,帮助患者加强他们的认知能力。重复训练有助于巩固记忆,提高技能,并提高患者在特定任务上的表现。

5. 治疗频率　每周 3 次,每次 30～60 分钟,至少持续 4～6 周。

(二) 个体怀旧治疗

个体怀旧治疗是采用一对一面谈的方式,通过对过去事物及经验的回忆来达到缓解病情的一种方式。个体怀旧治疗常以生命回顾的方式来进行,即协助患者了解其成长过程及生命的意义,肯定自我付出的努力,可提升内在力量及自我价值感。老年痴呆症患者可通过怀旧的过程,回忆并分享过去重要且有意义的事情及经验,帮助他们重建自尊自信,帮助他们肯定自己,更充实、更有意义地度过人生最后的时光。此方式让老年痴呆症患者有充分的表达机会,重新评估自己的价值观及重享过去的荣耀与愉快。

【实施步骤】

1. 创建温馨舒适的环境　为患者提供一个舒适、安全、有利于放松和回忆的环境。确保房间的照明柔和,噪音和干扰最少。

2. 收集个人历史资料　针对老年痴呆症患者的生活背景及经验,与患者的家人进行交流。了解患者的个人历史,收集与他们生活相关的照片、音乐、视频和纪念性物品。

3. 制作个人回忆册或照片墙　使用患者过去的照片、剪报等制作个人回忆册或照片墙。将这些回忆物品放在患者经常可以看到的地方,以激发他们的回忆。

4. 创造对话和互动　运用关怀性倾听、接受的态度、正向的响应、使用开放式的问题及经验分享等技巧,与患者进行温和、鼓励性的对话,询问他们的过去经历、家庭和朋友,让他们分享他们的回忆。在治疗过程中,护理人员应注意老年痴呆症患者是否面临情绪压力,不随意中断话题、耐心倾听,依患者能力制订可达成的治疗目标,提供的信息要清晰,必要时可重复或适时追加问题以引发讨论,引导老年痴呆症患者做更广泛且深入的回想。

5. 提供情感支持　怀旧治疗不仅仅是恢复记忆,还要提供情感支持。尊重老年痴呆症患者的价值观,接受其见解,重视其自主权,把焦点应放在老年痴呆症患者及其对事件的感受上,而非事件本身。不要强迫老年痴呆症患者回想会造成压力的事件及引起不舒服的情境,不要试图说服或改变。

6. 治疗频率　可视老年痴呆症患者的精神状况调整,每次 20~30 分钟。

(三) 验证疗法

验证疗法是一种专门针对老年痴呆症患者的整体性心理治疗方法。验证疗法的主要特点是不去强化或者纠正给老年痴呆症患者带来麻烦或苦恼的行为,而是接纳这些行为,把它看成老年人想要表达或沟通自己的需求、想法或感受的方式。努力保持与患痴呆症的老年人的沟通,通过倾听和有尊严的护理与他们建立情感联系,提供安全和支持的环境,帮助他们减轻焦虑和困扰,保持尊严,增加幸福感,从而提高生活质量。

1. 治疗原则

1) 接纳行为　验证疗法强调要理解和接受老年人的行为,不能强迫老年痴呆症患者改变。因为每一个行为的背后都有特定的原因,反映了老年人在一生中所发生的生理、心理和社会等方面的综合变化。

2) 尊重个体价值　验证疗法不强迫老年痴呆症患者改变他们的行为,每个人都是独特的,因此必须将他作为一个独立个体来对待。无论他们的认知能力是否受损,都有其内在的尊严和价值。通过与患者建立尊重和平等的互动,可以增强他们的自尊心和自信心。

3) 反应和确认　鼓励倾听患者的话语和情感表达,并通过反应和确认来回应他们。

4) 建立情感联系　通过与患者建立情感联系,满足他们的情感需求,并提供安全和支持,可减少焦虑和恢复尊严。

2. 具体操作事项

(1) 使用患者熟悉的称呼,让他们感到安心。通过询问一些柔和的问题来获得对患者的经历与经验的理解。尽量问一些关于"什么事""什么时候"和"谁"等方面的问题,不要问"为什么"这样的问题,因为患者不能反思自己的经历。

(2) 在与患者交谈时,要模仿他的行为,通过使用他所使用的一些行为、姿势和词语来反映他的语气。如果患者生气了,也要通过提高自己的音调来模仿他的愤怒,通过手势和语言来表现自己感受到了他的挫折。

(3)在与患者进行交流时,仔细倾听患者的话语和情感表达,要一直跟随着患者的步调和内容,使用患者所用的相同的词语和语气来回应他们说过的话。不要问他们是不是记得或者提醒他们自己正在重复自己的话。仅仅讨论他们正在说什么即可。使用简单的语言和短句,以便患者更容易理解。

(4)可以通过触摸、拥抱或握手等方式建立情感联系,帮助患者缓解焦虑。这是人与人交流和联系的重要方式。

(四)团体性音乐治疗

团体性音乐治疗是指通过团体乐器演奏、音乐律动或音乐配合游戏来改善个体身心健康的治疗方法。其主要的优点是可增加老年痴呆症患者的社交互动,提高表达能力及肢体活动能力,尤其适合照护人力资源缺乏的情况。一般实施步骤如下。

1. 评估和筛选　对老年痴呆症患者进行评估和筛选,每组人数 5～10 人。确定他们的音乐偏好、认知水平和身体状况。这有助于确定治疗的目标并制订个体化的治疗计划。

2. 设计治疗计划　根据患者的评估结果,制订具体的治疗计划。选用的音乐最好是老年痴呆症患者所熟悉的歌曲或经典音乐。活动的设计如唱歌、音乐欣赏、乐器演奏、音乐游戏等,要考虑能力及身体功能的限制,若配合身体律动则要求动作缓慢,以大关节等简单的动作为主,同一动作反复多次,避免快速变换动作。也可让每位患者根据自己的喜好选取自己喜欢的小型打击乐器,如手鼓、手摇铃、沙锤、三角铁等来进行团体乐器演奏。背景音乐播放或弹奏(钢琴或吉他)符合老年人所处年代的经典歌曲,例如《东方红》《打靶归来》《团结就是力量》等,患者们可以跟着节奏用手中的乐器进行伴奏,随着歌曲旋律哼唱。哼唱的过程中可刺激老年人大脑的记忆中枢对往事的回忆,歌词的记忆也可以锻炼患者的短时记忆,乐器的伴奏可锻炼老年人手指的抓握能力和手臂的肌肉力,促进患者的肢体协调能力。

3. 观察和评估　密切观察患者在音乐治疗中的反应和表现。记录他们的情绪变化、行为反应和认知改善等方面的观察结果。根据观察结果进行评估,调整治疗计划和活动内容。

4. 感受交流　播放或弹奏乐曲,与患者们交流乐曲带给自己的内心感受及对乐曲的理解,以此促进实施对象的言语表达,提高患者的沟通交流能力,提升社会化功能。

5. 治疗频率　每周 1 次,每次 45～60 分钟,连续 10 周。

(五)多感官刺激疗法

多感官刺激疗法是以灯光、触感、音乐和芳香为媒介,为患者提供以视觉、触觉、听觉和嗅觉为主的感官刺激的治疗方法。该疗法主要是通过调控输出的刺激数量和强度来满足个体的需要,使患者感官刺激活动和感官平静活动达到平衡,进而改善患者的行为、生理功能和社会功能。因其具有智力要求低、适用范围广、时间安排灵活等特点,被国外学者广泛应用于阿尔茨海默病、神经发育障碍等领域。研究表明,作为非药物干预手段的多感官刺激是一种对认知功能障碍患者的激越行为等行为症状有效的干预措施。

【实施步骤】

1. 评估和规划　对患者进行全面的评估,了解患者的病情、认知水平、喜好和身体状况。根据评估结果,制订个性化的治疗计划,确定刺激内容、频率和强度。

2. 设置多感官刺激治疗室　可设置成花园,花园内设有悬吊的花园床、干净的池塘,种植符合颜色、质地和香气等要求的植物,如薰衣草、艾草、垂叶榕等,修整道路,可适当养殖动物。也可设置成感官刺激房间,房间内设有音响、投影仪、聚光灯、幻彩镜球、动感彩轮等,保持室内温度适宜、光线柔和,确保治疗环境安全、无危险物品,并消除可能引起患者不适或不安全感的因素。也可以根据大众普遍喜好,设计一些主题,如"海洋世界""蔬菜园地""花花世界"等。

3. 刺激感官　让患者进入设计好的环境中,通过调控器材,使患者达到放松或引起刺激的目的。对于具备独立自主操作能力的老年痴呆症早期患者,可以单独接触或自主操控器材,或向专业人员请求帮助。对于不具备独立自主操作能力的老年痴呆晚期患者,需要在专业人员的帮助下操控器材。可以使用以下方法。

(1) 视觉刺激:展示照片、艺术品、自然景观或使用多彩的光线。

(2) 听觉刺激:播放自然声音、白噪声或使用音乐治疗。

(3) 触觉刺激:提供按摩、温热或凉爽的物体,使用触觉刺激材料如绒毛、丝带等。

(4) 嗅觉刺激:散发芳香的物品,使用自然花卉的香气或患者喜欢的香水。

(5) 味觉刺激:提供患者喜欢的食物、饮料。

4. 互动和参与　与患者进行互动和参与是关键步骤。通过鼓励患者触摸、聆听、观察或品尝刺激物,提供引导和支持。可使用肢体语言、声音和温暖的触摸来增强互动效果。

5. 观察和评估　仔细观察患者的反应和反馈。注意他们的情绪变化、注意力集中和参与程度。根据观察结果进行调整和优化治疗计划。

6. 治疗频率　每周 2 次,每次 30～50 分钟,为期 12 周,共 24 次治疗活动。

第四节　睡眠障碍老年人的心理护理

一、定义

睡眠障碍是指睡眠的解剖部位发生改变或生理功能紊乱,造成睡眠异常及睡眠过度等问题,是我国老年人最常见的症状之一。截至 2021 年底,全国 60 岁及以上老年人口达 2.67 亿,占总人口的 18.9%;65 岁及以上老年人口达 2 亿以上,占总人口的 14.2%。据测算,预计"十四五"时期,60 岁及以上老年人口总量将突破 3 亿,占比将超过 20%,进入中度老龄化阶段。2035 年左右,60 岁及以上老年人口将突破 4 亿,在总人口中的占比将超过 30%,进入重度老龄化阶段。随着社会老龄化的发展,因退休、独居、丧偶、身体健康状况下降等事件的发生,老年人睡眠障碍的发生率将不断增加。近年来,老年睡眠障碍发生率呈现上升趋势,长期反复睡眠障碍会影响老年人原发病的治疗和康复,加重或诱发某些躯体疾病,是威胁老年人身心健康的重要因素。

睡眠障碍(sleep disorders)是睡眠量失常、睡眠中会发生异常行为的表现。睡眠障碍会引起中枢神经尤其是大脑皮层活动的不正常,出现心理行为障碍。符合以下特征之一者可以诊断为睡眠障碍:①入睡困难,从要入睡到实际入睡需要的时间超过1小时。②睡眠不稳,有轻微声响刺激便会醒来。③早醒,早晨觉醒时间比以往正常时间提前2小时以上,醒后不会再度入睡。④睡眠时间少于5小时。

睡眠障碍会造成思维能力及记忆力的衰退、警觉性与判断能力下降、免疫力缺损、内分泌紊乱、焦急、烦躁,最终引起疾病的发生。睡眠障碍极易导致高危高血压、心脑血管病变、心身性疾病与慢性疾病的严重程度加重,会增加中老年妇女冠心病周期性发作的高危因素。而对住院手术患者而言,睡眠障碍则可影响伤口愈合,增加住院天数、提高感染风险,甚至使死亡率升高。睡眠障碍是严重危害老年人身心健康的重要因素,可导致老年人慢性疾病的增加或加重、住院率及住院开支的增加、家人照护的需求增加等,不仅严重影响老年人的生活质量和躯体健康,还给社会以及家庭带来巨大的经济负担。

二、临床表现

睡眠障碍包括睡眠量减少或增多、睡眠期发生异常行为、睡眠觉醒的规律发生变化,长期睡眠障碍可导致大脑思维力下降。睡眠障碍是老年人个体的常见问题,严重影响着老年人身体健康。中老年人睡眠障碍的发生率为60%以上,女性的发病人数是男性的15倍。

(一)睡眠障碍症状

1. **睡眠量减少**　常见于失眠障碍。失眠障碍的表现模式包括难以入睡、睡眠较浅、感觉多梦、睡后频繁觉醒、醒后再睡困难、早醒或虽入睡但欠缺睡眠感,或晨起后感到不适或疲乏,不能使人精神振作或恢复精力,以及白天嗜睡等情况。老年人的深睡眠时间缩短、多梦,致使睡眠质量下降,所以老年人失眠比例高。对于老年人的失眠应积极寻找原因,对因治疗,不要简单地归咎于年龄。老年人机体各器官、系统生理功能衰退,某些慢性疾病可能对睡眠产生影响。

2. **睡眠量增多**　多见于嗜睡障碍。嗜睡障碍表现为过度的白天或夜间的睡眠,排除由于睡眠不足或存在发作性睡眠合并其他神经精神疾病原因,常与心理因素相关。

3. **睡眠期出现异常行为**　多见于异态睡眠。睡眠中的发作性异常是指在睡眠中出现一些不正常的行为,如梦游、说梦话、夜惊(在睡眠中突然躁动、惊叫、呼吸急促、心跳加速、全身出冷汗、定向错乱或出现幻觉)、梦魇(做噩梦)、磨牙啮齿、不自主笑、肌肉不自主跳动等。这些发作性异常行为不是发生在整夜睡眠中,而是多出现在特定的睡眠分期。如夜惊和梦游,多发生在正相睡眠的后期;而说梦话则多发生于正相睡眠的中期,甚至是前期;磨牙啮齿、不自主笑、肢体或肌肉跳动等多发生于正相睡眠的前期;梦魇多发生于异相睡眠期。

4. 睡眠觉醒规律改变 也是老年人多发的睡眠障碍之一,常见于睡眠-觉醒节律障碍,主要表现为睡眠-觉醒时相延迟障碍或睡眠-觉醒时相提前障碍。表现为睡眠-觉醒节律紊乱、失常,及有的睡眠时相延长。比如有的患者常在凌晨入睡,下午醒来;有的患者睡眠时间变化不定,总睡眠时间也随入睡时间的变化而长短不一;有的患者可连续2～3天不能入睡;有的患者整个睡眠提前,过于早睡和过于早醒。患者多伴有忧虑或恐惧心理,精神状态不好,社会功能下降。老年人的睡眠模式逐渐发生的改变,表现为夜间睡眠浅而容易惊醒,睡眠中出现多次短暂的唤醒和早醒,慢波睡眠第Ⅲ期、第Ⅳ期缩短或缺乏,睡眠质量下降。部分老年人呈现睡眠时相提早,表现为早睡、早醒,即睡眠时间在白天和黑夜之间重新分配,晚间睡眠减少,日间瞌睡增多,时常小睡,但24小时中的总体睡眠时间并不缩短。

(二)典型症状

1. 失眠 表现为入睡困难、睡眠浅、易惊醒、自觉多梦、早醒、醒后不容易再次入睡、醒后感到疲倦或缺乏清醒感、白天嗜睡。患者通常会对失眠感到焦虑和惧怕,严重的还可影响人的精神状态或社会活动功能,其核心是睡眠的启动和维持困难。

2. 快速眼动睡眠行为障碍 在出现典型快速眼动睡眠行为障碍(rapid eye movement sleep behavior disorder,RBD)症状之前的数年或数十年,患者常表现有睡眠期间的不安定,如说梦话和肢体活动频繁等征象。RBD临床症状主要包括生动或暴力的梦境及其与梦境相关的活动或情感反应,常见表现是在睡眠期间出现不同程度的行为动作甚至是暴力行为。

3. 睡眠呼吸暂停综合征 是指在夜间睡眠时,在连续7小时睡眠中出现30次以上的呼吸暂停,呼吸停止的时间在10秒以上(含10秒),或睡眠呼吸暂停低通气≥5次/小时并伴有嗜睡等临床表现,是造成慢性低氧血症及高碳酸血症的临床综合征。呼吸暂停可分为中枢型(胸、腹肌无呼吸动作)、阻塞型(胸、腹肌尽力作呼吸动作)及混合型(胸、腹肌开始无呼吸动作,以后出现并逐渐加强)。

4. 不宁腿综合征 不宁腿综合征(restless leg syndrome,RLS)又被称多动腿综合征或不安腿综合征,表现为感觉异常,在清晨与夜间大腿深部有爬行样不适感,常为双侧受累,迫使患者要经常活动其两腿。通常在夜间睡眠时,双下肢出现极度的不适感,患者描述为"虫爬蠕动感"或"难受,说不清楚",以小腿内侧肌肉明显。运动可以暂时缓解症状,迫使患者不停地移动双腿或下地行走,睡眠质量不好,会影响到血压的波动。尤其是对老年患者来说,经常的失眠会诱发心脑血管疾病的发生。

5. 周期性肢体运动障碍 在睡眠中出现周期性腿动,发生反复发作的刻板性肢体运动,出现6小时的睡眠中至少发生40次的腿动。常出现在快速动眼相睡眠期的腿部刻板的、反复屈曲动作,如大脚趾节律性伸展、屈曲小腿或脚,每次持续0.5～5秒不等,连续3次以上,每20～40秒出现一次。由于感觉异常和反复腿动,常导致患者入睡困难。

(三)伴随症状

(1)睡眠障碍的老年患者,同时还会出现身体不适、疲倦乏力等躯体不适症状及焦虑、抑郁等负性心理情绪。

（2）嗜睡障碍的老年患者，以发作性睡病为主要临床表现，同时还可能出现入睡瘫痪和入睡幻觉等症状。

（四）并发症

长期睡眠障碍会影响大脑思维能力。一般可经过认知功能评定量表评估患者有无记忆力下降、专注力不集中、反应迟缓等认知能力改变。

三、影响因素

（一）疾病因素

1. 年龄因素　老年人的睡眠模式随年纪增长而发生变化，其睡眠也相应跟随发生改变。

（1）睡眠时间提早，表现为早睡、早醒，也可出现多相性睡眠模式，即睡眠时间出现昼夜颠倒，夜间睡眠缩短，白天瞌睡增加。

（2）近年来研究发现，松果体是人体"生物钟"的调控中心。褪黑激素的分泌受光照和黑暗的调节，因此昼夜周期中光照与黑暗的周期性交替就会引起褪黑激素的分泌量相应地出现昼夜周期性变化。夜间褪黑激素的分泌与睡眠质量和睡眠持续时间密切相关。任何原因导致的松果体分泌褪黑激素通路功能异常都会使昼夜节律紊乱，最终导致睡眠障碍。

（3）由于中枢神经系统结构和功能的退行性病变，调节睡眠神经体液能力下降，造成周期性睡眠觉醒节律改变。肾功能老化造成肾小管重吸收率下降，可引起夜尿频繁影响患者的睡眠质量。

2. 躯体性疾病　由于老年患者身体功能减弱，各系统都有不同程度衰退，常合并有其他多种病患，这些复杂的疾病给患者带来了极大的影响。有80%以上的老年人因自身的基础疾病体征和症状而引起睡眠障碍。老年人是心血管系统、脑血管系统及呼吸系统综合征的高危人群。

（1）随着年纪的增长，脑血管硬化程度不断加重，可使脑部血流减缓。老年人患有躯体性疾病的概率大大增加，如躯体性疾病导致的疼痛、皮肤瘙痒、尿频尿急、活动无耐力、心脑血管疾病、消化道疾病、内分泌代谢疾病、慢性呼吸系统疾病、帕金森病、痴呆等。

（2）因为老年人的各项生理功能随年龄增加出现生理性衰退，因而更易患各种慢性疾病。由于对自身疾病的过分担心，精神压力过大，易产生焦虑和抑郁情绪，从而引起睡眠障碍。

（3）老年人一旦患有精神类疾病，对其睡眠质量会有严重的影响，主要表现在患者睡眠过程中容易惊醒，同时睡眠质量严重受损。有抑郁状态及抑郁倾向的老年人群比例显著高于青年人群，失眠严重程度与抑郁症的程度有直接关联。具有某些性格特点的老年人易出现焦虑、紧张，从而影响睡眠。如思维专一而固执的老年人遇到问题会反复思虑，如果百思不得其解,将直接影响睡眠。有些老年人性格内向,遇事不喜欢与人沟通,遭遇重大精神打击时,容易导致睡眠障碍。敏感多疑、情感波动明显、易激惹怒更会导致睡眠障碍加重。

(二)非疾病因素

1. 药物因素 老年人因基础疾病较多,需同时服用多种药物。很多药物都会影响睡眠,如使用利尿剂引起排尿频繁影响睡眠。生物药剂是常见的影响睡眠质量的因素,这些物质主要分为三类:①含咖啡因的药物,具有中枢兴奋作用,可影响睡眠。②引起中枢兴奋作用的药物,如苯丙胺、匹莫林、麻黄碱等都可引起失眠。③镇静催眠药物的突然停用,可使人出现"反跳性失眠"。

2. 心理社会因素 心理社会因素对老年睡眠的影响比其他任何因素都更大,如工作状态和收入的改变、孤独、丧偶、居住地的改变、住院等,老年人出现心理不适应感、失落感、衰老感、被遗弃感和无价值感。护理人员需了解老年人有无慢性疾病,导致自理能力下降,自我形象紊乱或生活中有无重大事件发生,如退休、丧偶、子女问题等使思想上顾虑过多,压力过大,造成抑郁、焦虑紧张等而影响睡眠。家庭社会因素是影响老年男性睡眠质量的重要因素之一,43.1%离异或丧偶的老年男性主诉睡眠质量差,7.6%的老年男性由于退休后不适应工作和生活改变、参加社会活动少导致的孤独感而影响睡眠质量。离婚率上升、子女生活工作压力与日俱增、亲情关系的新模式等社会因素不断冲击着老年人固有的思想观念,当不能及时调整心态时,睡眠障碍作为一个不良后果,可危害老年人的身心健康。

3. 不良睡眠和生活习惯 老年人常见不良睡眠习惯有:每日睡眠时间没有规律、白天午睡或躺在床上的时间过久、白天打瞌睡。不良生活习惯也会造成睡眠障碍,部分老年人既往有长期吸烟、饮酒的不良嗜好,尼古丁、酒精都有刺激性、兴奋性,可造成睡眠障碍。另有部分老年人有睡前进食、饮茶等不良的生活习惯。睡前进食,不但加重了胃肠道负担,还兴奋大脑皮层,影响睡眠质量。茶中所含的茶碱可兴奋神经,影响睡眠。而对老年人睡眠乃至健康造成最大威胁的,是现在备受老年人推崇的各种非正规保健产品。商家宣传自己售卖的是天然成分的保健品,符合了老年人崇尚自然绿色的消费理念,却在保健品中非法添加化学药品甚至违禁药品,对老年人机体的正常生理功能造成不良影响,甚至延误老年人疾病的正规诊治,直接或间接地导致睡眠障碍及其他不良后果。

4. 睡眠环境 老年人对周围环境变化的感知比年轻人更为敏锐。老年患者的睡眠障碍与环境因素密切相关,77.9%的患者因对环境的不适应而出现失眠。如室温过高或过低、噪音过大、光线过强、湿度过高或过低及卫生条件差等。住院期间,生活环境发生改变,如病室温度太高或太低、床铺舒适度、光线太强、护理人员护理操作的干扰,都会让患者难以入眠或在睡眠中突然惊醒而不能再度入睡,使睡眠规律被破坏。

四、诊断标准

关于睡眠障碍,《国际睡眠障碍分类(第 3 版)》(International Classification of Sleep

Disorders edition 3，ICSD - 3)将其分为 8 大类,包括失眠,呼吸相关睡眠障碍,中枢性嗜睡,昼夜节律睡眠-觉醒障碍,异态睡眠,睡眠相关运动障碍,其他睡眠障碍,独立症候群、正常未变异及尚未明确问题。

(一) 失眠

失眠是最常见的睡眠障碍,但生活中并不是所有睡不着觉就可称为失眠。ICSD - 3 要求诊断失眠必须包括三大要素:持续的睡眠困难、有充足的睡眠机会、出现相关的日间功能受损。也就是说,不是客观原因让人无法睡觉,而是主观的持续性睡不着,并且影响了日常的生活。ICSD - 3 将失眠分为三类:短期失眠、慢性失眠、其他失眠,特点详见表 4 - 2。

表 4 - 2   三类失眠的特点

短期失眠	慢性失眠	其他失眠
① 又称适应性失眠或急性失眠 ② 通常持续几日或几周 ③ 可识别的应激源引发	① 又称慢性失眠障碍 ② 每周出现至少 3 次 ③ 持续至少 3 个月	患者存在失眠症状但不符合另外两类失眠的诊断标准

(二) 呼吸相关睡眠障碍

呼吸相关睡眠障碍指睡眠期间的呼吸异常,在成人和儿童中均可以发生。按照目前 ICSD - 3 的标准,睡眠相关呼吸障碍分为四大类:中枢性睡眠呼吸暂停综合征、阻塞性睡眠呼吸暂停综合征(obstructive sleep apnea syndrome，OSAS)、睡眠相关低通气症、睡眠相关低氧血症,其诊断标准详见表 4 - 3。

表 4 - 3   四类呼吸相关睡眠障碍的诊断标准

中枢性睡眠呼吸暂停综合征	OSAS	睡眠相关低通气症	睡眠相关低氧血症
① 多导睡眠图显示在睡眠中有≥5 次/小时的中枢性呼吸暂停和(或)中枢性低通气 ② 患者自诉嗜睡、因呼吸急促而惊醒、打鼾 ③ 没有证据表明白天或夜间通气不足 ④ 排除其他	① 成年人发生≥15 次/小时的以阻塞性为主的呼吸事件,即使不伴症状或共存疾病 ② 对于存在或精神共病的患者,以阻塞性为主的呼吸事件≥5 次/小时	通过动脉血气分析监测 $PaCO_2$ 水平升高	动脉血氧饱和度持续降低（＜88% 达 5 分钟以上）

(三) 中枢性嗜睡

中枢性嗜睡包括以日间嗜睡为主诉,并且排除了其他睡眠障碍为原因的疾病。中枢性嗜睡大致包括以下四种。

1. **发作性睡病**　发作性睡病是一种表现为慢性日间嗜睡、猝倒发作、入睡前幻觉和睡眠瘫痪的临床综合征，应对患者采集全面的病史、睡眠史，进行详细的体格检查，以寻找发作性睡病的证据。

2. **特发性嗜睡**　没有原因的主观嗜睡，症状类似发作性睡病，但往往没有猝倒发作。

3. **Kleine-Levin 综合征**　也称为"复发性嗜睡症"，表现为反复发作严重嗜睡，伴随认知和行为紊乱，症状发作可以持续几天到几周，发作间期睡眠和行为正常。

4. **慢性睡眠不足**　在现代社会中很常见，可能源于工作需求、社会责任等压力，而导致的慢性积累性睡眠不足，包括睡眠时间的不足和睡眠质量的下降，导致患者的身心受到损害。

诊断中枢性嗜睡时，应仔细评估患者睡眠剥夺情况（如慢性睡眠不足），或者一些异常的行为（如 Kleine-Levin 综合征），尤其要注意需要较长睡眠才能保持日间清醒的患者，很可能有中枢性嗜睡，应详细评估。

（四）昼夜节律睡眠-觉醒障碍

昼夜节律睡眠-觉醒障碍是由生理节律改变，或环境导致的个人睡眠-觉醒周期之间失调的慢性或复发性睡眠障碍。ICSD-3 对于昼夜节律睡眠-觉醒障碍的诊断标准如下：①内在昼夜节律调控系统改变造成慢性或复发性睡眠-觉醒节律破坏。②存在睡眠-觉醒障碍，包括失眠和（或）过度嗜睡。③伴有痛苦或功能损害。

（五）异态睡眠

异态睡眠是指入睡时、睡眠中或从睡眠中觉醒时出现的不良身体事件（复杂的动作、行为）或体验（情绪、感知、梦境），所表现出的行为刻板活动更为复杂。异态睡眠分为非快速眼动睡眠相关睡眠异态、快速眼动睡眠相关睡眠异态及其他睡眠异态。

（六）睡眠相关运动障碍

睡眠相关运动障碍在临床上以 RLS 最为常见，除此之外还有周期性肢体运动障碍、睡眠相关痉挛也相对多见。

1. **ICSD-3 关于 RLS 的诊断标准**　①移动双腿的冲动和（或）存在不适感，主要发生在静息或不活动时。②这些症状在活动后至少有部分缓解。③有昼夜节律特点，即症状主要发生在傍晚或夜间伴随睡眠障碍。④痛苦或功能损害。

2. **ICSD-3 关于周期性肢体运动障碍的诊断标准**　①多导睡眠图出现周期性肢体运动，成人每小时出现 15 次以上，儿童每小时 5 次以上。②因周期性肢体运动导致的睡眠紊乱或者功能障碍。

（七）其他睡眠障碍

该类包含了 ICSD-3 中无法归为其他类别的睡眠障碍，这类疾病或是与多个类别存在重叠，或是尚未收集到充足的资料将其确定为其他诊断。

六、心理护理

(一) 早期介入心理及社会支持

对于因丧偶或存在孤独感而导致睡眠障碍的老年人,尤其是老年男性,应尽早为其提供社会及心理支持,从而减少镇静催眠药物的使用。引导家庭成员主动加入改善老年人睡眠质量的疏导工作,协助老年人正确处理各种导致不良心理应激刺激的事件,争取家庭、朋友等社会支持系统的密切配合,鼓励老年人积极参与社会活动,共同制订改善睡眠的措施,及时反馈睡眠体验的信息。

(二) 行为疗法

1. 创造良好的睡眠环境　应为老年人营造一个安全、舒适、整洁的睡眠环境。卧室布置温馨,灯光柔和,环境安静。睡眠时要保持光线黑暗,室内温度和湿度适宜,睡前开窗通风,保持居室空气清新、氧气充足。应避免睡软床,床铺软硬适中,以较硬的席梦思床垫和木板床为宜,床上垫的褥子厚薄适中,被子、床单必须整洁,枕头软硬度、高度和弹性应适度,使人感到舒适。枕芯可采用含中药成分的材料填充,如决明子、菊花、桑叶等,利于睡眠。

在卧室内尽量不要放置过多的电器,以保证老年人在休息时不受太多电磁干扰。另外也不要佩戴手表、假牙等物品睡觉,不然会影响身体的健康。睡前应关灯或保持灯光柔和、暗淡,以防噪声干扰。

2. 养成良好的睡眠习惯　保持规律的作息时间,劳逸结合,日间进行适当活动,如散步、做养生操等,可使身体产生适度疲劳感,利于入睡。老年人睡前应尽量放松身心,进行沐浴或热水泡脚。有条件的情况下可以聆听轻松的音乐,使心境宁静,有益于助眠。睡前应完成洗漱,减少饮水,排净大小便,以减少起夜的次数。在睡眠过程中,应保持舒适的睡姿,一般来说,以屈膝右侧卧位为宜,这一姿势全身松弛,血液通畅,不压迫心脏,有利于肝脏的血液回流及胃肠的消化和排空。右侧卧过久,可改为仰卧,舒展上下肢,将身体伸直,全身肌肉尽量舒展,保持气血通畅,呼吸自然平和,宁心安神。最好保持头北脚南的方位,使地球磁力线平稳穿过身体,减少地球磁场的干扰。

3. 遵照规律的睡眠时间表　坚持并遵守良好的睡眠规律有利于睡眠。睡眠地点和时间限制是一种有效的治疗方法,这一方法要求有睡眠障碍的老年人把床当作睡眠的专用场所,感到想睡觉时才上床,而不是一累就上床;不要在床上做与睡眠无关的事情,如看书、看手机等;不管夜间睡眠质量如何,都应该按时起床;避免白天睡觉。还有一种治疗失眠的方法是刺激控制疗法,重点是帮助患者重新建立上床与睡眠的关系来纠正入睡困难。将卧室和床仅作为睡眠的场所,只有出现睡意才上床,若 15～20 分钟内不能入睡就离开房间,直到产生睡意再回到卧室睡觉。每天清晨固定时间起床,以保证在床上的时间至少有 85%～90% 用于睡眠,白天避免打盹或午休。这种方法可适用于轻度患者不断改善睡眠,以获得良好的睡眠质量。

4. 调整饮食结构与饮食习惯　要指导老年人形成合理的饮食结构,注重合理搭配伙食,营养宜均衡、全面,尽量做到食物多样化。晚餐应忌辛辣刺激,以口味清淡为宜。尽量不在傍晚后喝茶、咖啡等容易引起神经兴奋的食物,更不宜食用肥肉、黏米等不易消化的食物。还应保证足量蔬菜、水果,以及牛奶、酸奶等乳制品的摄入,并注意微量元素的摄入和补充。特别是要补充一些高镁低铝的食物,有助于提高睡眠质量。培养老年人形成良好的饮食习惯,晚餐宜吃七分饱,主食搭配合理。晚餐量不能太少,睡前不要再进食,同时晚餐后不宜立即入睡,晚餐距离睡眠至少应该有 3 小时的间隔。睡前不要喝太多水。

【实施步骤】

(1) 对老年人进行生理—心理—社会评估,了解他们的饮食情况、睡眠习惯、用药情况、配偶情况等。

(2) 设计具有针对性的预防干预方案。

(3) 干预方案的实施。

(4) 干预方案的评估。

(三) 认知疗法

1. 认知疗法　睡眠障碍患者的曲解认知是个人产生失眠的原因,他们对睡眠时间具有刻板认识,认为每晚必须达到足够的睡眠时间才行。他们还具有许多不良的睡眠习惯。因此,通过帮助老年人识别负性自动思维,逐步矫正非理性信念和认知图式,用新的理念及行为替代过去不合理的信念和行为,辅以睡眠教育和行为治疗,从而达到缓解失眠的目的。

【实施步骤】

(1) 第一阶段:准备阶段。深入了解老年人日常的睡眠习惯,并对老年人进行有关失眠的心理教育,分析老年人对失眠的错误认知、失眠后果的紧张担忧和补偿行为等因素导致他对睡眠的过度关注,以及对失眠的预期性焦虑及其产生的不良后果。需要老年人完成家庭作业,记录一周内的睡眠情况。

(2) 第二阶段:进行睡眠教育。在这个阶段,护理人员与老年人一起回顾睡眠日记的记录结果,分析睡眠时间与睡眠效率,纠正老年人认为躺在床上就是休息的错误观念。与老年人一起根据第一周睡眠日记计算出总睡眠时间,商定未来一周的作息时间,并提出各种意外情况的补救措施等。

(3) 第三阶段:行为改变阶段。在这个阶段,重点改进老年人对睡眠的错误认知以及改善不良的态度和行为,帮助其重新建立健康的认知行为模式。

(4) 第四阶段:巩固和结束阶段。这一阶段不仅仅是要结束助人关系,更是要巩固在治疗过程中发生的改变,与老年人一起回顾他取得的进步和收获,并反思不足之处。与老年人一起讨论在识别情绪和想法方面他们有了哪些优势,强化老年人靠自己处理未来挑战的信念。

2. 刺激限制治疗　将患者入睡与床、卧室等重新建立关联,减少与睡眠无关的行为并强制执行睡眠-觉醒时间表。刺激限制治疗对老年人睡眠潜伏期延长和睡眠持续障碍两种失眠类型均有疗效。

【实施步骤】

（1）只有困倦时才上床睡觉。

（2）如果不能在15～20分钟以内入睡，应起床，离开卧室到另一间房间，感到困倦时才回到卧室。

（3）每天晚上可以经常重复（1）（2）过程。

（4）每天早晨按时起床（有规律），不要计算一晚上共睡了几个小时。

（5）不要在床上进行与睡眠不适应的活动。

（6）白天的小睡时间不宜太长。

（7）仅仅为了睡眠和性才使用床和卧室。

3. **睡眠放松疗法**   通过放松训练，睡眠质量得以提升。常见的放松方法有认知或冥想放松法、腹式呼吸放松法、自我暗示法和生物反馈法等。

【实施步骤】

（1）计划进行放松练习后，要下决心坚持每天练习，形成一种习惯。

（2）每天练习2～3次，练习越多越容易放松。

（3）放松疗法应选择在安静整洁的房间，光线柔和，房间周围没有噪声，避免被人打断。

（4）忌空腹或饱餐后练习，室温不能太热或太冷。

（5）初练习者可选择舒适的姿势躺着，以后也可坐着或站着练习。

（6）要以主动的态度去练习。

（7）练习时，要注意采用正确的呼吸方式。

（8）记录练习过程，评价放松步骤是否适合自己。

4. **刺激控制疗法**   在使用刺激控制疗法时，患者应做好充分的心理准备，在第一周时睡眠可能变得更差，只要坚持，就能够逐步建立正常的睡眠-觉醒节律。

【实施步骤】

（1）不要早上床，只在出现睡意时再上床。

（2）不要在床上做睡眠以外的事。

（3）卧床15～20分钟仍然不能入睡，起床去另一个房间做些平静的活动，直到产生睡意。

（4）如果在短期内仍然不能入睡，请重复（3），必要时在夜间不厌其烦的重复。

（5）每天把闹钟调到同一时间，早晨闹钟一响就起床。

（6）白天不要打瞌睡或午睡。

5. **暗示疗法**   暗示法治疗失眠是利用患者已建立起的睡眠条件反射，让患者的行为意识与睡眠联系在一起，最终使抑制作用迅速扩散开来，从而进入睡眠状态。暗示治疗失眠的方法根据人们接受暗示的强弱及难易程度而有所不同。临床上多设法使患者进入睡眠状态，然后医生借助语言暗示，以减轻患者的病理心理和躯体障碍。

【实施步骤】

（1）在光线较暗的房间里，让患者安静地躺在床上，两手下垂，全身放松。

（2）患者双目凝视正前方某一物体，然后医生用单一、重复而坚定的言语对患者说：

"全身放松,闭上眼睛,慢慢睡吧"。也可用单调重复的水滴声、节拍器作为催眠曲使患者慢慢进入催眠状态。

（3）患者的大脑皮质和心理矛盾被抑制,一旦对外界刺激失去感知,全身骨骼肌松弛,患者则进入睡眠状态。

6. 全身肌肉放松训练　练习时,选取播放事前录制好指导语的录音带,随着指导语集中注意力在身体部位肌肉,然后进行放松和重复的动作。

【实施步骤】

（1）足部:把脚趾向后伸,收缩足部的肌肉,然后放松,重复。

（2）腿部:伸直腿,翘起脚趾,然后放松,弯腿,重复。

（3）腹部:收紧腹部肌肉,然后放松,重复。

（4）背部:拱起背部,放松,重复。

（5）肩部:耸起双肩,自然放松,头部向后压,放松。

（6）手臂:伸出双臂平肩,双手放松,弯起手臂,重复。

（7）脸部:紧张前额和脸颊,皱起眉头,咬紧牙关,放松。

（8）全身:紧张全身肌肉,保持几分钟,放松。

（四）音乐放松疗法

音乐放松疗法是通过音乐声波的频率和声压引起心理上的反应。优美的音乐能提高大脑皮层的兴奋性,并对丘脑下部、边缘系统产生功效,以调节激素分泌,可以改善情绪,激发感情,振奋精神。舒缓、稳定的音乐不但具有放松作用,而且还有镇静作用。

音乐放松疗法也是一种良性刺激。让老年人置于轻松柔美的音乐中,能改善神经系统、心血管系统等功能,促使人体分泌有利于身体健康的活性物质,使老年人在心理上产生联想,在优美、舒缓、柔和的艺术享受中进入心旷神怡的意境,进而分散注意力,缓解和调节紧张、焦虑、忧郁等不良情绪,改善睡眠。

【实施步骤】

（1）由老年人自由选择自己喜爱的音乐,包括中国古典音乐、宗教音乐、西方古典音乐等。

（2）治疗前向患者介绍治疗的目的及方法。

（3）每晚睡觉前,让患者洗漱完毕,排空大小便并以舒适的体位躺在床上,休息5分钟。

（4）轻闭双眼,身体保持放松,听放松型音乐25分钟。

（5）正式就寝。

音乐放松疗法每天进行,连续3周,能够缩短入睡时间,延长睡眠时间,改善白天的社会活动。

（五）光照疗法

人体的生理节律受下丘脑的视交叉上核控制。正常光照周期通过视交叉核的昼夜起搏点作用于昼夜节律系统,进而调节行为及生理功能的节律变化。一般而言,老年人白天接受的光照越多,其昼夜节律和睡眠-觉醒周期越趋于正常。而老年人由于身体退化导致视交叉核功能减退,且老年人白天多数时间待在室内,很少接受日光照射,睡眠-觉醒周期较易出现紊乱。

光照疗法通过调节人体所接受的光线照射的时间和强度来调节人体松果体分泌褪黑激素,进而影响人的睡眠和情绪。光照疗法不但可减少褪黑激素的分泌,还可转化褪黑激素分泌的节律。光照疗法可调节老年患者的睡眠-觉醒周期,减少白天的睡眠时间和夜间醒转的次数,提升夜间的睡眠质量和效率。1993 年,坎贝尔(Campbell)等人发现,4 000 lx的光疗可以作用于昼夜调节系统,改善老年人的睡眠。飞利浦(Philip)等人采用弱强度白光(2 500 lx)和绿光(350 lx)同样取得了良好的效果。

【实施步骤】

(1) 将光箱放在桌面,能够与眼平行,置于患者面前约 1 米的地方。

(2) 在治疗开始之前向患者介绍光照治疗的目的及方法。

(3) 设定光照强度为 1 000 lx,照射老年人,持续时间为 30～45 分钟。每日进行光照治疗,共计 12 天。当患者醒后立刻使用明亮光线照射,且第二天比第一天提前 1 个小时起床。以此类推,直到患者达到预期的起床时间为止。

(六) 触摸疗法

触摸疗法主要包括对头面部、颈肩部、躯干和四肢的触摸。其原理可能是通过温和舒缓的局部或系统抚摸、摩擦、叩触,使护理人员与患者产生心灵感应。患者机体放松,催乳素分泌增加,下丘脑-垂体-肾上腺轴活性降低,交感神经受到抑制,副交感神经活性增加,较少因各种应激引起血压升高、焦虑等不适症状,综合改善睡眠状况。

【实施步骤】

(1) 每周 2 次,每次 45 分钟,累计 3 周。

(2) 患者取俯卧位,护理人员自右向左温暖轻抚患者卜腰部、臀部、坐骨结节,按压放松梨状肌、股后肌群、股四头肌。

(3) 患者取仰卧位,操作者自右向左温暖轻抚、摩擦股后肌群、股四头肌。

(4) 耳部穴位刺激使用王不留行制成穴位贴,粘附于神门穴、心穴,15 天更换 1 次。

(5) 应用按摩油行前臂、背部轻抚和揉捏的触摸疗法,每周 5 次,每次 20 分钟。

第五节　孤独老年人的心理护理

一、定义

孤独,是一种疏离、遗弃、不被他人接纳的情感体验。老年孤独心理是存在于大多数老年人中的自觉能动与社会隔阂而产生的孤独、寂寞、不愉快的情绪,是老年人在人际交往中,由于沟通和交流的需要得不到满足而产生的消极心理经历。大多数老年人会不同程度地产生孤独感,这主要是由于老年人处于各方面变化较大的时期,如退休使老年人失去了长期占有的地位和身份,改变了现有的生活方式,退休后脱离原工作单位,在日常生活中对交往、友谊、归属感等方面的需求得不到满足。失独、空巢、孤寡等事件加剧了老年人的孤独感。老年人回归家庭,但此时的儿女大多已长大成人,独立成家,而自己则体力下降,行动不便,与亲友来往的次数也日渐减少。

孤独心理是个体的一种主观体验和心理感受,而不是客观的社交孤立状态。老年人在漫长的独处中可能没有孤独感,也可能在众人的簇拥中依然深感孤独。孤独体验是负面的,心理上很难接受,常源于社会活动参与少或人际交往缺陷。孤独严重危害老年人的心理健康,使其生活质量和获得感降低。孤独感的四个特点:①人际交往缺失,孤独感的根源是社会关系不好或缺失;②主观性,孤独感是个人的主观感受,而不是客观事实;③消极性,孤独感是使个体感到苦恼和痛苦的消极的,令人不快的;④孤独感是一种心理状态和情感体验,可随着个体的外在社交和内在情感体验的改变而产生变化。

孤独是一种心理上的封闭反应,是感觉自己被外界排斥而产生的孤伶、苦闷情绪。一般情况下,片刻或偶尔的孤独不会造成心理行为的紊乱,但严重或长期的孤独感会导致一些影响人心理健康的情绪障碍。孤独感还会增加与他人的隔阂,这种距离感又会强化人的孤独感,长期必然会造成个人身体疏离的失常。

随着我国进入老龄化社会,老年人口呈现出基数大、增速快、高龄化、失能化、空巢化趋势。老龄化背景下,老年人的孤独心理经常被扭曲,情绪消极倦怠、行为失常、思维逻辑性不足。孤独感作为一种负面的心理情绪体验,对老年人的身心健康产生很多不良影响,如认知功能减退、心脑血管疾病高发、生活质量降低、产生自杀倾向、死亡率和癌症发病率比正常人高 2 倍,所以孤独感在一定程度上成为评价老年人个体生存质量的重要指标。重视老年人的孤独感,适当干预、调节,对促进社会和谐显得尤为重要。

二、临床表现

社交活动减少会使老年人产生悲伤、抑郁的情绪,精神颓废,常暗自啜泣,感到心力交瘁,孤苦伶仃,行动困顿,消极感加重。久而久之,机体免疫功能降低,更易患病。孤独也会让老年人选择不良的生活习惯和意识,比如抽烟、喝酒、缺乏活动等。不良的生活方式与心脑血管疾病、糖尿病等慢性病的发生和发展有着密不可分的关系。有些老年人会因为孤独而转化成抑郁症,产生自杀倾向。孤独老年人常感内心空虚,缺乏充实感和满足感,对生活缺乏乐趣,认为自己被社会抛弃,整日耿耿于怀。

(一) 社交发展方面

年龄的不断增长、身体状况下降、疾病困扰、丧偶、倾诉对象缺乏,主观或客观原因造成与外界沟通不畅,容易使老年人产生自己"没用""被抛弃"等认知。在生活中缺乏与人的目光接触,也忽视他人的表情和情绪变化,更难以理解他人的言语、行为,难以揣摩他人的想法、意志意图或体谅他人的感受。也不能主动与他人交往、分享或参加活动等。在群体方面,模仿能力较弱,有时会出现情感表达和社交行为不当,缺乏合作。由于人际交往的不满意易造成消极体验,如在别人难过时发笑,在某些场合说一些不合适的话,或未能与他人一起享受快乐。

(二)沟通方面

孤独老年人语言发展有迟缓或障碍,说话内容、语速、音调异常。在语言理解和非语言交流方面有不同的困难。因为沟通上有困难,加上无法转换适应,所以孤独老年人比较容易受到情绪或环境因素的刺激,表现出冲动或攻击性行为。

(三)行为方面

在日常生活中,孤独老年人坚持一定的行为方式和程序,拒绝习惯和套路的改变,同时不断地重复一定的动作。兴趣偏狭,会极度专注于某件物品,或对某些特定形状的物品情有独钟。会抵抗某种味道、颜色或未食用过的食物,所以形成严重的偏食行为。会出现难以入睡的状况。对某些声音、颜色或光线都会产生躁动或剧烈的反应。对冷、热、痛的反应很弱,因此对危险行为缺乏警觉和恰当的反应。会不停地转动身体或用反常的方法去探索物体,将自己沉溺于某种感官刺激中不能自拔。个别患者可能记忆力异常,在个人兴趣和技能方面可能有特别超卓的表现。

三、影响因素

(一)个人因素

1. 性别因素　一般认为,性别因素对老年人孤独感的影响不是独立的,而是和其他因素一起影响的。有一部分研究发现,女性比男性更易孤独,也许是因为女性比男性更能被社会接受公开表达自己的情感;也许女人比男人更注重设身处地;女性的生存年限较长,容易生活,也会经历其他的丧失。老年女性对孤独的内在易感素质并不比老年男性多,是因为女性比男性更常遇到孤独的外在易感因素。

也有研究显示,老年男性更孤独,原因包括男性建立紧密的人际关系比女性更困难,男性不会轻易表达自己的情感需求,男性更容易没有孩子或朋友。性别因素会和居住方式一起作用在孤独感上。研究表明,老年男性在独居中感到孤独的可能性比老年女性更大。在"单独与子女同住"的居住方式中,老年女性更容易感到孤独,而在"与其他亲人或朋友同住"的居住方式中,男性比女性更容易感到孤独。对老年人(多数为婚龄较长的)的研究发现,在情感孤独方面,男性和女性并无显著差异,但在社交孤独的评分中,男性明显高于女性。

2. 年龄因素　随着年龄的增长,孤独感越来越强烈,高年龄层的孤独感测评成绩明显高于低年龄层。这是由于高年龄层的心理状况容易受到多方面因素的干扰,浮动较大,容易产生孤独的情绪。老年人的孤独感会随着年龄的增加而增加,这可能是由于机体功能随着年龄的增加而下降,年老体弱,行动不便,社会交往减少所致。亲密关系(配偶、朋友、邻居等)的缺失会增加,而新的建立则比较困难。另外,有研究发现,与年轻人相比,孤独感与情绪失调、身体功能不适应的负相关性在老年人中较高,而老年人的孤独感可能会加剧,因为孤寡老人在有生之年无法实现自己的社会情感目标。总之,年龄因素的共同作用,使老年人和孤独感直接挂钩。

3. 健康状况　身体健康状况良好的老年人较少感到孤独。而健康质量的降低,使老年人的活动范围受到束缚,在一定程度上也影响了社交能力,使老年人产生孤僻、烦躁的心理。有研究报告了65岁以上老年人自身残疾对其社交孤独的影响,发现配偶残疾程度与老年男性社交孤独程度有关,而老年女性社交孤独程度主要与自身残疾程度有关。视力、听力受损的影响,也会让老年人更容易产生孤独感。

4. 婚姻状况　很多研究发现,丧偶、离婚、未婚的老年人有更多的孤独,其中寡居最可能使老年人感到孤独。但已婚老年人也会有孤独,已婚老年人情感孤独较多,如:①配偶健康有问题;②往往得不到配偶的感情支持;③夫妻间不经常交流或有意见不满;④夫妻性生活不融洽。而且,社交孤独在配偶残疾的老年男性中表现得较为突出。一些能给予配偶更多有益支持的已婚老年人,特别是能从配偶那里得到情感支持的,在情感上会少一些孤独感。在财务问题、家务劳动等方面经常出现分歧,性生活不和谐的已婚老年人通常情感孤独度较高。再婚比未婚老年男性有更多的孤独感,其原因可能是再婚带来的一系列问题,如再婚前难以维持其他社交关系水平,与以前的子女难以保持亲情联系等。

(二) 心理社会因素

1. 社会支持　老年人的社会纽带主要来源于配偶、子女、朋友和邻居等。配偶的支持、与孩子生活在一起或经常与孩子保持联系、良好的家庭功能和友邻关系、亲密的朋友、较广的社交网络等能使老年人更少感到孤独。子女和亲人的陪伴,能有效缓解老年人的不愉快情绪,给老年人带来心理层面的愉悦。与有两个以上子女联系的老年人相比没有子女或虽有子女但一周联系不超过一次的老年人,社交孤独的可能性更大。社交网络相对于情感孤独,社交孤独有更强的预期作用。人际关系状态是最直接促使孤独感产生的社会因素,如果个体社交圈狭窄,没有多种沟通途径,人际关系较差,孤独感、抑郁症就很容易产生。有研究发现,老年人对社会关系的期许和满意度比社会关系的频度与老年人的孤独感的联系更多。国内也有研究发现,家庭功能水平、社会支持度等都是影响老年人孤独感的重要因素。

2. 居住方式　居住方式对老年人孤独感的影响表现在独居老年人比与有配偶、子女同住的老年人更孤独。与子女或其他亲人同住的老年人比与配偶或恋人同住的老年人更孤独。也许是因为婚姻和爱侣关系比其他社会关系更能满足晚年生活的社交需要,有助于产生稳定的安全感和归属感。能否与子女同住是老年人孤独感受的重要影响因素,不与子女同住的老年人孤独感体验较强,但住在疗养院的老年人比住在家里的老年人更能感到孤独。生活在小城市的老年人比生活在大城市的老年人更感到了孤独,生活在农村的老年人比生活在城市的老年人更感到孤独。

3. 受教育程度、工作和家庭经济收入　大多数研究发现教育水平低的老年人比教育水平高的老年人更孤独,但也有研究发现教育水平高的老年人比教育水平低的老年人更孤独。退休在家的老年人比仍然继续参加工作的老年人有更多的孤独体验,这可能是由于社交活动减少造成的。另有研究发现，收入水平低、家庭经济困难的老年人更容易孤独，其原因可能是家庭经济收入低使家庭功能未能得到很好的发挥。社会上针对老年人的电视节目少、健身娱乐设施不足、医疗保健无法得到更好的保障、子女忙于工作而无暇与老人相处等因素也会对老年人孤独感产生影响。

4. 认知和人格　独居老年人容易感到孤独的主要原因是他们往往把注意力集中在自己悲观的想法上，而非积极的期待。悲观的想法会让老年人对别人缺乏信任，使他们害羞、抑郁、易激动、紧张等，从而使他们的社交不良，增加孤独感。而积极的期望能让老年人体会到更少的孤独。气质性乐观与较低的孤独感相关联。老年人孤独性格的特点是内向、自私、思想不开放、消极、情绪不稳定。

四、心理护理

心理干预是临床预防和缓解孤独的常用手段之一。心理干预是在心理学理论指导下，按步骤、有计划地对一定对象的心理活动、性格特征或心理问题施加影响，使其朝预期目标转变的过程。通过干预手段的影响，使孤独感较少地影响老年人的身体健康。

（一）认知行为疗法

作为一种较为成熟的心理治疗方法，认知行为疗法被用于许多心理疾病和心理障碍的治疗。认知行为疗法在心理学界得到了普遍认同，是一组通过改变思维、信念或行为中的不良认知，分析患者的思维活动和应对现实的策略，针对患者行为和情绪等外在表现，找出错误的认知加以纠正，从而达到消除不良情绪和行为目的的短期治疗方法。

认知行为干预受自身认识评价体系的影响，有助于降低老年人的抑郁、孤独感，提升老年人的主观幸福感。认知行为治疗抑郁症、焦虑症、慢性睡眠障碍等疾病，以及改善患者的负面情绪均有一定的帮助。如空巢老年人往往出现情绪孤僻等症状，通过健康行为干预，告知老年人不良健康行为的危险性，及时充实新的生活内容、培养兴趣爱好、建立新的人际关系、调整生活方式、参加各种社会活动和公益劳动等，促进空巢老年人身心健康。

（二）团体心理辅导

团体心理辅导是在团体情境下进行的一种心理辅导形式。通过团体内的人际互动，成员在共同的活动中相互影响，使成员通过一系列的心理互动过程，探索自我、尝试改变行为、学习新的行为方法、改善人际关系、解决生活中遇到的问题。既能弥补药物治疗的局限性，又能增加患者的治疗依从性。在这个过程中，患者可以学习人际交往技巧，了解人际交往的乐趣，增强社交自信心，矫正不良认知，改善情感问题解决问题的能力，寻求社会的支持。

团体活动设计方案可采取团体互动、角色扮演等方式，鼓励并协助团体成员进行情感分享，见表4-4。在活动过程中，良好的沟通具有抒发情感、建立关系、鼓舞士气、传递信息和控制等功能，群体生活也使成员孤独感水平大大降低。

表4-4　团体活动设计方案

单元名称	单元目标	主要活动
① 知你知我	介绍团体活动目的、内容、形式,促进团体成员之间的相互了解和认识	开场白:说明活动规则及帮助;结束:表达对活动的期望
② 同舟共济	建立成员间的相互信任感,互相接纳,增强团体对成员的吸引力	热身:信任之旅(障碍物以地面图画代替);结束:一起唱歌
③ 我这一生	提高对生活的感受,引导成员树立对生活的积极态度和热情	热身:缅怀过去;结束:冥想
④ 我的团体生活	从最身边的话题开始,进一步增强彼此的相互了解,增强对团体的归属感	热身:交流团体内的生活感受;结束:一起做游戏
⑤ 总结与道别	回顾活动,交流心得,强化活动的成果	交流活动:祝福成员;结束:我们的歌

(三) 社会支持疗法

社会支持是一种人的社会交往关系。通过人之间的联系,个体得以维护社会身份,获得情感支持、物质援助和服务、信息与新的社会联系。通过社会接触获得的支持,可以缓解紧张状态,提高社会适应能力所带来的影响。社会联系是指来自家庭成员、亲友、同事、团体、组织和精神和物质上的资助和帮助。

互联网进行信息交换不受空间限制,具有互动性、使用成本低、信息交换形式多样等特点,可为老年人提供有效的社会支持、拓宽人际交往渠道,从而缓解孤独感对老年人的潜在影响。利用互联网进行信息交换可以有效缓解老年人的孤独感,因此整合互联网中有价值的信息资源,将信息量大、效率高的老年人日常信息行为结合起来,鼓励老年人接触和使用互联网可以成为有效的手段,改善老年人的孤独感。在这一过程中,需要激发老年人上网动机,培养老年人上网能力,提升老年人上网体验。

(四) 正念冥想训练

正念是有目的和意识地关注和觉察当下的一切,而对当下的一切不作任何判断,不作任何分析,不作任何反应,只是单纯的觉察和重视而已。正念发展为一种系统的心理疗法——正念疗法,此法通过正念帮助患者正确处理压力、疼痛及疾病,在临床医学中普遍使用。而正念冥想训练则是以正念疗法产生的一种特殊方法为基础,采用团体训练的形式,通过练习正念瑜伽等方式来调节患者的心理状态。正念作为增进身心愉悦的三大要素之一,正念冥想训练可以使大脑左侧前额叶活动增强,改善前额叶对边缘系统反应的调节,提高大脑对情绪的调节作用,从而起到改善患者情绪状况的效果。通过正念冥想训练干预老年人孤独感、抑郁症、焦虑症,使老年人以平和的心态进行自我认知,坦然接受自身的不足,提高心理应对能力。

【实施步骤】

(1) 选择自己觉得最舒适的坐姿,伸直脖子,让上半身成一条直线。

（2）如果觉得闭上眼舒服，就闭上眼。

（3）让意念集中到呼吸，深呼吸到腹部，再呼出，重复呼吸数次。

（4）如果精神涣散了，不要紧，集中注意力，再呼吸。

（5）呼吸，注意力转移到自己的身体；注意力转移到自己的脚、小腿、手腕、腹部、背部、胸部、颈部、头部……

（6）找出身体觉得稍微紧张、不适之处，观察它，接受它。

（7）呼吸，观察，接受它，没有对错，呼吸在此部位出入，反复感受它的存在，呼吸。

（8）注意力移开，轻轻地回到呼吸上；用呼吸清洗整个身体，从头到脚。

（9）每次呼吸更加平静，更加深入；存在加深，接受加深。

（10）体验、感受这种轻松感，自然、轻松、深深地轻呼气，再吐出，呼气，慢慢睁开双眼。

（五）心理健康操

将健康操与心理健康两者有效融合，通过肢体动作的练习，以积极的心理暗示辅助，使心态达到心理疏导的柔和自然形式。长期孤寡的老年人的活动范围往往局限在家里，且很少参加体育锻炼。有氧健身操锻炼会对老年人的身心健康产生影响，有研究发现，经常做操锻炼的老年人，各项指标都比从来没有锻炼过的老年人要好，适量进行老年心理健康操能有效减少老年人的孤独感。

【实施步骤】

（1）心理健康操第一式：静思卧养操。用一种自认为最舒适的姿势坐在高度适中的椅子上，缓缓地按摩肩部、颈部肌肉。其间，做均匀的深呼吸，头部微转。这个时候注意力一定要全部集中在放松的感觉上。时间一般以 15 分钟左右为宜。可以缓解工作时注意力不集中、思维混乱等心理障碍。

（2）心理健康第二式：耳部按摩操。选择最舒服的姿势平躺或静坐，然后闭上双眼，用拇指和示指夹住耳朵。拇指在后，示指在前，从上至下来回轻捏耳朵，约 10 分钟左右，能有效改善记忆力下降。

（3）心理健康第三式：提腿摸膝操。两脚开立与肩同宽，先抬起左腿，右手摸左膝；再抬起右腿，换左手摸右膝，如此交叉反复练习 3 分钟。之后改做平行练习，也就是左腿抬起，以左手摸左膝；再抬右腿，以右手摸右膝，持续练习 3 分钟。动作要轻柔舒缓，有韵律，眼睛保持平视状态，全身自然放松。因为大脑右半球对躯体左侧进行控制，左半球对躯体右侧进行监管，该练习能促进两半球协调工作的能力，缓解单侧过度用脑所造成的身体和精神上的疲劳症状。

（4）心理健康第四式：想象放松操。选择舒适的姿态让自己依靠或平躺下来，然后闭上双眼，努力想象自己正坐在一叶泊于港湾的小船，随着碧波荡漾，天空中有几朵浮云在自由地徜徉，你享受这一切。总之，要使心情愉快，每次练习时间在 10 分钟左右。

（六）怀旧疗法

又称追忆疗法，是指利用对过去的事件、感受、想法等的追忆，促进患者对当下环境的适应。借助对过去事件、情感和思想的回顾，帮助患者增加幸福感，提高生活质量和适应现有环境的能力。借助老物件、经典电影、经典音乐等辅助手段,引导老年人重温以往的成就、失败等经历,促进人际交往,增强老年人自尊心。活动设计以听觉、视觉、触觉等怀旧为主题,其活动安排详见表4-5。

表4-5　怀旧疗法活动安排表

主题	活动目的	活动过程
在时光中相遇	组员们彼此认识,逐渐熟悉,了解小组活动情况	组员自我介绍,参与制订小组活动规则
记忆的回响	在护理人员引导下回忆曾经的痛苦和幸福时光,进行重新解读,实现重温和问题外化	以听觉记忆为切入点,组员分享老歌曲、重要的话,分享自己的故事
记忆的味道	在互动分享中寻找共同点,形成归属感,提供情感支持	以味觉、嗅觉记忆为切入点,组员分享曾经关于美食的故事
为回忆着色	重获积极认知,体验积极情绪,进而促进行为的改变	分享关于人生中重要的人和事件

(七) 中医五行音乐太极

中医五行音乐与太极拳融合,通过运动可以激活多维感觉路径,听音乐可以刺激听觉路径反馈,有助于老年人新旧知识的互动、新知识的转化和控制行为的保持。同时,通过激活运动皮层等存在的神经元,可使条件动作执行的各个层次得到监控和反馈,有助于塑造和告知运动状况,促进老年人认知和行为的连续性,进而显著改善平衡功能。随着老年人心理健康状况和衰弱状态的逐步改善,其静力和动态的平衡能力能够显著增强,从而推动生活质量的提高。

【实施步骤】

(1)太极拳锻炼方法选择简化杨氏太极拳,共十式,包括起势、揽雀尾、单鞭、提手上势、白鹤亮翅、搂膝拗步、手挥琵琶、搬拦捶、如封似闭、十字手。每次太极拳锻炼时长共30分钟,分别为5分钟锻炼前热身活动、20分钟太极拳锻炼、5分钟锻炼后整理活动,每周3次。太极拳锻炼时长共12周,分别为4周太极拳招式学习和8周太极拳巩固锻炼。

(2)制作中医五行音乐音频资料,将中医五行音乐提供给老年人。音频资料可精选中国传统五行音乐的正调式,收录宫、商、角、徵、羽五种曲调。

(3)太极拳锻炼前,根据老年人的自身爱好,选择中医五行音乐的不同曲调。在太极拳的锻炼过程中,播放精选的中医五行乐曲,引导老年人跟着音乐节拍,完成太极拳的锻炼。同时,根据老年人的喜好进行中医五行音乐的曲目切换,尽量避免单个曲目长时间播放。中医五行音乐的播放音量以老年人自觉舒适为宜,通常控制在40~60分贝。此外,在锻炼过程中应尽量关闭手机等通信设备,避免其他声音对周围环境的干扰。中医五行音乐播放时长与太极拳锻炼时长相同,均为每次30分钟。

第六节　偏执老年人的心理护理

一、定义

偏执,指病态的自我引用性优势观念或妄想,常见的是关于被害、爱、恨、嫉妒、荣誉、诉讼、夸大和超自然力的妄想。临床上有一种偏执型人格障碍的患者,对挫折和拒绝过分敏感,对他人对自己所谓的忽视深感羞辱,满怀怨恨,容易长久记仇。自认为受到轻视和不公正待遇,常常有强烈的敌意和报复心。把他人无意或友好的行为曲解成敌对之心或是轻蔑。总是认为他人不怀好意,无端猜疑别人要伤害、欺骗、利用自己或者有针对自己的阴谋。

偏执是我国老年人群中常见的心理问题之一,人格特征明显偏离正常,并具有不稳定和适应不良的性质。表现为极度的敏感、反应强烈,对侮辱和伤害牵萦于心;思想行为固执死板、敏感多疑、心胸狭隘;嫉妒心强,对别人获得成就或荣誉感到烦躁,异常激动,心神错乱,不是寻衅争吵,就是冷嘲热讽的话语贬低或攻击别人、嘲笑别人,使别人丧失积极性或感到不愉快,或者公开抱怨和指责别人。老年人可能会因为猜疑经常处于愤怒和紧张不安的状态,所以会出现攻击、辱骂他人,难以维持与他人长期的稳定关系。偏执对老年人日常生活的影响很大,危害甚大,因此也成为老年心理疾病的防治重点之一。

二、临床表现

偏执的基本表现是个体的一些言语内容和行为模式偏激而固执。言语表达的内容、观点,或者是行为表现明显不符合常人,表现为过于偏激的情况。固执很难进行纠正、改变。某些观点或是某些行为表达出来以后,周围人不同意或者说表达不同的观点时,常人会进行合理的判断和吸收。而偏执的人往往存在思维定势,当某种思想或者观念扎根在其头脑中时,容易采用惯常的方法进行判断并作出决定。固执的老年人如果发现是自己的观点存在不适当的方面,会根据他人反馈的意见做出调整,而偏执老年人很难根据他接收到的别人的信息,来对自己偏执观点或者行为做出调整,这是偏执最核心的表现。偏执的老年人通常会表现出以下特征。

(1)固执、感觉过敏、过分警觉、心胸狭隘、好嫉妒、对人要求过多、不信任别人、表情冷漠严峻、缺乏幽默。可能会无端怀疑他人正试图利用、伤害或欺骗自己,极易猜疑,常出现愤怒与不安,对同伴或朋友的忠诚、可靠性产生无理由的怀疑,很难依赖他人,会将其他人善意的表达,理解为潜在的恶意或是威胁,容易记仇。总会感觉自己被攻击,虽然对方并没有这样的行为,但是老年人很快变得生气,并进行反抗。对环境中的人或事过分敏感、多疑猜忌,甚至会把中性和友好的态度曲解为敌意或蔑视。在没有充分依据时,便认为自己会遭人伤害和摧残。

（2）自作聪明，自命不凡，对自我的能力估计过高，习惯于把失败和责任归咎于他人。这虽然还不属于心理疾患，但是严重的却可以导致生活上的困难，或给别人造成困扰。比如过分的敌意、过分的依赖、过分的纠葛、过分的拘泥细节等，是人格特质发生变化和人际沟通中出现问题的表现。心胸狭隘、嫉妒心重、自视过高，过分重视自身的作用，具有持久的自我援引态度。未经证实便怀疑朋友或同事的诚实，很容易感到自己受藐视，并且立即报以凶恶的眼神与反击。

（3）偏执的老年人习惯的思想方法，会在大脑皮层上形成一个"惰"病理中心。当某种思想、观念深深地扎根在头脑里后，就会形成固定的模型、定势，使得他们习惯于不用花费更多的脑力，习惯于老章法、图省事、省脑筋。常常固执己见、独断专行，很轻易地否定别人的言行，即使在事实非常明显的情况下，也强词夺理或推诿于客观原因出现莫名自卑，在温和的评价及普通的事件中看出羞辱与威胁的意向。

（4）对他人要求过多，争强好胜。受到质疑时会激烈地争论、诡辩，甚至出现攻击性行为，明显与环境不和谐。

（5）不愿信任别人，缺乏安全感。具有对周围环境不友好的先入观念。未经证实，便怀疑配偶或伴侣的忠诚。

（6）对嘲笑与羞辱绝不宽恕，缺乏幽默感。

三、影响因素

引起老年人偏执的原因没有确切的定论，一般考虑与心理、环境、疾病遗传等因素有关。

（一）心理状态

（1）随着年龄增长，心理活动呈现固化趋势。年轻时对外界事物的接触或者认可及转换的过程相对较快，容易接受新事物，没有形成太多定论。而随着年龄增长，部分老年人会说："我走过的桥比你走过的路都多。"遇到问题时，老年人拥有相对固化的思维判断模式，会套用自己形成的固化模式，不太容易进行改变。从这个角度进行分析，老年人的偏执具有生物学和心理基础。

（2）心理压力过大，自我要求标准过高，导致老年人对自身存在的某些不足和问题无法达成和解，却不愿意公开承认。在遇到具体情境时往往采用激烈争斗或自我否定的两种极端的方式进行处理。

（3）老年人随着年龄的增长，会面临亲人、朋友甚至伴侣离世，或者子女远离，处于身边无人照顾的境地。有的老年人会面临拆迁，要离开居住了大半辈子的旧宅，搬到偏远的城郊。而有的老年人两代或者三代同住，家庭关系复杂，有时婆媳关系对立或者老年人被家人看作是累赘。这些事件对老年人的心理都是严峻的考验。

（二）现实处境和面临问题

（1）进入老年期后，缺乏关爱，经常被指责和否定，老年人需要调整的东西较多。此时,老年人的适应能力相对较差,这种环境的转换会带给老年人较大的压力,所以老年人的矛盾冲突会比年轻人更多。并且老年人矛盾冲突的特点与年轻人有所不同,年轻人可能经过一段时间的调整后即可解决问题,老年人则可能会纠结于这个点而不能够走出来。

(2)老年人在社会适应过程中避免不了遇到各种困难,心里藏着不少烦恼,但找不到排解烦恼的适当途径和方法。精神上过于疲倦,不能振作精神,同时年老带来的身体和思维反应迟钝等问题,导致老年人自尊水平降低,致使老年人容易怨天尤人、牢骚满腹或脾气暴躁。

(3)老年人在人生经历中连续遭受生活的打击,时常遇到挫折和失败,或因自身的某些独特性或缺陷遭受侮辱或冤屈,被嘲笑、奚落或孤立。而如果老年人的自我需求标准极高,但与自身能力或存在的某些缺陷之间构成突出的矛盾,不能接纳自身的不足和某些缺陷,在意识深层形成自卑。或因曾遭受过的心理创伤未能平复和治愈,例如早期生活中不被信任、常被拒绝,在家庭环境中缺乏爱与关怀,经常被指责和否定,经常遇到挫折和失败等,这些负面经历随着老年人年龄的增加和精力、体力的不断下降,容易引发老年人强烈的负面情绪体验,如愤怒、失落、不满、沮丧等。

(4)退休对老年人来说是一个重大的生活事件。很多老年人从繁忙的工作岗位上退下来以后,生活重心转变会产生明显的失落感,觉得没有人再需要自己,加上刚退休,还未能对自己的生活进行很好的计划和安排,心理上被尊重和被需要的感觉不能得到满足,容易使人萎靡不振、情绪低落。特别是那些平常性格就比较孤僻、不爱与人交往的老年人,这种感觉尤为强烈。

(三)疾病状态、遗传因素

(1)老年人身患老年期的常见疾病,如阿尔茨海默病或老年期的情绪异常,均会造成老年人的思维过程固着于某一点,其判断能力不如年轻人广泛、切合实际,因而产生偏执的心理。

(2)在进入老年期后,老年人对外部社会生活变迁的敏感度和适应能力降低,在面对生活中的人和事时,容易受到多年以来形成的固有人生信念的影响,思维上趋向主观唯心,固执己见,使外界感到老年人固执和难以相处。

(3)随着老年人年龄的增大,会出现感觉器官功能下降,反应较前迟缓,接受新鲜知识的能力减退的情况。此时,有些老年人会总沉浸在回忆当中,习惯于自己熟悉的事物和做法,对现在的新鲜事物处处不满,难以找到心中的平衡,对人和事就会产生偏颇的想法。同时,因为老年人对挫折的耐受能力降低,以前能简单处理的一些小事也可能成为疾病产生的诱因,如邻里纠纷、子女不孝顺、子女工作或婚姻的不顺意等。

(4)有研究表明偏执与遗传因素有关,有家族史者较无家族史者发病率更高。此外,大脑的损伤也可在一定程度上影响认知判断。以归因的角度来看,为了获得社会认同,老年人往往会习惯性地将自己所拥有的长处和优势进行内部归因,把自己所拥有的短处和劣势进行外部归因,加之老年人自身的心理特质倾向于保守和固化,因此更容易以非理性的态度来应对生活中的人和事,从而引发诸多的人际摩擦。

四、诊断标准

1. 一般标准

(1) 偏执老年人表现为固执己见,敏感多疑,容易与人产生矛盾;自我评估过高,感觉到自己过分重要,倾向推诿客观,拒绝接受批评,对挫折和失败过分敏感,如受到质疑则出现争论、诡辩,甚至冲动攻击和争强好胜。

(2) 常感到不安全、不愉快,缺乏幽默感,经常处于戒备和紧张状态之中。

2. 《精神障碍诊断与统计手册(第5版)》对偏执型人格障碍的诊断标准

(1) 对他人不信任和猜疑以至于把他人的动机(归因)解释为恶意的。起始不晚于成年早期,存在于各种背景下。表现为下列症状:①没有足够依据地猜疑他人在剥削、伤害或欺骗他(她)。②不公正地怀疑朋友或同事对他的忠诚和信任的先占观念。③对信任他人很犹豫,毫无根据地害怕一些信息会被恶意地用来对付自己。④善意的谈论或事件会被当作隐含有贬义或威胁性的意义。⑤持久地心怀怨恨,不能原谅他人的侮辱、伤害或轻视。⑥感到自己的人格或名誉受到打击,但在他人看来并不明显,且迅速做出愤怒反应或做出反击。⑦对配偶或伴侣的忠贞反复猜疑,尽管没有证据。

(2) 并非仅出现在精神分裂症、伴精神病性特征的双相障碍、抑郁障碍或其他精神病性障碍的病程之中,也不能归因于其他躯体疾病的生理效应。

五、心理护理

(一) 认知提高法

(1) 患者对他人不信任、敏感、疑心重,对事物的实际情况认知欠缺,不会接受一切善意忠告。因此,要与他们建立信任关系,在相互信任的基础上交流沟通情感,向他们详细介绍其自身性格特征的性质、特点、危害性及纠正方法,使其对自己有清晰、正确、客观的认知,并自觉、自愿产生要求改变自身人格缺陷的愿望。这是进行进一步心理治疗的先决条件。鼓励患者写日记、感悟、心理状态等,帮助患者意识到负性情绪及不良行为对身体造成影响。对老年人保持足够的耐心,倾听并理解老年人的想法和感受,给予其接触和支持性的引导,减轻老年人的不安。

(2) 引导老年人认识和改变自己的非理性观念,克制对他人和周围环境充满敌意和怀疑的自动念头,加强其理性认知的能力,如经常提醒自己不要陷入敌对心理的旋涡中;知道只有尊重别人,才能得到别人尊重的基本道理;学会向所有人微笑,要在生活中学会控制情绪和行为,保持耐心。

(3) 通过写日记的方式回忆当天的所作所为,进行自我反省自查,有助于纠正偏执心理,是一种非常有效的改变自己心理行为的训练方式,对塑造健全优秀的人格品质和自我教育,效果明显。古今中外,事业上有成就、具有良好思想修养的人,都有自省的习惯。孔子说:"吾日三省吾身。"雷锋同志的优良人格品质闪耀在他的日记中。有偏执性格缺陷的人,为了纠正偏执心理,可以运用书面的或非书面的形式反省,进行心理训练,检查自己每天的思想行为,是否对人和事抱怀疑、敏感态度,办事待人是否固执、以自我为中心;检查还存在哪些由于自己的偏执心理而冒犯别人、做错的事情,以后遇到类似情境,应当如何正确处理。

(二)交友治愈

鼓励老年人积极主动地进行交友活动,在交友中学会信任别人,消除不安感。以下是交友训练的原则和要领。

(1)以诚相待,以心相交。必须采取诚心诚意、肝胆相照的态度积极交友。要相信大多数人是友善的、可以信赖的,不应该对朋友,尤其是知心朋友存在偏见和质疑态度。必须明确,交友的目的在于克服偏执心理,寻求友好和帮助,交流思想感情,消除心理障碍。

(2)交往中尽量主动给予知心朋友各种帮助扶持,这有助于以心换心,取得对方的信任和巩固友谊。尤其当别人有困难时,更应鼎力相助,患难见真情,这样才能取得朋友的信赖并增进友谊。护理人员可以与老年人建立良好的关系,使其感受到支持和安全,增强其信任感和积极主动配合的意愿。

(3)注意交友的心理相容原则。心理相容是一种群体特性,是指群体中各成员之间由于理想、信念、观点一致而形成的一种融洽的心理交往状态,是良好人际关系在人们心理上的反映。在实际生活中,个体之间有着相互联系、相互依存的关系,只有承认自身与他人的差异,做到相互理解、相互包容、相互信任和相互支持,个体之间的关系才能呈现出良好的发展趋势,社会也才能和谐发展。心理相容是实现个体之间"你中有我,我中有你"融洽关系的前提和保证。单独的个体只有在充满信任、理解、包容和情感交流的心理环境中,才能激发其主观能动性,使其更具活力、创造性、创新性,更能以乐观健康的心态面对生活、学习以及工作,实现自身价值。

(三)自我疗法

(1)偏执的人喜欢走极端,这与其头脑中的非理性观念相关联。因此,要改变偏执行为,偏执首先必须分析自己的非理性观念。如:①我不能忍受别人一丝一毫的不忠。②世上没有好人,我只相信自己。③面对别人的进攻,我必须立刻给予强烈的反击,要让他知道我比他更强。④我不能表现出温柔,这会给人一种不强健的感觉。

(2)现在对这些观念加以改造,以除去其中极端偏激的成分。如:①我不是说一不二的君王,别人偶尔的不忠应该原谅。②世上好人和坏人都存在,我应该相信那些好人。③对于别人的进攻,马上反击未必是上策,而且我必须首先辨清是否真的受到了攻击。④我可以表达真实的情感,这不是虚弱的表现。

(3)每当故态复萌时,就应该把改造过的合理化观念默念一遍,以此来阻止自己的偏激行为。有时自己不知不觉表现出了偏激行为,事后应重新分析当时的想法,得出当时的非理性观念,然后加以改造,以防下次再犯。

(四) 敌意纠正训练法

偏执老年人易对他人和周围环境充满敌意和不信任感,采用以下训练方法,有助于克服敌意对抗心理。

(1) 经常点醒自己不要陷于敌对心理的旋涡中。事先自我提醒和警告,待人处世时注意纠正,这样会明显减轻敌意心理和强烈的情绪反应。

(2) 要清楚只有尊重别人,才能得到别人尊重。要学会对那些帮助过你的人说感恩的话,而不要无关紧要地说一声"谢谢",更不能不理不睬。

(3) 要学会向你认识的所有人微笑。可能开始时你很不习惯,做得不自然,但必须这样做,而且努力去做好。

(4) 要在生活中学会谦让和有耐心。生活在复杂的大千世界中,冲突纠纷和摩擦是难免的,这时必须忍让和克制,不能让怒火烧得自己晕头转向。

(五) 沙盘游戏法咨询

运用原型物激发来访者积极想象进行治疗的创作形式,强调在沙盘分析师的指导下,在自由和保护的空间中,患者在沙盘中运用象征性的原型物来构建其心理世界、成长中的经历与创伤或某些未完成的人生事件。分析师陪伴患者完成沙盘作品制作,营造出来访者心灵深处意识和无意识之间的持续对话,给原型物赋予一定的心理意义,并通过与患者对话,对其周围世界的事物重新赋予意义,达到治愈患者心理问题的目的。可协助其整合人格、恢复心理健康。对老年人进行潜意识的分析,有助于分析师对老年人制订有效的咨询方案。

(1) 理解和接纳老年人。保持足够的耐心,倾听并理解老年人的想法和感受,给予其接纳和支持性的引导,减轻老年人的不安。

(2) 建立信任关系。与老年人建立良好的关系,使其感受到支持和安全,增强其信任感和积极主动配合的意愿。

(3) 反映感受与角色扮演。请老年人具体描述自己的情绪、行为和各种感受,并通过对话式提问调动其自我探索的能力。或是通过角色扮演的方式,让老年人扮演特定的角色,重新体会当时场景中的情绪和行为,帮助老年人认识自己思维方式和行为方式的不合理性。

(4) 行为训练法。鼓励老年人积极主动地进行交友活动,在交友中学会信任别人,消除忐忑不安。

(5) 培养理性观念,克服感情对自己思考的影响,不要在情绪激烈的时候去思考问题,尤其不要作决定。可以推迟作决定的时间,或者作完决定之后,先不要去执行,等情绪完全消化之后再说。作出决定后,要一而再,再而三地检测自己的决定是否掺杂感情因素。

(六) 内观认知疗法

"内观"指"观内""了解自己""凝视内心中的自我"之意。借用观察自我内心的方法,设置特定的程序进行集中内省以达自我精神修养或者治疗精神障碍的目的。内观认知疗法可以称作观察自己法、洞察自我法。运用《内观认知疗法指南手册》进行治疗，3 小时/天，1 次/天，共 28 天，以 3～5 年为一个回忆阶段，选择最亲近的人、次亲近的人、朋友、次讨厌的人、最讨厌的人为对象，以我为对方做的，对方对我做的，我给对方带来的麻烦为内容进行回忆。遵循原则为进入情境、重温感受、换位思考、察觉感悟、联想矫正等。通过内观，分析自己在人际关系中的位置，纠正患者的认知偏差，重建自我形象的意向，改进人际协调的意向均会提高，这对革新自我有重大意义。把遗忘的、混乱的、杂乱无章的经历按照题目回忆整理，达到自我洞察和对人理解，建立新的关系和新的生活。通过内观过程，可以重新了解自己、减轻烦恼、提高自信、振作人生。

第七节　疑病老年人的心理护理

一、定义

疑病症，也被称为疑病性神经症，是以老年人过度关注自身身体健康、担心患有严重疾病为特征的神经官能症。疑病源于人们对自身健康的过度关注，以及对某些事物的不切实际的解释，这种观念可能会影响到他们的日常生活。医生的诊断和客观检查都无法改变此类人群对自身患有某种实际疾病的担忧，若无法及早有效地控制并治愈老年患者的疑病症，他们的情绪将由最初的担忧转变成焦虑，最终导致老年恐惧症，进而极大地损害老年人的生活质量。

二、临床表现

1. **对健康状况过度担忧**　患者会对自身的健康状况产生过度的关注和担忧，即使身体没有实际的问题或疾病，他们也会持续怀疑并坚信自己患有某种严重的疾病。患者长时间认为自己体内某个器官或系统有病，求医时喋喋不休，从病因、首发症状、部位、就医经过等逐一详细介绍，唯恐医生疏忽大意。

2. **过分敏感警觉**　对自身变化特别敏感和警惕，对一些正常的生理现象也做出疑病性解释，过分夸大某些身体上的变化，形成患有严重疾病的证据。搜集各种跟疾病症状相关联的信息，对号入座。

3. **躯体化症状**　一些患者除了疑虑和担忧外，还可能出现一些躯体化症状，如失眠、食欲不振、疼痛等。疼痛是最常见的症状，就部位而言，以头、颈、背、胸部居多。有时躯体不适症状可涉及不同的器官，如恶心、反酸、腹泻、心慌、胸闷胸痛、呼吸困难等。由于持续的疑虑和担忧，患者可能会感到焦虑和恐惧，这些情绪可能会影响他们的日常生活和社交活动。

4. **过度就医**　当老年人怀疑自己可能得了某种疾病时，就会对这一种疾病反复检查、反复就医、反复确认，有时也会怀疑自己得了多种疾病，到医院的各个科室就诊、检查。患者往往拥有无法说服的信念。尽管医生通过各种检查证明患者并没有他们所怀疑的疾病，但他们仍然无法被说服，认为医生及家人在隐瞒自己的病情，坚持认为自己的判断是正确的。最终他们到处就医，四处求证。

三、影响因素

（一）心理社会因素

1. 心理因素　婚姻的变化、子女的离异、朋友之间的疏远、孤独、寂寞以及生活的不稳定，都可能成为发病的诱因。此外，一些患者的病症也可能由于医生的不当言论、态度和行为，以及诊断模糊不清、反复要求患者进行检查，使患者产生对自身患病的恐惧。许多患者在患病之后，会出现自我暗示或联想的情况，从而产生对疾病的怀疑。

2. 人格因素　人格特征是导致某些疾病的重要原因，疑病老年人常有一种自恋倾向，表现为敏感、多疑、主观、固执、谨慎，以及对自身过度的关注。在疑病老年人中，男性通常会出现强迫性格，而女性则更容易出现癔症性格。

3. 社会因素　社会文化因素对个体对疾病和健康的态度产生了深远的影响，使得个体对疾病的认知阈值也发生了变化。当一个人被视为患者时，他们不仅可以减轻一些社会责任，还可以减轻社会对他们违反道德规范的指责，从而获得更多的关注和同情。由于人们对疾病的认知水平较低，当面临不愉快的事情或者遭受重大打击时，就会有强烈的病痛感，从而导致出现病态行为。尤其是在一些无法摆脱羞愧和内疚的情况下，这种病态的反应更有可能成为一种自我保护的方式。

4. 应激事件　突发事件是突然遭遇了一次威胁健康或其他较大的刺激事件，如婚姻改变、子女离别、亲友离世等。这使患者的生活上发生了巨大的变化，生活的稳定性受到影响，进而心理状态也跟着发生了变化。

（二）环境因素

1. 医源性因素　老年人曾在就医过程中，由于医务人员的专业性差、反复检查未能确诊等原因引起过误解，导致老年人对医生和检验结果失信，严重者对其今后就医信任感造成严重的负面影响。

2. 环境因素　家庭中有人患过同类疾病、经常去医院探望、参加追悼会、亲密关系的家人在其成长关键期离世等早期不幸经历会对老年人造成心理创伤，引发老年疑病症。此外，家庭中的环境氛围或周围人的不良语言、行为刺激也会导致老年人过于紧张而产生恐病情绪。

四、诊断标准

1. 符合神经症的诊断标准

(1) 患者的躯体疾病未能提供足够的证据来解释其症状。

(2) 精神因素则是导致患者出现症状或病情加重的关键因素。

(3) 辅助检查也能够排除器质性疾病的存在。

2. 以疑病症状为主要表现,可为以下一种或者多种

(1) 对身体健康或者身体的轻微症状过分担心,身体状况与疾病程度不符合。

(2) 疑病观念根深蒂固,缺乏实际依据。

(3) 对异常的感觉以及正常的生理现象做出没有科学依据的疑病解释。

(4) 反复求医,检查结果阴性仍不能使症状缓解。

3. 除了器质性疾病,还应该排除焦虑、抑郁、精神分裂症等心理障碍

4. 疑病的症状可能与其他精神疾病有关,因此需要进行鉴别

(1) 抑郁症:通常会出现疑病的症状,例如重度抑郁,还会出现一些生物学上的症状,例如早醒性失眠、昼重夜轻的昼夜节律变化、体重下降、精神运动迟缓、自责感等。对于隐匿性抑郁症,应特别注意与疑似疾病的区分,隐蔽性抑郁症通常会掩盖其实质,但会在接受抗抑郁治疗后取得显著的疗效,而疑病的诊断则比较困难。

(2) 早期的精神分裂症:表现出许多异乎寻常的特征,如神经症、精神分裂症、认知功能紊乱、情绪波动、认知能力受损、自我意识受损等,这些症状都能够被识别出来。

(3) 其他:焦虑症、神经衰弱及抑郁性神经症是由于某种因素引起的,无论是原因还是诱因,都会导致症状的出现。因此,要想准确识别出疑病性神经症,就必须仔细观察症状的出现次数,并根据症状来进行判断。

五、心理护理

疑病症的心理护理主要是通过心理疗法来帮助患者改变不合理的信念和认知,减轻焦虑和苦恼,提高生活质量。

(一) 认知行为疗法

认知行为疗法通过帮助患者识别和挑战自己的疑病观念,提供正确的健康信息,教授放松技巧和应对策略,来改善患者的情绪和行为。

【实施步骤】

(1) 初步建立友好的咨询关系。全面评估患者的精神状况,获得患者信任,增强其战胜疾病的信心。

(2) 树立治疗目标。与患者充分沟通后,树立合理的治疗目标。

(3) 认识不合理。引导患者说出自己的看法,了解其现在患病的程度,帮助患者重新认识不合理信念。

（4）消除错觉和幻觉。纠正不合理的信念后，通过患者认知的改变，帮助其消除患病错觉和幻觉。

（5）重建自信心。多鼓励和关心患者，帮助其树立信心，坚信一定能战胜疾病。

（6）巩固和结束阶段。患者在整个治疗过程中，发生了认知和行为的改变，强化其信心，防止患者复发和出院后发生社会功能障碍。

（二）支持疗法

通过倾听、同情、鼓励等方式，给予情感上的支持和安慰，增强自尊和自信，减轻他们的孤独和无助感。

【实施步骤】

（1）认真倾听。认真细致地听取患者的叙述，让他们出示各种检查的结果，并持同情和关心的态度。

（2）耐心解释。建立友好的关系，在彼此相互信任的基础上，引导患者认识该疾病的本质不是躯体疾病，而是一种心理障碍。

（3）支持鼓励。发现优点，多多鼓励，帮助患者提高战胜疾病的信心。

（4）认可接纳。在患者确实存在明显躯体不适感时，对疾病给予科学合理的解释，避免纠缠于讨论症状本身。

（三）系统脱敏疗法

旨在帮助患有神经系统疾病的人们逐渐摆脱焦虑、恐惧等负面情绪，以及获得一个更加轻松、舒适、安全、自信、有效地应对压力，以期最终解决问题。当一个刺激导致的情绪变化超出患者的承受力时，通过多次重复的实施，患者将无须担心，从而实现治愈的愿望，这正是系统性的脱敏疗法的核心思想。

【实施步骤】

（1）放松训练。放松训练在心理治疗中，常被用于单独的放松疗法，结合自我暗示可以达到更好的效果。

（2）分析刺激因素。通过分析不同的刺激因素，确定最容易引发恐惧或焦虑的事件，并将其按照等级从低到高的顺序排列。通过评估每一等级的主观焦虑水平，确保它们的程度足够低，以便能够被全身的放松所抵消。

（3）有效减压。为了达到最佳的减压效果，建议采取一种更加有效的方式来减压。①可以找一个安静、阳光充足、空调调节到最佳温湿度的房间，将患者置于一个舒适的沙发中，听听歌曲，感受身心的轻盈。②可以通过一些有趣的动作，如摆动身体的姿势、拉伸身体的韧带、深呼吸、拉伸臀部等，来达到减压的效果。通过持续的锻炼，可以更好地控制自己的身心健康，并且可以更加轻松地运动。③在进行想象脱敏训练前，需要确保患者的心理状态处于良好的状态。在开始的时候，可以尝试将患者的思维转换为特定的情境，然后保持全身的轻柔，逐渐加深自己的思维，最终达到自我控制的状态，从而实现脱敏的目的。在每次的想象训练中，最多只能达到 4 个等级，但是，若在其中的任何一个等级上遇到了极端的反馈，就需要将其降低，然后逐步提升至更高的水平。在所有的等级都达成之后,就能够将其转变为真正的环境,然后开始更深入的脱敏训练。通过进行有效的现场训练,能够帮助患者达到更好的心理健康水平。护理人员会按照一定的顺序,先进入较轻度的症状,再进入较严重的症状,直到达到一个稳定的水平。建议患者在接受治疗的基础上,定期进行 2 次、每次 30 分钟的自我加固。

(四) 放松疗法

放松疗法又称松弛疗法、放松训练,是按一定的练习程序,学习有意识地控制或调节自身的心理、生理活动,以达到降低机体唤醒水平、改善机体紊乱功能的心理治疗方法。

1. **正念冥想**　正念就是将注意力完全集中于当下的状态,觉察当下,关注当下,对当下的意识和思绪不作任何的判断。

【实施步骤】

(1) 感受自己的呼吸,每次呼气时数数,可以从 1 数到 10 之后,再从 1 开始,反复如此。如果忘记数到哪里,或者已经超过 10 了,都没关系,只需要从 1 开始数就好。

(2) 我们可以把注意力集中在自己的呼吸上,观察自己的呼吸,看看呼吸时间的长短,观察每一次的呼吸都有什么不同。

(3) 将注意力集中在身体的感觉上,可以将我们与当下的时刻联系起来,在内心创造平静。与专注呼吸相结合,感受胸腔、腹部的抬起,感受气息在鼻孔和喉咙的感觉。

(4) 从头部开始,向下"扫描"身体,检查身体的每个部位,体验这部分的感觉。

(5) 把注意力集中在走路上,关注每一步,细细感受抬脚和落地的感觉。

(6) 从头到脚,肌肉放松,把我们的注意力依次集中到身体的每个部位,让这个部位充分的放松。

(7) 开放心扉,有一颗亲善之心,从心底向自己、他人散发善意与爱。

(8) 找一个舒适的地方,安静下来,细数我们拥有的一切,并用一颗感恩的心去感激这一切。

2. **腹式呼吸**　处于紧张状态时,呼吸常常是胸式呼吸,浅而快;处于放松状态时,呼吸通常是腹式呼吸,这种呼吸更加充分、深入。

【实施步骤】

(1) 站立时,保持上半身竖直;坐立时,保持双腿弯曲自然下垂;仰卧时,要平躺在床上。

(2) 放松胸壁和辅助呼吸肌,慢而深的呼吸,经鼻吸气,再缩唇慢慢呼气,吸气与呼气的时间比为 1∶2 或者是 1∶3。

(3) 在呼气时,腹部自然凹进去,向内朝脊柱的方向收,胸部保持不动。呼气的时候应用腹部收缩推动膈肌上移,把所有的废气从肺部排出去,循环反复,保持的每一次的节奏相同,呼吸之间保持我们的胸廓最小的活动幅度或者是不动。

3. **渐进式肌肉放松训练**　渐进式肌肉放松训练的特点是通过循环交替收缩各个骨骼肌群,自觉体验个人肌肉的松紧程度,以调节自主神经系统的兴奋性,控制机体某些不随意的内脏生理活动,进而调节自己的心理状态。

【实施步骤】

(1) 深吸一口气到腹部,然后慢慢地呼出。照这样做 3 次。呼气时,要想象全身的紧张感开始消失。

（2）攥紧拳头，坚持 7～10 秒，然后放开 15～20 秒。以同样的时间间隔运动其他所有的肌肉群。

（3）抬起前臂向肩膀处靠近以拉紧肱二头肌，双臂同时用力以显现出肌肉形状。坚持，然后放松。

（4）向外伸直胳膊，转动肘部以拉紧肱三头肌。坚持，然后放松。

（5）尽你所能抬高眉毛以拉紧前额的肌肉。坚持，然后放松。放松时，想象你前额的肌肉变得平滑而柔软。

（6）紧闭双眼以拉紧眼周的肌肉。坚持，然后放松。想象深度放松的感觉，从眼周扩散开去。

（7）张大嘴伸展颚部周围的肌肉以拉紧颚部。坚持，然后放松。嘴唇分开，让颚部松垮下来。

（8）头向后仰以拉紧颈部后面的肌肉，就像你要用头部去触及背部一样（动作要轻，以免受伤）。只集中拉伸颈部的肌肉，坚持，然后放松。

（9）做几次深呼吸，从而使头不再发沉。

（10）抬高肩膀，就像要用肩膀去触摸耳朵一样，从而拉紧肩部肌肉。坚持，然后放松。

（11）向后拉伸肩胛，就像你要使左右肩胛接触，从而进行两次拉紧一次放松的活动。

（12）深呼吸，从而可以拉紧胸部的肌肉。坚持 10 秒，然后慢慢地呼气。想象在呼气的过程中，胸部所有多余的紧张感都消失了。

（13）收腹，从而拉紧你的腹部肌肉。坚持，然后放松。想象放松感遍及你的腹部。

（14）弓起背部，从而拉紧你背部下面的肌肉（如果背下部有伤，可以不做这项运动）。坚持，然后放松。

（15）把臀部肌肉向中间挤，从而拉紧臀部的肌肉。坚持，然后放松。想象臀部的肌肉变得平滑而柔软。

（16）挤压大腿上的肌肉一直往下至膝盖。挤压大腿可能会拉紧臀部的肌肉，这是因为大腿上的肌肉与骨盆相连。坚持，然后放松。感觉肌肉变得平滑，并且得到了彻底的放松。

（17）把脚趾向上翘，并向内拉伸，从而拉紧小腿的肌肉（小心地弯曲，以免抽筋）。坚持，然后放松。

（18）向下弯曲脚趾，从而拉紧脚上的肌肉。坚持，然后放松。

（19）感觉一下身体有没有任何残留的紧张感。如果在某些的地方还有紧张感，对那组肌肉重复一或两次拉伸。

（20）想象一股放松感慢慢遍及全身，从头部开始向下直到脚趾，逐渐渗透到每块肌肉。

（五）森田疗法

"顺其自然，为所当为"是森田疗法的基本治疗原则。强调要学会顺应自然，不要试图控制无法控制的事物，比如人的情绪，但也要记住要做出正确的选择，比如正确的行动。

"为所当为"提倡的是一种以顺其自然的原则为基础的积极行动,从而更好地实现自然疗法的目标。

1. 不问的态度　主张对症状采取"不问"的态度。当症状出现时,要顺其自然。顺其自然就是对客观事物的正确认识与积极服从,认清自己的症状实际上是主观臆造的产物。护理人员要帮助患者认识到自己现在出现的症状并无特殊,没什么大不了的,在日常生活中是一件稀松平常的事情,谁都会感受到,如果感受到恐惧就暂且维持恐惧状态,如果感受到害怕就暂且维持害怕的状态。总之,就是要面对和接受现实。

2. 顺其自然　是森田疗法中最基本的治疗原则,这条基本的原则含义如下。

(1) 要认识情感活动的规律,接受不安等令人厌恶的情绪情感。

(2) 要认识精神活动的规律,接受自身可能出现的各种想法和观念。

(3) 要认清症状形成和发展的规律,接受症状。

(4) 要认清主观与客观之间的关系,接受事物的客观规律。

(5) 精神交互作用:精神交互作用是在疑病症基础上产生的,指个体的注意力集中于某种感觉,使这种感觉变得过敏,这种过敏的感觉又使个体的注意力进一步集中,并固定在这种感觉上。感觉与注意相互作用、彼此促进,促使这种感觉越来越敏感,这一心理过程就是精神交互作用。由此形成感觉过敏、意识狭窄与注意力集中之间的不良循环,症状就会固定下来。

(6) 减少对情感的控制:患者症状一旦固定,就很难快速去除。而患者意识到自己的症状时,一般是急于控制和改变自己的现状,结果是越想去除反而越难去除。森田疗法认为,事物分可控和不可控,我们可以去控制那些可以控制的事情,不应该强求控制那些不能控制的事情。人的思想和情感是不以意志为转移的,如果想要支配自己的思想和情感,一般很难如愿以偿,有些时候甚至只会徒增烦恼。虽然情感不受意志支配,但行动却服从意志的管理,我们可以做到控制自己的行为。

(7) 注意转移:由于精神交互作用,更容易将注意力集中于自己的症状,为了打破注意力与感觉敏感之间的相互影响,就应该把自身上转移到外部的事物上。有的时候越是努力抑制对症状的关注,越是把注意力对准症状,最终更加阻碍了行为。有些时候出现症状,我们只需要顺其自然,采取不抵抗的态度即可。同时正面接受症状和不良情绪的存在,把注意力指向可以控制的外部行为,靠着自己的信心,努力去做应该做的事情。

(8) 为所当为:唯有实际行动是转移注意力的最佳途径。采取顺其自然的态度,带着杂念做事,不知不觉中就会把注意力集中到行为上。也许一开始做,会觉得很难过、很痛苦,但只要坚持下去,就会逐渐减轻,自信和希望就会被重拾。也许症状还会存在,但不会影响日常生活。

思考题 （单选题）

1. 老年抑郁症是最常见的精神障碍之一,它对老年人的身心健康和生活质量产生严重的影响。以下哪项不是老年抑郁症的症状?（　　）

A. 疲乏无力　　　　　　　　　　B. 失眠

C. 常感到快乐　　　　　　　　　D. 消极无望

2. 老年焦虑症通常与下列哪个因素没有明显关系?(   )

    A．遗传因素   B．教育程度

    C．躯体疾病   D．应激事件

3. 关于"验证疗法",以下哪种说法是错误的?(   )

    A．尊重个体价值   B．建立信任

    C．纠正错误行为   D．耐心倾听

4. 睡眠障碍患者心理护理中以下哪项不是行为治疗的措施?(   )

    A．刺激限制治疗   B．养成良好的睡眠习惯

    C．创造睡眠环境   D．规律的睡眠时间

5. 对于孤独的预防与治疗,运用心理方法进行干预是临床常用手段之一。以下哪项不是孤独老年人的心理护理措施?(   )

    A．药物控制疗法   B．正念冥想训练

    C．心理健康操   D．团体心理辅导

第五章

老年人心身疾病的心理护理

学习目标》》》

(1) 能够概述老年人心身疾病的特点。

(2) 能够描述老年人不同的心身疾病存在的心理问题及其临床表现。

(3) 能够针对老年人不同的心身疾病实施心理护理措施。

(4) 能够树立以患者为中心的理念,具有人文精神,尊重和保护患者隐私。

心身疾病(psychosomatic diseases)是指心理社会因素在疾病的发生、发展、防治和转归过程中起重要影响作用的躯体器质性疾病。随着现代社会的高速发展,高负荷、高强度的生活已成为当今绝大多数人的生存现状。长时间紧张、焦虑、烦闷、压抑等心理应激状态引发各个器官系统产生一系列躯体症状,都可以归入为心身疾病的范畴。在这一大环境下,老年人群体由于其所具有的特殊生理、心理、社会状态,心身疾病患者人数逐年增加。针对老年人的心身疾病防治,纯粹依靠药物治疗难以达到满意疗效,必须结合专业有效的行为干预和心理护理,才能提高老年患者的主观能动性和自我抗病能力,防止不良心理的刺激,改善病情,提高疗效。

第一节　糖尿病老年人的心理护理

一、定义

糖尿病(diabetes mellitus)是一种慢性代谢性疾病,主要特征是慢性高血糖伴碳水化合物、脂肪和蛋白质的代谢障碍。糖尿病的发生主要与胰岛素的分泌不足或细胞对胰岛素的反应性降低引起的内分泌失调有关。胰岛素是一种由胰腺分泌的激素,负责调节血糖水平。

糖尿病分为 1 型糖尿病、2 型糖尿病和妊娠糖尿病。其中,2 型糖尿病是最常见的类型,老年糖尿病患者 95% 以上是 2 型糖尿病。糖尿病的发病率随年龄增加而明显上升,老年糖尿病的高发病率和多种并发症会严重影响老年人的生活质量和心理状态。

糖尿病的主要症状包括多尿、口渴、体重下降、疲劳感、感染、伤口难以愈合以及视力模糊等。糖尿病还可能伴有一系列并发症，包括心血管疾病、肾脏疾病、神经病变、眼部病变和下肢循环障碍等。

糖尿病的诊断通常通过血糖测试来确定，包括空腹血糖测试、餐后血糖测试和糖化血红蛋白测试。根据《中国老年糖尿病诊疗指南（2021年版）》，老年糖尿病诊断标准为：典型糖尿病症状（烦渴多饮、多尿、多食、不明原因体重下降）加上随机静脉血浆葡萄糖≥11.1 mmol/L，或加上空腹静脉血浆葡萄糖≥7.0 mmol/L，或加上葡萄糖负荷后2小时静脉血浆葡萄糖≥11.1 mmol/L。无糖尿病典型症状者，需改日复查确认。WHO建议在条件具备的国家和地区采用糖化血红蛋白≥6.5%作为糖尿病的诊断切点。国内符合要求的实验室检测的糖化血红蛋白也可以作为糖尿病的诊断指标。

表 5-1 老年糖尿病诊断标准

诊断标准	静脉血浆葡萄糖或糖化血红蛋白水平
有典型糖尿病症状（烦渴多饮、多尿、多食、不明原因体重下降）加上	
随机血糖	≥11.1 mmol/L
或加上空腹血糖	≥7.0 mmol/L
或加上葡萄糖负荷后2小时血糖	≥11.1 mmol/L
或加上糖化血红蛋白	≥6.5%
无糖尿病典型症状者，需改日复查确认	

注：随机血糖指不考虑上次用餐时间，一天中任意时间的血糖，不能用来诊断空腹血糖受损或糖耐量异常；空腹状态指至少8小时没有进食热量；糖化血红蛋白需在符合标准化测定要求的实验室进行检测。

二、老年糖尿病的临床特点

1. 隐匿性发展　老年糖尿病的发病相对较缓慢，发展过程中常常没有明显的症状，或者症状较轻微，往往不易被察觉。这可能导致病情被忽视或延误，增加了并发症的风险。

2. 不稳定的血糖控制　老年人由于生理功能逐渐退化，胰岛素分泌能力降低，胰岛素抵抗增加，使得血糖控制相对较难。

3. 治疗依从性差　老年人由于活动不便，以及对疾病的认知不足，不易定期复诊，当病情变化时治疗措施没有随之变化，易出现较严重的并发症。

4. 并发症危险性增加　老年人机体的代谢功能逐渐下降，身体的调节能力相对较弱，患心血管疾病、高血压、高脂血症、肾脏疾病等并发症的风险较高。老年人的身体功能相对较弱，免疫力下降，因此并发症对他们的健康影响更为严重。

5. 多重疾病共存　老年糖尿病患者往往同时患有其他慢性疾病，如关节炎、骨质疏松、认知功能下降等。这些疾病会影响糖尿病的诊断和治疗,使得糖尿病的管理更为复杂,需要综合考虑各种疾病的治疗和管理。

老年糖尿病目前尚不能完全治愈,需要用药物治疗、运动治疗、健康教育、心理护理等手段进行终身治疗和疾病管理。

三、临床表现

糖尿病老年人在疾病早期或生活习惯控制较好的情况下,可能没有明显症状。但若血糖控制不好,则可能会累及神经系统、消化系统、循环系统、泌尿系统、内分泌系统、皮肤等,出现多系统并发症表现。

(一)神经系统症状

1. 失去触觉或感觉异常　糖尿病患者可能会出现感觉异常,如刺痛、麻木、刺痒或疼痛等。这种感觉异常通常从脚部开始,并逐渐向上蔓延。

2. 运动障碍　糖尿病患者可能会出现运动障碍,如步态不稳、腿部无力、手部协调能力下降等。这可能会导致行走困难或手部精细动作受限。

3. 自主神经症状　糖尿病患者的自主神经受损,可能会出现一系列症状,如心动过速或心动过缓、低血压、消化不良、便秘、尿频或尿失禁等。

4. 视力异常　长期高血糖可能导致视网膜病变,进而影响视力。老年糖尿病患者可能会出现视力模糊、近视或远视等视力异常。

5. 性功能障碍　糖尿病对性神经也会造成损害,导致性欲降低、勃起功能障碍等问题。

(二)消化系统症状

1. 胃排空障碍　糖尿病患者可能会出现胃排空障碍,即胃中的食物排空速度变慢。这可能导致胃胀、恶心、呕吐和饱胀感等症状。

2. 胃肠功能紊乱　糖尿病患者的胃肠功能可能受到损害,导致消化不良、腹胀、腹泻或便秘等症状。可能是由于神经损伤或胃肠道功能障碍引起的。

3. 肝功能异常　长期高血糖可能对肝脏产生影响,导致肝功能异常。可能表现为肝功能检查异常,如转氨酶升高或肝功能不全等。

4. 胆囊疾病　糖尿病患者更容易发生胆囊疾病,如胆囊结石或胆囊炎。胆囊疾病可能导致上腹疼痛、消化不良和恶心等症状。

5. 胰腺炎　糖尿病患者有时可能会出现胰腺炎,可导致腹痛、背痛、恶心、呕吐和消化不良等症状。

(三)循环系统症状

1. 心血管疾病　糖尿病患者更容易发生心血管疾病,如冠心病、心肌梗死、心力衰竭和高血压等。这些疾病可能导致胸痛、呼吸困难、心悸、疲劳和水肿等症状。

2. 外周动脉疾病　糖尿病患者可能会出现外周动脉疾病,即血液供应不足到四肢的血管疾病。这可能导致下肢疼痛、间歇性跛行、足部溃疡和坏疽等。

3. 卒中　糖尿病患者有较高的卒中风险。卒中可能导致面瘫、言语困难、肢体无力或麻木等症状,具体症状取决于卒中部位。

4. 心律失常　糖尿病患者可能会出现心律失常,如心动过速、心动过缓或心房颤动,可能导致心悸、疲劳和晕厥等。

5. 血管病变　糖尿病患者的血管容易受损,导致微循环障碍和血液凝固异常。可能导致皮肤干燥、瘙痒、静脉曲张、血栓形成和静脉溃疡。

(四) 泌尿系统症状

1. 尿频　老年糖尿病患者可能会出现尿频的现象。这是因为高血糖导致肾小球滤过率增加,肾小管对尿液的重吸收能力下降,尿液量增多。

2. 夜尿增多　老年糖尿病患者在晚上可能会经常起夜排尿,而且尿量较多。这是因为夜间人体的抗利尿激素分泌减少,加上高血糖的刺激,导致尿液增多。

3. 尿急　老年糖尿病患者可能会出现尿急的情况,即突然感到迫切需要排尿,很难控制。这是因为高血糖刺激尿道和膀胱神经,导致膀胱过度活动。

4. 尿失禁　老年糖尿病患者可能会出现尿失禁的情况。这是因为高血糖损伤了神经系统,导致膀胱括约肌功能减弱。

5. 尿糖　老年糖尿病患者的尿液中可能会出现葡萄糖的排出,即尿糖。这是因为高血糖超过肾小球的阈值,使得肾脏无法将全部的葡萄糖重吸收回血液。

(五) 内分泌系统症状

1. 高血糖症状　老年糖尿病患者血糖水平升高,可能会出现多饮、多尿、多食、体重减轻等典型的高血糖症状。

2. 疲劳和乏力　高血糖导致机体能量代谢紊乱,老年糖尿病患者常感到疲劳和乏力。

3. 食欲改变　老年糖尿病患者可能出现食欲增加或减少的现象。高血糖引起胃肠功能紊乱和胰岛素分泌异常,影响食欲调节机制。

4. 体重变化　老年糖尿病患者可能出现体重增加或减少。高血糖导致机体能量代谢紊乱,可能导致体重变化。

5. 其他内分泌异常　老年糖尿病患者还可能出现甲状腺功能减退、性激素分泌异常等其他内分泌系统的症状。

(六) 皮肤症状

1. 干燥和瘙痒　高血糖会引起皮肤水分损失,导致皮肤干燥和瘙痒。老年人皮肤的水分保持能力较差,再加上高血糖的影响,更容易出现这种问题。

2. 感染和溃疡　糖尿病会影响免疫系统功能,使老年糖尿病患者容易发生皮肤感染和溃疡。常见的感染包括真菌感染、细菌感染和病毒感染等。

3. 黑色素沉着　老年糖尿病患者可能出现皮肤黑色素沉着,特别是在颈部、腋窝和腹股沟等部位。这可能与胰岛素抵抗和高血糖的影响有关。

4. 糖尿病性皮肤病　老年糖尿病患者可能患有一些特殊的糖尿病性皮肤病,如糖尿病皮肤硬化症、糖尿病足等。这些疾病通常与高血糖损害小血管和神经有关。

5. 瘢痕增生和肥厚　老年糖尿病患者在皮肤受伤或手术创面愈合时,可能会出现瘢痕增生和肥厚的情况。糖尿病会影响胶原合成和修复能力,导致创面愈合异常。

四、影响因素

(一) 生理因素

1. 年龄　随着年龄的增长,身体的新陈代谢能力逐渐下降,胰岛素的分泌和利用能力也会减弱,从而增加了患糖尿病的风险。

2. 遗传因素　家族史是糖尿病的一个重要风险因素。如果有一位或多位近亲患有糖尿病,个体患上糖尿病的风险会增加。

3. 身体状况　患有高血压、高脂血症、心血管疾病等慢性疾病的老年人更容易患上糖尿病。此外,肥胖、缺乏体育锻炼、不健康的饮食习惯也会增加患糖尿病的风险。

4. 胰岛素抵抗　随着年龄的增长,身体对胰岛素的敏感性可能会下降,导致胰岛素抵抗。这意味着身体需要更多的胰岛素来将血糖转化为能量。

5. 慢性炎症　炎症反应在老年人中较为常见,而慢性炎症与糖尿病的发生和发展有关。

(二) 心理和认知因素

1. 压力和焦虑　老年人常常面临养育子女、负担家庭经济等多重压力,可能会导致长期的精神压力和焦虑情绪,造成体内激素分泌紊乱,进而影响胰岛素的产生和利用,从而增加患糖尿病的风险。

2. 抑郁和不良情绪　老年人在面对身体功能下降、社交圈缩小、失去亲友等情况时,可能感到沮丧、无助和孤单。长期的抑郁情绪可能导致食欲改变、营养摄入不平衡和体重变化,进而增加糖尿病的患病风险。

3. 过度的应激反应　老年人在应对突发事件、家庭矛盾等时可能出现过度的应激反应,这种长期紧张状态可能干扰激素平衡和血糖调节。

4. 自我认知和态度　老年人对疾病的认知和态度也会影响他们对糖尿病的防治重视程度。对糖尿病的认知不足、对健康的态度不正确等,都可能导致患糖尿病的风险增加。

5. 自我管理困难　老年人可能面临对糖尿病的治疗和自我管理的困难,这可能源于认知能力下降、记忆问题、身体能力减弱等因素。这些困难可能导致药物使用不规律、饮食不当、运动不足等,进而加重病情。

(三) 社会与环境因素

1. 饮食文化和生活方式　老年人所处的饮食文化和生活方式对糖尿病的管理有重要

影响。现代人的高糖、高脂的饮食习惯和缺乏运动的生活方式可能增加老年人患糖尿病的风险,同时也会影响糖尿病的控制。

2. 医疗资源和健康保健体系 医疗资源和健康保健体系对糖尿病管理和血糖控制也起重要作用。医疗资源的不足、医疗费用高昂及健康保健体系的缺陷会使老年人不能得到及时、有效的糖尿病治疗和管理。

3. 家庭支持和社会支持 家庭支持和社会支持对老年糖尿病的管理至关重要。良好的家庭支持可以帮助老年人更好地管理糖尿病,而缺乏支持则可能导致糖尿病的恶化。社会支持包括社区组织、糖尿病教育和支持团体等,为老年人提供知识、资源和情感支持,帮助老年人更好地管理糖尿病。

4. 年龄歧视和社会压力 老年人可能面临年龄歧视和社会压力,这可能会影响他们对糖尿病的管理。社会对老年人的负面观念和歧视可能导致老年人对糖尿病的忽视或产生自卑感,而社会压力可能增加老年人的心理负担,影响糖尿病的控制。

5. 教育和宣传活动 糖尿病教育和宣传活动对老年人的糖尿病管理和控制起着重要作用。这些活动可以提高老年人对糖尿病的认识和知识,促进老年人形成健康的生活方式和糖尿病管理的意识。

五、糖尿病引发的心理问题

糖尿病作为一种典型的心身疾病,使患者常伴有一系列负面情绪,而这又会加重糖尿病,从而形成情绪和疾病之间的恶性循环。因此,心身障碍与糖尿病关系密切。研究数据显示,老年糖尿病患者中30%有抑郁症状,有12%～18%的老年糖尿病患者满足抑郁症的诊断标准。老年糖尿病患者患抑郁障碍时通常症状并不典型,故容易误诊、漏诊。此外,因症状常被忽略,容易出现治疗不积极甚至拒绝治疗的问题,使得疾病慢性化且反复发作。因此,临床中应关注老年糖尿病患者以下心理问题。

1. 焦虑和抑郁 老年糖尿病患者面临长期管理和治疗的压力,容易产生焦虑和抑郁情绪。他们可能担心自己的疾病进展、并发症的发生以及生活质量的下降,这些担忧可能会对他们的情绪产生负面影响。

2. 自卑和自我否定 老年糖尿病患者可能因为疾病的存在而感到自卑和自我否定。他们可能对自己的健康状况感到羞愧,并认为自己是不健康的或无能的。这种心理状态可能会影响他们对生活的态度和自我价值的认知。

3. 忧虑和恐惧 老年糖尿病患者可能会对疾病的发展和并发症的风险感到忧虑和恐惧。他们可能担心自己的健康状况会逐渐恶化,甚至担心生命的安全。这种忧虑和恐惧可能会导致他们对疾病管理和治疗表现出消极态度。

4. 社交障碍和孤独感 老年糖尿病患者可能因为疾病的限制而感到社交障碍和孤独感。他们因为饮食限制、药物治疗或身体不适而无法参与社交活动,这可能会导致他们感到与周围人的隔离和孤独。

5. 压力和疲劳 老年糖尿病患者管理疾病需要自我监测、饮食控制和药物治疗,这些都会给他们带来一定的压力和疲劳。长期的疾病管理可能使他们感到身心疲惫和沮丧。

六、心理护理

(一) 心理护理方法

1. 支持性心理护理

(1) 建立支持网络:帮助患者建立一个支持网络,包括家人、朋友、社区组织或糖尿病支持小组。支持网络可以提供情感支持、信息分享和相互鼓励,帮助患者更好地应对糖尿病;也可以定期组织座谈会、讲座等活动,让患者有机会与其他糖尿病患者交流,分享经验和心得。

(2) 促进情感表达:护理人员需要倾听老年人的情感表达,理解他们可能面临的挫折和困惑,并提供情感支持和安慰。老年人可能会感到沮丧、焦虑和无助,护理人员可以通过耐心倾听、理解和鼓励来缓解他们的负面情绪。

(3) 建立积极的信念:护理人员可以帮助老年人树立积极的信念和心态,鼓励他们相信自己可以克服困难,控制糖尿病,并继续享受生活。通过建立积极的信念,老年人可以更好地应对糖尿病带来的挑战。

(4) 提高压力应对能力:帮助老年人学习应对压力和情绪的技巧,如深呼吸、放松训练、冥想等。糖尿病管理可能会给老年人带来一定的压力和焦虑,适当的应对技巧可以帮助他们缓解压力,保持积极的心态。

2. 认知行为疗法

(1) 提供信息和教育:护理人员应向糖尿病老年人提供关于疾病的相关知识和管理技巧,帮助他们了解糖尿病的原因、症状、并发症以及日常生活中的注意事项;帮助患者了解糖尿病是一种可以控制的疾病,而不是绝症。同时,护理人员应教育患者如何正确管理糖尿病,包括饮食控制、药物治疗、运动和血糖监测等。通过正确认识疾病,老年人可以减少对疾病的恐惧和焦虑。

(2) 患者参与决策:鼓励患者参与糖尿病治疗决策过程。尊重患者的意愿和选择,让他们感到自己对自己的健康负责,增强主动管理糖尿病的信心。与患者共同制订治疗目标和计划,让他们感到自己的意见和决定被重视。

(3) 建立目标和奖励机制:帮助患者设定合理的目标,如控制血糖、保持健康饮食和进行适量的运动等。设立奖励机制,鼓励患者坚持自我管理,增强积极性和自我效能感。为患者提供积极的反馈和奖励,让他们感到自己的努力得到认可和回报。

(4) 合理饮食与活动规划:帮助老年人制订健康的饮食计划,包括合理的饮食结构、控制碳水化合物和脂肪摄入、增加蔬果和纤维的摄入等。饮食管理可以帮助老年人控制血糖水平,减轻体重,改善血脂和血压等指标。鼓励老年人进行适度的身体活动,如散步、游泳、瑜伽等。身体活动可以帮助老年人控制血糖水平,增强心肺功能,减轻体重,改善心理健康。根据老年人的实际情况,制订适合的身体活动计划,并逐渐增加运动强度和时间。

(5) 定期随访和监测:定期与患者进行随访,了解他们的病情和治疗效果。监测患者的血糖、血压和其他相关指标,及时发现问题并进行干预。给予患者及时的反馈和建议,帮助他们调整治疗方案。同时,定期进行心理评估,了解患者的心理状态和需求,及时采取相应的措施。

（6）提高自我效能:定期开展糖尿病患者教育活动,提供相关的健康知识和技能培训。帮助患者提高糖尿病自我管理能力,如血糖监测、注射胰岛素等。通过教育活动,增强患者的自信心和自我效能感,提高他们的治疗依从性和生活质量。

（7）患者权益保护:提醒患者了解自己的权益和福利,包括医疗保险、医疗补助和社会福利等。帮助患者寻找适合的医疗资源和支持服务,提高治疗的可及性和可负担性。同时,鼓励患者参与医疗决策,维护自己的权益。

（二）心理护理实施步骤

1. 综合评估　通过对老年糖尿病患者的心理状况进行综合评估,医护人员可以更好地了解患者的心理需求,为其提供相应的心理支持和干预,促进患者的心理健康和糖尿病管理。老年糖尿病患者的心理评估包括以下内容。

（1）心理症状评估:评估患者是否存在焦虑、抑郁、悲伤、不安、恐惧等心理症状。

（2）心理应对和适应评估:评估患者对糖尿病的认知和理解程度,以及对糖尿病管理的应对和适应能力。

（3）自我效能评估:评估患者对自己控制糖尿病的信心和能力。

（4）心理社会支持评估:评估患者在家庭和社会环境中的支持系统和资源。

（5）生活质量评估:评估患者的生活质量,包括身体健康、心理健康、社交支持、家庭功能等方面。

（6）应对压力评估:评估患者对糖尿病相关压力的应对能力,如处理患病带来的生活变化、药物治疗、饮食控制等。

（7）知识和教育需求评估:评估患者对糖尿病的知识水平和教育需求,为患者提供相关的教育和支持。

（8）常用的评估量表见表5-2。

表5-2　老年糖尿病心理相关评估量表

缩写	名称	功能
DDS	糖尿病痛苦量表	糖尿病心理痛苦及相关压力评价
SDSCA	糖尿病患者自我管理行为量表	糖尿病自我管理行为评价
GSES	一般自我效能感量表	在评估个体应对生活中的各种难题的乐观的自我信念
GDS	老年抑郁量表	专用于老年人抑郁的筛查
MMHL	多元心理健康素养量表	评估成年人心理健康素养水平
DSAS-2	2型糖尿病病耻感评估量表	评估2型糖尿病患者的负性情绪

2. 目标设定　目标设定是心理护理的重要环节,根据老年糖尿病患者的心理评估结果,确定干预的目标和重点,目标设定的原则包括以下内容。

(1) 可衡量性:目标应该具备明确的度量标准,以便能够衡量进展和成功程度。

(2) 可实现性:目标应该是老年糖尿病患者能够实现的,考虑到患者的资源、能力和环境条件。

(3) 具体性:目标应该具备明确的描述和行动计划。可以设定具体的行为目标,如每天进行 30 分钟的散步。

(4) 时间限制性:目标应该设定明确的时间限制,以便能够监测进展和评估目标达成的效果。时间限制可以分为短期目标和长期目标,以便分阶段实现。

(5) 可依从性:目标设定时,应充分考虑患者的意愿。通过与老年糖尿病患者共同制订目标,可以增强患者自主性和依从性。

3. 计划拟定　选择合适的干预方法和技术,确定干预的时间、频率和持续时间等。

(1) 内容明确:干预计划应该明确具体的内容和时间安排,以便老年患者和护理人员都清楚该如何实施和跟进。

(2) 具备灵活性:计划应该根据老年糖尿病患者的实际情况进行个性化制订,并具备一定的灵活性。不同的患者可能需要不同的干预方法和步骤,同时应根据患者的需求和进展效果进行调整和修订。

4. 实施阶段　根据制订的计划,进行具体的干预实施。实施过程中需注意以下几点。

(1) 尊重患者的意愿:老年糖尿病患者在接受心理干预时应是自愿的,尊重其意愿和选择,不强迫个案接受干预措施。

(2) 保密性:心理干预过程中所涉及的个人信息应予以保密,确保老年糖尿病患者的隐私权和安全感。

(3) 处理边界问题:在与老年患者的互动中,需要确保自己的角色和边界,避免与患者发生过度依赖或过度涉入的关系。

5. 跟进和评估阶段　在干预实施过程中,需要进行定期的跟进和评估,了解干预效果和进展情况。根据评估结果,及时调整干预计划和方法,以达到更好的效果。

(1) 收集和分析数据:通过使用合适的评估工具和方法,收集和分析数据,以评估老年糖尿病患者的干预效果和进展情况。

(2) 注意干预效果的长期性:除了关注短期的干预效果,还需要关注干预的长期效果,以确保老年糖尿病患者的持续改善和发展。

(3) 鼓励患者的自我评估:鼓励老年糖尿病患者自主评估和反思自己的改变和成长,促进自我认知和自我调整能力的发展。

6. 结束阶段　当干预目标达到或接近时,可以进行干预的总结,帮助被干预对象巩固改变和提高的成果,并提供必要的支持和建议,以便他们能够继续保持良好的心理健康状态。

总之,糖尿病老年人的心理干预需要综合考虑他们的疾病认知、情感状态、自我管理能力以及家庭支持等因素。通过提供信息和教育、建立支持网络、鼓励积极的自我管理、促进情绪表达和情感支持、建立积极的信念和心态及家属的支持和参与,可以帮助老年人更好地应对糖尿病,提高生活质量。

第二节　冠心病老年人的心理护理

一、定义

冠状动脉粥样硬化性心脏病(coronary atherosclerotic heart disease),简称冠心病(coronary heart disease,CHD),是指冠状动脉狭窄、供血不足而引起的心脏功能障碍和器质性病变,是老年人最常见的心脏病。冠心病的发病率和死亡率均随年龄增加而明显增加。

冠状动脉是心脏主要的供血动脉,负责向心肌提供血液、氧气和营养物质。当冠状动脉发生狭窄或阻塞时,因供血不足而出现心肌缺氧,并引发一系列症状。严重的冠心病可导致心肌梗死,甚至死亡。冠心病分为5型,包括隐匿型或无症状性冠心病、心绞痛型冠心病、心肌梗死型冠心病、猝死型冠心病、缺血性心脏病。临床上一般分为慢性心肌缺血综合征和急性冠状动脉综合征两大类。慢性心肌缺血综合征包括隐匿型冠心病、稳定型心绞痛和缺血性心肌病;急性冠状动脉综合征包括不稳定型心绞痛、非ST段抬高型心肌梗死和ST段抬高型心肌梗死。冠心病的症状可能因个体差异而有所不同,有些人可能没有明显的症状,或者表现为非典型症状,如肩部或下颌疼痛、胃灼热感等。对于有冠心病风险的人群,如高血压、高血脂、糖尿病等,定期体检、早期筛查和及时治疗非常重要。如果出现上述症状,应及时就医进行进一步的诊断和治疗。

老年冠心病是指发生在65岁及以上年龄段的冠状动脉疾病。随着年龄的增长,冠状动脉血管逐渐老化和硬化,可能出现斑块形成、狭窄和阻塞等问题。老年人由于身体衰老、多种慢性疾病的存在以及生活方式的影响,更容易罹患冠心病。老年冠心病患者的症状具有不同的临床特点,由于老年人常伴有多种慢性疾病,如高血压、糖尿病、慢性肾脏疾病等,且感受性低,可能会出现不典型的症状或者主诉症状较轻。加之老年患者病史长、病变累及多支血管,可伴有不同程度的心功能不全,可合并多器官功能退行性病变等,使老年冠心病患者发生急性冠状动脉综合征的危险性较大。老年冠心病的诊断标准与其他年龄段的冠心病诊断标准相似,但在老年人中存在一些特殊考虑因素,老年冠心病的常见诊断标准有:

1. 症状　老年人可能会出现典型的心绞痛症状,如胸痛、胸部压迫感呼吸困难等。然而,有相当一部分患者可能没有明显的症状,或者症状较为轻微。因此,在对老年人进行诊疗的时候,需要特别关注不典型症状,如背部疼痛、颈部疼痛、消化不良等。

2. 心电图　心电图是一种常用的非侵入性检查方法,可以评估心脏的电活动。心电图可能会显示心肌缺血的特征性改变,如ST段改变、T波倒置等,可无病理性Q波检出。

3. 心肌酶谱　心肌酶谱是一种血液检查,可以检测心肌损伤时释放到血液中的特定酶的水平。心肌酶谱可能会显示心肌损伤的指标,如肌酸激酶、肌酸激酶同工酶和心肌肌钙蛋白等。

4. **心脏超声检查**　心脏超声检查是一种无创的检查方法,可以评估心脏结构和功能。心脏超声检查可以检测冠状动脉狭窄或阻塞引起的心肌缺血、心室功能异常等。

5. **冠状动脉造影**　冠状动脉造影是一种侵入性检查方法,可以直接观察冠状动脉的狭窄或阻塞情况。冠状动脉造影可用于明确诊断和评估冠心病的严重程度。

需要注意的是,老年患者可能存在其他潜在的健康问题,如多种慢性疾病、认知功能下降等,这些因素可能会影响冠心病的诊断和治疗策略。因此,对于老年患者,应综合考虑病史、症状、体征和各种检查结果,与专业医生进行详细的讨论和评估,以确定最准确的诊断。

二、临床表现

(一)典型症状

1. **胸痛**　老年冠心病最常见的症状。表现为胸痛或不适感,通常发生在活动或情绪激动时,休息或使用硝酸甘油后可以缓解。疼痛通常出现在胸骨后,可以向左肩、左臂、颈部、下颌和背部放射。

2. **胸部压迫感**　这种感觉通常被描述为胸部有重物压迫,或者感觉胸部被紧紧地束缚。这种症状通常发生在进行体力活动(如爬楼梯、搬重物)时,或者在情绪紧张、焦虑、激动时出现。胸部压迫感的程度可以从轻微的不适到剧烈的疼痛,有时甚至会引发恐慌感。这种症状通常会持续几分钟,然后逐渐消退。在某些情况下,可能会伴随其他症状,如出汗、呼吸困难、恶心、头晕等。

3. **呼吸困难**　由于冠心病导致心脏功能不全,使得心脏无法有效地将氧气输送到全身,从而导致呼吸困难。老年患者可能会有持续的咳嗽,尤其是在躺下时。在进行正常活动时,如走路或爬楼梯,呼吸比平时更加急促,在躺下时可能会感到呼吸困难。

(二)不典型症状

1. **心悸**　老年冠心病患者可能感到心脏跳动过快、过慢或不规律,即心悸。心悸症状可能在体力活动或情绪激动时加重,因为这些情况下心脏负担增加,冠状动脉狭窄引起的供血不足可能导致心律失常。心悸时可能伴随其他症状,如胸痛、呼吸困难、乏力等。

2. **疲乏和体力下降**　老年冠心病患者常常感到疲倦、乏力,即使在休息后也难以缓解。这可能是由于心脏泵血功能不足导致全身供血不足。疲乏和体力下降可能被误解为老年人自身的衰老表现,而忽视了可能存在的冠心病。

3. **晕厥或昏迷**　在某些情况下,老年冠心病患者可能会突然感到头晕或头昏,导致昏倒或失去知觉。晕厥发生之前没有明显的先兆或预警症状,晕厥可能只持续几秒钟或几分钟,但患者在恢复后可能感到疲倦或虚弱。晕厥的发生与心脏供血不足导致脑部血流不足有关。

4. **恶心和呕吐**　老年冠心病患者可能会感到胃部不适,伴随持续性或间歇性的恶心感,严重时会出现呕吐的症状,这些症状可能是由于心肌缺血引起的胃肠道反应所致。长期如此,会导致食欲减退。

5. 牙痛 冠心病所导致的牙痛,实际上是胸痛放射到下颌部所引起的牵扯痛,并不会具体到某一颗牙齿,也不会有牙齿的红肿、感染等表现。常发生在运动劳力过程中、情绪变化时或饱餐后,休息以后症状就会缓解,这也是有别于普通牙痛的重要临床特征。

三、影响因素

(一)生理因素

1. 年龄 随着年龄的增长,血管壁会逐渐变硬、变厚,形成动脉硬化。这使得血管的弹性减弱,血液流动变得不畅,增加了冠状动脉供血不足的风险。

2. 遗传因素 有家族史的人患冠心病的风险更高。如果直系亲属(父母、兄弟姐妹、子女)中有人患有冠心病,个体患病的风险会增加。

3. 动脉粥样硬化斑块 动脉粥样硬化斑块是一种在血管内壁形成的沉积物,包括胆固醇、脂质和钙等。斑块的形成可能导致血管狭窄和阻塞,进而引发心肌缺血和心绞痛。

4. 心脏功能下降 老年人的心脏功能通常会随着年龄的增长而下降。心脏收缩力减弱,心脏的泵血能力降低,导致供血不足。

5. 自主神经功能紊乱 老年人的自主神经功能调节能力下降,交感神经活性增加,副交感神经活性减弱,导致心脏负荷增加,心脏供血不足。

6. 炎症反应增加 老年人的炎症反应增加,可能导致动脉内膜炎症反应和斑块的形成加剧,进一步加重了血管的狭窄和阻塞。

7. 其他慢性疾病 老年人通常患有多种慢性疾病,如高血压、高血脂、糖尿病等。这些疾病会增加冠心病的风险,并且可能对心脏和血管产生进一步的损害。

(二)心理因素

1. 心理压力 心理压力是老年冠心病的常见心理影响因素之一。老年人面临着家庭关系、经济负担、退休后的空虚等各种压力。这些压力会导致心理紧张和焦虑,进而影响心脏的功能。长期的心理压力会导致交感神经兴奋、心率加快、血压升高,从而增加冠心病的发作风险。

2. 不良情绪 老年患者可能会经历情绪波动,包括愤怒、沮丧、恐惧和无助等。这些情绪可能会对他们的心脏健康产生负面影响,同时也可能影响他们的生活质量和治疗效果。

3. 应激和负担 老年患者需要面对长期的治疗和管理,包括药物治疗、饮食控制和生活方式改变。这些负担和应激可能会给患者带来压力和不适。

4. 自我认知和态度 由于对疾病的认识不足,老年患者可能会忽视对冠心病的预防,或者误解冠心病的症状,错过治疗的最佳时间。同时,由于缺乏对疾病康复的正确认识,老年患者可能会采取不合理或不科学的行为,如不按时服药、不控制饮食、不进行定期体检等,从而影响康复效果。

(三) 社会与环境因素

1. 生活方式　不健康的生活方式是冠心病的主要风险因素之一,包括高脂肪、高胆固醇的饮食,缺乏体力活动,吸烟和过度饮酒等。这些不良习惯会导致高血压、高脂血症和肥胖等疾病,增加冠心病的风险。

2. 居住环境　老年冠心病患者的居住环境对他们的健康状况和自我效能有直接影响。例如,居住在没有楼梯或便利设施的老旧住宅中可能会限制老年人的活动能力和锻炼机会,降低自我效能。

3. 经济状况　社会经济地位与冠心病患病风险之间存在一定的关联。低收入、低教育水平和职业压力等社会经济因素可能导致不健康的生活方式和心理压力,从而增加冠心病的患病风险。

4. 社会支持　社会支持是一个重要的保护因素,可以减轻患冠心病的风险。良好的社会支持网络可以提供情感支持、信息支持和实质性支持,有助于减轻压力和促进健康行为。

5. 文化和教育水平　文化背景和教育水平也会对老年冠心病患者的健康状况和自我效能产生影响。文化差异可能导致对疾病认知、治疗方法和健康行为的差异,而教育水平低下可能导致患者对健康信息和管理策略的理解不足。

6. 医疗资源　医疗资源的可及性和质量也会影响冠心病的预防和治疗。医疗保健服务不健全、医疗设施不足以及医疗知识和技能的缺乏可能导致冠心病的延误诊断和治疗。

四、冠心病引发的心理问题

1. 焦虑　老年冠心病患者常常面临着疾病的不确定性和对未来的担忧,这会导致他们产生焦虑情绪。他们可能担心疾病的进展和复发,担心症状的加重或导致严重后果。焦虑情绪会增加患者的心脏负担和血压,并可能导致心律失常。同时,焦虑情绪还会干扰患者的生活,影响他们的睡眠质量和日常活动。

2. 抑郁　老年冠心病患者常常面临着健康状况的变化和生活方式的限制,这可能导致他们产生抑郁情绪。他们可能感到自己的身体功能受到限制,无法像以前那样自由地活动。同时,疾病的治疗和药物的不良反应也可能对患者的心理状态产生负面影响。抑郁情绪会降低患者的生活质量,影响他们对治疗的依从性,并可能导致社交隔离和自杀的风险增加。

3. 自我身份和价值感的改变　冠心病的发生可能导致患者对自己的身份和价值感产生质疑。他们可能感到自己不再是以前的那个人,无法胜任原来的角色和责任,这可能引发自尊心的下降和自我怀疑。

4. 社交隔离　由于疾病的限制,患者可能会远离社交活动和人际交往。患者可能担心在社交场合中出现病情变化或危险症状,而选择避免参与社交活动。社交隔离会导致老年冠心病患者感到孤独和无助,进一步加重他们的心理问题。

5. 恐惧和无助 面对冠心病的症状和不确定的病情,老年患者可能会感到恐惧和无助,对未来的健康状况和治疗的效果可能存有担忧和不安。

6. 应对不良 老年冠心病患者常常需要调整生活方式和采取药物治疗,这对他们的心理和生活带来了挑战。一些患者可能难以接受自己的疾病,对治疗和管理计划缺乏积极性。一些患者可能难以适应新的生活方式,如饮食控制、戒烟和进行规律的运动。应对不良会影响患者的治疗效果和健康结果,并可能导致疾病的进展和复发。

五、心理护理

(一) 行为矫正

老年冠心病和 A 型行为之间有着密切的关联。A 型行为的特征包括竞争性、紧迫性、敌对性和焦虑性的行为模式。这些行为模式可能增加冠心病发作的风险和加重病情。因此,对于冠心病患者,A 型行为矫正是一项重要的心理护理措施。A 型行为矫正旨在帮助老年冠心病患者调整和改变不健康的行为模式,减轻心理压力和消除病情的恶化因素。以下是一些常见的 A 型行为矫正措施:

1. 放松训练 放松训练是 A 型行为矫正重要的一环。学习放松技巧,如深呼吸、渐进性肌肉松弛和冥想等,可以有效减轻紧张和焦虑。通过定期进行放松训练,可以让身体和心理得到恢复和放松,减少冠心病的发生风险。

2. 时间管理 制订合理的工作和休息时间表,保证充足的休息和放松时间。具有 A 型行为的人往往工作强度大,容易忽视休息和放松的重要性。合理的时间安排可以减少压力和紧张,降低冠心病的风险。

3. 健康生活方式 健康生活方式也是不可忽视的一点。建立健康的饮食习惯,增加体育锻炼,戒烟限酒,控制体重,都可以降低冠心病的发生风险。具有 A 型行为的人往往喜欢快餐和高盐、高脂肪的食物,这会增加冠心病的发生风险。通过改变饮食结构,选择健康的食物,可以有效降低冠心病的风险。

4. 心理疏导 通过心理咨询或心理治疗来帮助处理与 A 型行为相关的问题,减少紧张和焦虑。具有 A 型行为的人常常有较高的紧张感和焦虑,这对心脏健康不利。通过心理疏导,可以帮助他们更好地应对压力,减轻负面情绪的压力。

5. 社交支持 寻求社交支持也是非常重要的。与朋友和家人分享自己的感受和压力,寻求他们的支持和理解,可以减轻负面情绪的压力。有良好的社交支持系统可以减少孤独感和紧张感,对心脏健康有积极的影响。

(二) 认知调整

1. 疾病知识的宣教 老年冠心病患者可以通过阅读相关书籍、参加健康讲座、观看健康视频等方式,从多个维度了解冠心病的知识。医护人员可以向患者提供相关资料和解答疑问,帮助患者全面了解疾病。

2. 引导接受现实 冠心病是一种慢性疾病,患者需要接受自己的病情并认清现实。

患者应该意识到自己需要长期的治疗和管理,以及需要改变生活方式,如戒烟、控制饮食、加强锻炼等。

3. 建立积极的生活态度　积极的生活态度对冠心病患者非常重要。患者应该学会积极面对生活中的困难和挑战,保持乐观的心态。可以通过培养兴趣爱好、学习新技能、与他人分享经验等方式来提升生活质量。

4. 设定合理的目标　冠心病患者在康复过程中可以设定一些合理的目标,如控制血压、控制血脂、增加锻炼时间等。目标的设定应该具体、可行,并且可以逐步实现,这样能够增加患者的自信心和动力。

(三) 情绪疏导

1. 减轻抑郁和焦虑　通常老年冠心病患者入院后抑郁症状逐渐明显,且持续的时间比较长。护理人员对患者应热情,仔细解释各种检查和治疗方法的价值与意义,让患者倾诉内心的体验和感受,以减轻其焦虑和抑郁。

2. 减轻心理压力　老年患者受个人认知评价、应对风格、社会支持、个性等多种因素影响,易诱发冠心病或加重病情。护理人员应与患者建立良好的人际关系,消除不良情绪的影响。

3. 减轻心理应激反应　护理人员应帮助患者认识到必须改变自身的应对方式,当遇到困难和挫折时,应尽量避免消极而不成熟的应对方式,减轻患者的心理应激水平,重建心理适应能力,减少内心冲突,保持心理平衡。

4. 情绪调节训练　首先,帮助患者加强个性修养、情感修养,使其学会克制,遇事冷静地去换位思考,帮助患者建立良好的人际关系。其次,通过谈话、咨询、通信等形式使患者家庭成员、同事等了解患者的病情,争取家属及单位密切配合。

5. 松弛训练　当患者存在焦虑、血压波动、心动过速、紧张性头痛及其他与精神因素相关的症状时,可以使用生物反馈技术,指导患者进行松弛训练。可以采用想象放松法、深呼吸放松法等,一般每次 15 分钟,每日 1～2 次。

(四) 提高对疾病的适应性

1. 自我护理能力训练　除定期进行心理咨询外,可应用各种松弛疗法,如练书法、听音乐等。在焦虑、愤怒时,找人诉说、宣泄以缓解不良情绪。

2. 改善应对方式　帮助冠心病患者采取积极的应对方式,增加患者对治疗护理的顺应性。冠心病患者不可避免地面临身体、经济、心理等方面压力,护理人员应设法使患者努力积极应对,避免消极应付,努力提高患者的行为能力。在患者不能提供自理需要时确定患者的活动,并参与患者的活动,帮助患者提高自我护理能力。

(五) 其他措施

1. 怀旧疗法　此法主要针对老年人,被视为一项独立的、具有临床价值的护理措施。怀旧疗法可改善老年人的负性情绪、促进其身心健康及生活品质,且可帮助老年人找回已被其遗忘的个人内在资源,重新建立其自信心及自尊,并发展出正向的调适机制,避免其心理问题的发生或恶化。临床实施一般先从了解患者及周围人过去的应对方式入手。例如,是否有住院经历? 曾经遇到过哪些大事,如何解决的? 周围人有无类似其当下的经历,他们是如何解决的? 通过挖掘患者过去的经验,帮助其找到解决当前问题的方法。

2. **音乐疗法**　音乐治疗依其目的主要可分为两大类:激励性音乐治疗和镇静性音乐治疗。激励性音乐具有多变的节奏、速度及旋律,可引发身体的活力及刺激精神。镇静性音乐即节奏缓慢,音域及旋律的变化较小,有缓和镇静的作用。对具有 A 型行为的冠心病患者而言,可适当选择镇静性音乐,如《春江花月夜》《小夜曲》《月光奏鸣曲》等。

3. **广泛培养业余爱好**　鼓励患者从事一些节奏缓慢的休闲活动,如钓鱼、园艺、编织、书法、太极拳等,以求使其在舒缓而有节律的活动中获得平静的心情。对心功能较好、可从事轻体力活动的患者,可建议其进行有氧运动训练。通过全面改善患者的心血管功能状态,重新整合其机体神经内分泌调节,进而影响患者的精神状态,并通过运动增加患者的社会交往机会,有利其心理疏泄。

总之,心理治疗在老年冠心病管理中非常重要,可以缓解老年患者的焦虑和抑郁,增强治疗依从性,提供应对压力的策略,促进社交支持,促进康复和预防,提高生活质量。通过心理护理,老年冠心病患者可以获得全面的健康管理,促进身心恢复。

第三节　高血压老年人的心理护理

一、定义

高血压(hypertension)是指以体循环动脉血压[收缩压和(或)舒张压]增高为主要特征(收缩压≥140 mmHg,舒张压≥90 mmHg),可伴有心、脑、肾等器官的功能或器质性损害的临床综合征。高血压是最常见的慢性病,也是心脑血管病最主要的危险因素。

临床上高血压可分为两类,包括原发性高血压与继发性高血压。原发性高血压是一种以血压升高为主要临床表现而病因尚未明确的独立疾病,占所有高血压患者的90%以上。继发性高血压又称为症状性高血压,病因明确,高血压仅是该种疾病的临床表现之一,血压可暂时性或持久性升高。高血压的症状因人而异,早期可能无症状或症状不明显,常见症状为头晕、头痛、颈项板紧、疲劳、心悸等。早期仅会在劳累、精神紧张、情绪波动后发生血压升高,并在休息后恢复正常。随着病程延长,血压明显持续升高,逐渐会出现各种症状。此时被称为缓进型高血压病。缓进型高血压病常见的临床症状有头痛、头晕、注意力不集中、记忆力减退、肢体麻木、夜尿增多、心悸、胸闷、乏力等。高血压的症状与血压水平有一定关联,多数症状在紧张或劳累后可加重,清晨活动后血压可迅速升高,出现清晨高血压,导致心脑血管事件多发生在清晨。

根据患者的病史、体格检查和实验室检查结果,可确诊高血压。诊断内容应包括:①确定血压水平及高血压分级;②无合并其他心血管疾病危险因素;③判断高血压的原因,明确有无继发性高血压;④评估心、脑、肾等靶器官情况;⑤判断患者出现心血管事件的危险程度。

老年高血压是指年龄≥65 岁,在未使用降压药物的情况下非同日 3 次测量血压,收缩压≥140 mmHg 和(或)舒张压≥90 mmHg,即诊断为老年高血压。如果收缩压≥140 mmHg,舒张压<90 mmHg 则定义为单纯收缩期高血压。曾明确诊断高血压且正在接受降压药物治疗的老年人,虽然血压<140/90 mmHg 也应诊断为老年高血压。老年高血压的分级与一般成年人相同。见表 5-3。

表5-3　老年人血压水平的分级

分级	收缩压(mmHg)		舒张压(mmHg)
正常血压	<120	和	<80
正常高值血压	120~139	和(或)	80~89
高血压	≥140	和(或)	≥90
1 级高血压	140~159	和(或)	90~99
2 级高血压	160~179	和(或)	100~109
3 级高血压	≥180	和(或)	≥110
单纯收缩期高血压	≥140	和	<90

注:当收缩压与舒张压分属不同级别时,以较高的级别为准。单纯收缩期高血压按照收缩压水平分级。

随着年龄增长,大动脉弹性下降,动脉僵硬度增加;压力感受器反射敏感性和β肾上腺素能系统反应性降低;肾脏维持离子平衡能力下降,表现为容量负荷增多和血管外周阻力增加。因此,老年高血压具有以下特点。

1. 收缩压升高为主　老年高血压患者常见收缩压升高和脉压增大。与舒张压升高相比,收缩压升高与心、脑、肾等靶器官损害的关系更为密切,是心血管事件更为重要的独立预测因素。因此,老年患者降压治疗更应强调收缩压达标。

2. 血压波动大　由于血压调节能力下降,老年人的血压水平容易受各种因素的影响而产生波动,如体位、进餐、情绪、季节或温度等,称为异常血压波动。最常见为血压昼夜节律异常、体位性血压波动、餐后低血压等,是晕厥、跌倒、心血管事件的重要危险因素。

3. 多重用药　高龄老年高血压患者常伴有多种危险因素和相关疾病,如糖尿病、高脂血症、冠心病、肾功能不全和脑血管病。因合并多种慢性疾病,多重用药是老年人常见的现象。

4. 假性高血压　老年高血压患者伴有严重动脉硬化时,可出现袖带加压时难以压缩肱动脉,所测血压值高于动脉内测压值的现象,称为假性高血压。假性高血压易导致过度降压治疗,收缩压过低的高龄患者可能引起跌倒、晕厥等不良事件的增加。

5. 并发症多,与多病共存　在重要器官明显受损前,很多老年高血压患者无明显症状,因此忽视了血压管理,导致并发症的发生。老年高血压患者的并发症发生率高达

40%,以冠心病、脑卒中最为常见。此外,老年高血压常与糖尿病、高脂血症、肾功能不全、前列腺增生等疾病共存,使治疗用药较为复杂,致残率、致死率增高。

二、临床表现

(一) 常见症状

1. **血压升高** 老年高血压的最显著表现就是血压持续升高。老年高血压的诊断标准是收缩压≥140mmHg 和(或)舒张压≥90mmHg,但具体的血压标准会因个体差异而有所不同。

2. **头痛和眩晕** 老年高血压患者常常会出现头痛和眩晕的症状。这主要是由于高血压导致脑血管收缩和痉挛,从而影响了脑部的血液供应。这些症状可能会在早晨或晚上加重,尤其是在起床或改变体位时。

3. **心悸和胸闷** 老年高血压患者常常出现心悸和胸闷的症状。心悸是指心跳感觉明显或加快,患者会感到心脏跳动得不规则或有增强感。胸闷则是由于心肌供血不足引起的,患者会感到胸部压迫感或窒息感。

4. **疲劳和乏力** 老年高血压患者常常出现疲劳和乏力的症状。疲劳是指身体和精神上的疲惫感,患者会感到无力和耐力下降。乏力则是由于心脏负荷过重引起的,患者会感到肌肉无力和活动困难。

5. **尿频和夜尿** 老年高血压患者常常出现尿频和夜尿的症状。尿频是指频繁地排尿,患者会感到尿意频繁且尿量较少。夜尿则是指在夜间频繁地起床排尿,患者会感到睡眠质量下降。

(二) 并发症

1. **心血管并发症** 老年高血压患者由于持续的高血压状态,容易发生心血管并发症。常见的心血管并发症包括心肌梗死、心力衰竭、脑卒中等。患者会出现胸痛、呼吸困难、言语不清等症状。

2. **肾功能异常** 老年高血压患者常常出现肾功能异常,包括尿蛋白增多、尿酸升高、肾小球滤过率下降等。患者会出现尿蛋白阳性、水肿、尿少等症状。

3. **视力模糊和眼花** 老年高血压患者常常会出现视力模糊、眼前发黑等视力问题。这是由于高血压引起的眼底血管病变,导致视网膜供血不足。如果不及时治疗,严重的情况可能导致视力丧失。

4. **情绪波动** 老年高血压患者常常会出现情绪波动,如焦虑、抑郁、易怒等。这可能是由于高血压引起的脑血管病变,导致脑部神经功能受损,从而影响了情绪的调节。

5. **失眠** 高血压可能会导致血管舒缩功能失调,从而导致失眠。这种失眠可能会伴随着头痛、头晕或耳鸣等症状。

三、影响因素

（一）生理因素

1. **遗传因素**　遗传因素对老年高血压的发生有重要影响。研究表明,高血压在家族中的遗传性较高。如果有高血压家族史,个体患高血压的风险也会增加。

2. **年龄因素**　随着年龄的增长,血管弹性下降,血管壁变厚,血管内皮功能减弱,这些都会导致血管阻力增加,从而引起血压升高。因此,老年人患高血压的比例较高。

3. **体格因素**　老年高血压与肥胖、体重增加、体脂增加等体格因素相关。肥胖会导致体内脂肪堆积,增加心脏负担,进而引起血压升高。

4. **血管因素**　血管壁的结构异常也是导致高血压的重要因素之一。血管壁的增厚、硬化、弹性降低等改变会导致血管阻力增加,从而引起血压升高,也为血栓和斑块的形成创造了有利条件。

5. **肾功能退化**　肾脏对调节血压起着关键作用。随着年龄增长,肾小球的数量减少,功能逐渐下降,导致身体调节血压的能力减弱。当肾脏功能受损时,会导致体内钠潴留、水分潴留和血压升高。

6. **体液和电解质的改变**　老年人对盐的摄取更加敏感,这可能导致水钠潴留,从而增加血容量,使血压上升。

7. **激素水平的变化**　随着年龄的增加,身体对某些激素的反应可能会改变。这些改变可能会增加心率或导致血管收缩,从而影响血压。

8. **神经系统的退行性变化**　随着年龄的增长,神经系统的反应可能变得迟钝。这可能影响心脏和血管的自主神经功能,从而影响血压调节。

9. **内分泌系统的变化**　随着年龄的增长,体内的某些激素水平可能会变化,例如肾素、血管紧张素和醛固酮,这些激素的变化都可能影响血压的变化。

10. **心脏结构的变化**　随着年龄的增长,心脏可能会出现肥大、僵硬等结构性变化,这会增加心脏对氧气和营养的需求,并可能导致高血压。

（二）心理因素

1. **压力和抑郁**　老年人可能面临各种生活压力,如退休、疾病、家庭问题等。长期的压力和抑郁会导致交感神经兴奋,引起血压升高。

2. **焦虑和恐惧**　老年人可能面临孤独、失去亲人和朋友、健康问题等导致的心理压力。焦虑和心理压力会导致内分泌系统紊乱,从而影响血压的控制。

3. **睡眠问题**　老年人常常面临睡眠质量下降的问题,如失眠、睡眠呼吸暂停等。睡眠问题会导致血压的波动和升高。

4. **自我调节能力下降**　随着年龄的增长,老年人的自我调节能力和应对能力可能下降。他们可能更难以应对压力和情绪,从而影响血压的控制。

5. **个人期望和自我压力**　部分老年患者对自己的期望过高、自我要求严格,以及对未来不确定性的担忧,都会增加心理应激,进而影响血压。

(三) 社会与环境因素

1. 社会压力 老年人常常面临退休、亲友离世、社交圈子变小等社会变化,这些变化可能导致心理压力增加,从而影响血压的稳定。社会压力还可能引发焦虑、抑郁等精神疾病,进一步加重血压问题。

2. 经济压力 经济状况不佳是老年人的常见问题之一。面对经济压力,老年人可能出现焦虑、抑郁等心理问题,从而影响血压的控制。经济压力还可能限制患者的医疗资源和药物购买能力,进一步加重高血压的风险。

3. 生活环境 老年高血压患者的生活环境对血压的控制有一定的影响。如居住在噪音大、空气污染严重的地区,或者生活环境不安全、缺乏运动场所等,都可能增加患者的心理压力,导致血压升高。

4. 家庭关系 老年人的家庭关系对其心理健康有着重要影响。家庭中的冲突、紧张气氛、孤独等问题可能增加老年人的心理应激,导致血压升高。相反,和睦的家庭关系、亲密的人际关系可以帮助老年人减少心理压力,维持血压的稳定。

5. 社交活动 老年高血压患者的社交活动对其心理和生理的健康都有积极的影响。积极参与社交活动可以减轻心理压力,提高心理抗逆能力,促进良好的身心健康。

6. 生活方式 老年人的生活方式对高血压的发生和控制有重要影响。不良的生活方式,如不规律的饮食、缺乏运动、熬夜等,可能导致心理应激增加,从而影响血压的稳定。相反,良好的生活方式,如均衡的饮食、适量的运动、良好的睡眠等,可以减少心理压力,有利于血压的控制。

7. 医疗资源不足 部分老年高血压患者可能由于医疗资源不足而无法得到及时的诊断和治疗。这种情况下,患者可能出现焦虑、恐惧、无助等心理问题,影响其血压的控制。缺乏医疗资源还可能导致患者无法获得药物和治疗的支持,进一步加重高血压的风险。

四、高血压引发的心理问题

1. 焦虑和恐惧 患者可能对高血压的并发症和后果感到担忧,如心脏病、卒中等。他们可能担心自己的健康状况恶化,导致焦虑和恐惧的情绪。这种焦虑和恐惧可能进一步加重血压的升高,形成恶性循环。

2. 抑郁 老年高血压患者也容易出现抑郁症状。他们可能感到沮丧、无助、失去兴趣,甚至有自杀的念头。这可能是由于血压的波动、生活变化、社会压力等因素引起的。

3. 自我认同问题 老年高血压患者可能因为患病而感到自卑和无力。他们可能认为自己不再是健康和独立的个体,失去了生活的掌控感。这种自我认同问题可能对他们的心理健康产生负面影响。

4. 社交隔离和孤独感 由于血压控制的需要和身体状况的限制,老年高血压患者可能逐渐减少社交活动,从而导致社交隔离和孤独感。缺乏社交支持和互动可能会增加心理压力,对健康的恢复和血压的控制产生不利影响。

5. 适应困难　高血压的诊断和治疗可能对老年人产生重大的生活变化。他们需要改变饮食习惯、增加体育锻炼、定期服药等,这些改变可能对他们的生活方式和日常习惯带来困扰。适应这些变化可能会导致心理压力和困惑。

6. 认知功能下降　老年高血压患者有时可能出现认知问题,如记忆力下降、注意力不集中等。这可能是由于血压波动、脑血管病变等因素引起的。认知问题可能对患者的生活质量和心理健康产生负面影响。

五、心理护理

(一) 认知干预

1. 鼓励老年人进行认知训练　认知训练可以帮助老年人提高注意力、记忆和思维能力。可以通过解谜游戏、数学题、记忆游戏等方式进行认知训练。定期进行训练可以帮助老年人保持大脑的灵活性。

2. 保持积极的心态　高血压老年人常常面临许多身体上和心理上的挑战,容易产生抑郁和焦虑。家庭成员和医护人员应该积极地鼓励和支持老人,帮助他们建立积极的心态,增强应对压力的能力。

3. 提供健康的生活方式指导　老年人需要注意饮食和运动习惯,以控制高血压。提供健康的饮食建议,如低盐、低脂肪的饮食。鼓励老年人进行适度的有氧运动,如散步、游泳等。

4. 建立良好的社交关系　老年人常常面临孤独和社交隔离的问题,容易导致认知功能下降。家庭成员可以帮助老年人参加社交活动,如社区活动、老年俱乐部等,与其他人建立良好的社交关系。

5. 定期进行健康检查　定期检查血压和其他相关指标,及时调整药物治疗方案。同时,定期进行认知功能评估,以及时发现和干预认知功能下降的问题。

(二) 行为矫正

1. 鼓励积极生活方式　帮助老年高血压患者树立健康的生活态度和良好的生活习惯,如合理饮食、适量运动、戒烟限酒等。通过提供相关的健康知识和行为指导,帮助患者养成积极的生活方式,提高心理和身体健康水平。

2. 适度运动　老年人应适量进行有氧运动,如散步、慢跑、游泳等,有助于增强心脏功能,降低血压。但是老年人要避免剧烈运动,避免过度劳累。

3. 饮食控制　老年人应该遵循低盐、低脂、低胆固醇的饮食原则,减少高盐、高脂肪、高胆固醇的食物摄入。增加摄入蔬菜、水果、全谷物等富含纤维的食物,有助于降低血压。

4. 控制体重　老年人应保持适当的体重,过重会增加心脏负担,导致血压升高。如果老年人超重或肥胖,应适当控制饮食,加强运动,减少体重。

5. 戒烟限酒　吸烟和饮酒会对血管造成损害,增加心脑血管疾病的风险。老年人应戒烟限酒,减少烟酒的摄入。

（三）情绪疏导

1. 倾听和支持　高血压老年人常常面临身体上和心理上的挑战,他们需要有人倾听和支持他们的情绪。家庭成员和朋友应该耐心倾听他们的抱怨、焦虑和恐惧,并给予理解和鼓励。

2. 提供情绪释放的方式　帮助老年人找到适合他们的情绪释放方式,如散步、听音乐、绘画、写日记等。这些活动可以帮助他们减轻压力和焦虑。

3. 提供积极的情绪引导　鼓励老年人保持积极的心态,帮助他们看到生活中的美好和积极的一面。可以分享一些正能量的故事、音乐或电影,以提高他们的情绪。

4. 提供心理支持　为高血压老年人提供心理咨询或心理治疗的机会。专业的心理咨询师可以帮助他们处理情绪问题,提供情绪疏导和心理支持。

5. 鼓励参与社交活动　参与社交活动可以帮助老年人与他人建立联系、分享情感和减轻孤独感。家庭成员可以鼓励他们参加社区活动、老年俱乐部或志愿者工作。

6. 定期进行情绪评估　定期评估老年人的情绪状态,及时发现和处理情绪问题。医护人员可以提供适当的情绪疏导和治疗建议。

（四）提高疾病适应性

1. 增强应对策略　老年高血压患者面临着身体上的限制和生活方式的改变,需要学会应对和适应这些变化。可以通过教授应对技巧,如问题解决、积极适应、社交支持等,帮助患者调整心态,增强应对能力。

2. 提供社会支持　老年高血压患者需要得到家庭、亲友和社会的支持和关爱。可以通过建立互助小组、提供社区支持等方式,帮助患者建立良好的社会支持网络,分享经验和情感,减轻心理压力。

3. 定期随访和评估　心理干预不是一次性的过程,而是需要长期的跟踪和评估。医护人员和患者应该建立起定期的随访和评估机制,了解患者的心理状态和治疗效果,及时调整干预措施,确保心理干预的有效性和持续性。

第四节　消化性溃疡老年人的心理护理

一、定义

消化性溃疡(peptic ulcer)是主要发生于胃及十二指肠的急性或慢性溃疡,是一种多发病、常见病。其临床特点为慢性过程、周期性发作、中上腹节律性疼痛。消化性溃疡多发生于胃和十二指肠,也可发生于胃酸、胃蛋白酶接触的其他部位,如食管下端、胃肠吻合术的吻合口等。13％的消化性溃疡老年人因消化道出血、穿孔、贫血等并发症来就诊。

二、临床表现

近年来,老年消化性溃疡发病率明显增加,老年消化性溃疡临床表现多不典型,无症状或症状不明显较多,疼痛多无规律,厌食、恶心、呕吐、体重下降、贫血等症状较突出。需与恶性肿瘤鉴别,提高老年人积极防治消化性溃疡的意识。老年患者中以胃溃疡较多见,约有 35% 为无痛型。高位溃疡时疼痛可向背部及剑突下放射,有的患者还可向胸部放射,易与心绞痛混淆。老年消化性溃疡并发症较多,愈合难,复发率高。老年消化性溃疡的常见并发症如下:

1. 上消化道出血　上消化道出血是老年消化性溃疡最常见的并发症,也是消化性溃疡老年人最主要的死因。据统计,70 岁以上老年人患病率为 80%,消化道出血发生率及出血量与年龄增长呈正相关,死亡率高。有研究证实,消化性溃疡老年人出现消化道出血后的死亡率大于 25%,是年轻患者的 4～10 倍。

2. 穿孔　发生率为 16%～28%,居第二位。由于老年人反应迟钝且腹壁肌肉薄弱,腹膜炎症状不明显。部分患者的首发症状为突然衰竭,而超过 50% 的患者在消化道穿孔前未出现消化性溃疡的表现,这些因素常使患者延误就医,影响诊断和治疗。

3. 幽门梗阻　患者多有长期消化性溃疡的病史,是由幽门区溃疡炎症水肿或幽门区附近溃疡刺激幽门括约肌反射性痉挛所致。据调查,发展中国家消化性溃疡引起幽门梗阻的发生率高于发达国家。患者常表现为上腹疼痛及饱胀感、呕吐、上腹膨隆、体重下降、酸碱平衡失调等,严重者出现恶病质。

4. 癌变　胃黏膜反复破损、异常增生易引发癌变,2%～6% 的老年胃溃疡患者会发生癌变,故对老年胃溃疡患者应定期检查。若经规范治疗,症状无明显改善或加重,大便隐血试验持续阳性,消瘦明显,体重下降,提示有癌变可能。因此,应定期进行胃镜检查,取病理活检进行鉴别。

三、影响因素

(一) 生物环境因素

1. 家庭因素　幽门螺杆菌(helicobacter pylori,Hp)与消化性溃疡的发生关系密切。有数据显示,胃溃疡患者 Hp 检出率为 60%～75%,十二指肠溃疡患者 Hp 的检出率达85%～100%。流行病学研究表明,Hp 感染有家庭聚集现象,家庭成员中分离的 Hp 多为同一菌株,提示 Hp 在家庭内传播。因此消化性溃疡的家庭成员集中发病现象可能主要是由家庭内 Hp 交叉感染所导致。

2. 胃黏膜萎缩　老年人胃动脉硬化,血流逐渐减少,导致胃黏膜萎缩,黏膜细胞更新速度减慢,从而导致抗溃疡形成能力下降,促使消化性溃疡的发生。

3. 胃酸分泌增多　老年人胃肠功能减退,胃蠕动减慢,食物易积聚在胃内,不易被消化,导致胃酸分泌增加,促使溃疡形成。

4. 肺功能减弱　老年人常患有肺部疾病,肺功能受损。由于长期处于缺氧状态,二氧化碳又排出不畅,胃壁血管过度收缩,胃酸分泌增加,导致溃疡发生。

5. 药物刺激　老年人患有多种疾病,需长期服用大量口服药物,特别是非甾体抗炎药(nonsteroidal anti-inflammatory drug, NSAID),包括阿司匹林、对乙酰氨基酚、吲哚美辛、布洛芬、尼美舒利等,可直接刺激胃黏膜,使胃酸分泌增加,损伤黏膜,形成溃疡,为消化性溃疡的致病因素之一。此外,NSAID还能增加老年消化性溃疡并发症的发生率,增加消化性溃疡的死亡率。因此,有消化性溃疡的老年人应谨慎使用非甾体抗炎药,以免加重消化性溃疡症状。

6. 其他因素

(1) 吸烟:吸烟影响溃疡愈合、促进溃疡复发、增加溃疡并发症,因此吸烟者的消化性溃疡的患病率比不吸烟者高。

(2) 饮食:长期饮酒,喝浓茶、咖啡和某些饮料能刺激胃酸分泌,易产生消化不良症状,但尚无充分证据表明长期饮酒会增加消化性溃疡发生的概率。

(3) 病毒感染:少部分消化性溃疡患者在溃疡边缘可检出Ⅰ型单纯疱疹病毒,而离溃疡较远的组织中则未查到。这些患者无全身性Ⅰ型单纯疱疹病毒感染或免疫缺陷,提示Ⅰ型单纯疱疹病毒局部感染可能与消化性溃疡的形成有关。

(二) 心理社会因素

1. 应激和情绪因素　急性应激可引起应激性溃疡。初诊为消化性溃疡的患者或消化性溃疡复发的患者中,分别有84%和80%在症状发作前一周受到负性生活事件的严重刺激。负性生活事件是消化性溃疡常见的心理诱发因素。国内有学者研究发现,消化性溃疡患者遭遇的负性生活事件频率明显多于正常人。情绪与许多心身疾病的发生发展密切相关。胃和十二指肠的消化功能对情绪变化极为敏感,加之有的个体具有生理基础,刺激损害就更易定位于胃肠器官。流行病学调查表明,抑郁、烦恼等不良情绪可致消化性溃疡的发生。中医认为思伤脾,思虑过度,久伤脾脏,造成脾胃运化功能失调,可促成消化性溃疡的发生。

2. 个性特点　在心理因素中性格是最基本、最核心的部分。消化性溃疡患者具有明显的性格特点,大多数患者属于内向性格,有强烈的依赖愿望、责任心强、情绪不稳定、矛盾心理较激烈、常有压抑感、神经质、易被激怒,但又得不到发泄。

3. 社会支持与应对方式　在应激性疾病因果链中,社会支持起着缓冲作用,属保护性因子。低社会支持则伴随高的躯体疾病发生率,社会支持的缺乏使个体得不到情感的支持,无安全感,不易保持身心健康。社会支持的缺乏是消化性溃疡的高危因素。国内学者研究发现,消化性溃疡患者的主、客观社会支持及支持利用度均比正常人差。另外,对消化性溃疡患者应对策略的研究也是一个热点。国内有学者研究发现消化性溃疡患者的消极应对得分明显高于正常对照组。不良的应对方式(如吸烟、酗酒、熬夜等不良的行为方式等)都可能对心身健康有一定的影响。

四、消化性溃疡引发的心理问题

老年人由于消化道溃疡引起的上腹部不适、需长期服药、医疗开支大等,可能存在精神紧张、多愁善感、焦虑烦躁、悲观消极等不良心理反应。长期的心理应激会造成自主神经功能紊乱,加剧胃黏膜损害因素,影响溃疡愈合,使病情迁延难治。

1. **焦虑和压力** 消化性溃疡患者常常会感到焦虑和压力,由于胃溃疡及十二指肠溃疡经常周期性发作,且发作时间持续较久,很多老年人无法适应疾病周期性带来的困扰,导致患者出现焦虑情绪。在生理上,老年人的焦虑表现为轻者长吁短叹,重者会感到呼吸困难、过度换气、胸闷、心悸、眩晕、头昏、口角发麻、四肢异常。这些生理变化正是由于情绪过度紧张,使得大脑皮层、胃肠系统过度敏感,自主神经系统及胃肠系统的感受性增高,从而导致溃疡的经常发生。在心理上,老年人经常疑惑不解,惶惶不安,甚至微不足道的小事也会引起他们猜测不宁,更有甚者担心大祸临头、灾难将至。老年人焦虑时会感到惧怕,而惧怕时也会感到焦虑,焦虑和惧怕相互伴随。这些老年人不能像普通人那样适应正常的生活环境,遭遇紧张的心理压力时,会慌张、忙乱、丧失应对事变的能力。

2. **疑虑和不安** 消化性溃疡老年人可能会因为疾病的治疗过程和对疾病的了解不足而产生疑虑和不安。老年患者本身由于身体功能较弱,胃和十二指肠经常出现溃疡甚至各类并发症,患者往往感觉到疑虑甚至不安,常常提心吊胆,就算疾病痊愈依然会觉得疾病仍然存在,非常不安。这种情况可能会导致他们对治疗产生不信任感,影响治疗效果。

3. **睡眠障碍** 消化性溃疡因疾病呈现周期性,时常发作,且发作时伴有很多并发症,如出血、梗阻等。老年人可能会因为节律性的疼痛和恶心呕吐而出现睡眠问题,如夜间失眠、无法入眠等。长期睡眠障碍,身体无法正常休息,可能会导致他们的日常生活受到影响,产生疲劳和精神萎靡。

4. **慢性疲劳综合征** 由于消化性溃疡周期性发生,很多患者不停地遭受溃疡的刺激,生理和心理均遭受不同的打击后出现慢性疲劳综合征。心理方面主要表现为心情抑郁、焦躁不安或急躁、情绪不稳、脾气暴躁、思绪混乱、反应迟钝、注意力不集中、做事缺乏信心、犹豫不决。同时,常常会出现厌食、挑食、食欲不振等消化系统问题。心理和生理双重打击下出现明显的慢性疲劳综合征。

五、心理护理

(一) 认知行为疗法

认知行为疗法是一种心理治疗方法,通过改变患者的思维模式和行为模式来缓解疾病带来的负面情绪。在消化性溃疡老年人的治疗中,认知行为疗法可以帮助老年人了解自己的疾病,消除不必要的恐惧和焦虑,从而减少因情绪波动而加重病情的风险。具体包括以下实践方法。

1. **认知矫正** 帮助老年人识别并改变消极的思维模式,例如焦虑、抑郁等情绪。

2. 思维导图　通过绘制思维导图,让老年人更好地理解消化性溃疡的病因、症状、治疗方案和预防措施。

3. 行为疗法　鼓励老年人改变不良的生活习惯和行为,例如不规律的饮食、吸烟等,培养健康的生活习惯。如利用记录笔记形式,让老年人记录自己的饮食、生活规律和情绪变化,帮助老年人了解自己的生活习惯和情绪变化规律,从而更好地控制自己的情绪。

4. 倾听疗法　耐心听取老年人的倾诉,了解老年人的想法及需求,针对每个老年人的个性特点,采取相应措施。语言亲切,简单易懂,既要同情、关心老年人,又要保持沉着、冷静、坚定的态度。尊重老年人的感受,建立良好的护患关系。鼓励老年人宣泄情绪,倾听老年人的心声,鼓励他们表达自己的情绪和感受,如悲伤、无助、愤怒等。这有助于减轻他们的心理负担,获得情感上的支持。引导老年人找到合适的发泄方式。如写日记、画画等,以表达内心情感,减轻心理负担。

(二) 放松疗法

1. 深呼吸放松法　保持环境安静,集中思想,采取舒适的姿势,可以平卧或坐在椅子上。腹式呼吸,用鼻吸气,吸气时腹部鼓起,由腹部带动胸部呼吸,屏住呼吸 1～2 秒,再用鼻子或嘴慢慢将气呼出,呼气时将注意力放在自己的双肩上,全身放松。

2. 肌肉放松法　每一个部位的放松都要按照紧张再放松的方法进行。通常进行放松训练的部位是手、手臂、脸部、颈部、躯干及腿部的肌肉。吸气时肌肉紧张,保持 7～10 秒,再呼气,放松肌肉,保持 10～15 秒。用力向后仰起头部,注意背部、肩膀以及颈部的紧张,然后放松。体会紧张和放松时的不同感觉,由此减轻焦虑不安的情绪,也可缓解肌肉紧张带来的不适感。

3. 自我暗示法　闭上眼睛让自己的大脑处于空白状态,想象着自己最喜欢的环境,尽量让自己全身放松,根据自己的需要念出暗示的内容。

4. 音乐减压放松法　利用音乐对精神和心理影响,根据音乐治疗学的原理,选择患者喜欢的音乐,声音不宜太大。通过音乐冥想,丰富内心世界的想象力和创造力,体验不一样的感受。

(三) 支持性疗法

由于消化性溃疡会出现上消化道穿孔、出血、幽门梗阻等并发症,很多老年患者非常疑虑不安,总担心自己的疾病是不治之症,整日惴惴不安,疑神疑鬼。所以护理人员应采取有效的支持性心理疗法给予消化性溃疡老年人精神支持。指导老年人做到"五不"原则。

1. 不查资料　有疑病倾向的人,不要查阅相关的医学卫生方面的资料,尤其避免上网查阅,这是避免老年人了解不专业的意见后内心开始猜疑的重要方法。

2. 不乱求医　改变四处投医问病的习惯,只有确实有某种疾病,才接受必要的医学诊治。

3. 不要太敏感　杜绝经常自我注意、自我检查、自我暗示的不良生活习惯。感觉过分敏感,就会脱离现实,会把生理的感觉疑为疾病的过程,把轻微的小病当大病、重病。无根据的担心疑虑,是诱发多种身心疾病的导火线。

4. 不要过分关注　器质性的疾病要积极诊治,其他小毛病要抱着"听之任之"的态度。

5. 不拒绝诊治　对于的确不能克服的疑病症要积极诊治,必要时接受心理咨询。

(四)加强对疾病的健康宣教

1. 普及消化性溃疡知识　向老年人普及消化性溃疡的相关知识,包括病因、治疗方法和预防措施等。这有助于老年人更好地了解自己的病情,减少不必要的担忧和疑虑;了解在治疗过程中可能出现的困难和挑战,做好心理准备。

2. 提高老年人对健康的认识　通过健康教育活动,提高老年人对健康饮食,合理运动等方面的认识。这有助于老年人更好地管理自己的健康状况,预防消化性溃疡的发生,并培养积极的生活态度,达到心理健康要求。

3. 督促老年人规律作息　帮助老年人建立规律的作息习惯,保证充足的睡眠时间和足够的休息。这有助于提高老年人的身体素质,增强抵抗力。通过参加康复训练、交流经验等途径,或者与其他患者相互支持、分享经验,共同提高适应能力。

4. 推广健康饮食习惯　向老年人宣传健康饮食的重要性,指导他们合理搭配食物,避免食用刺激性食物,有助于预防消化性溃疡的发生,促进身体健康。

(五)准确做好患者心理评估及措施

1. 经常进行心理评估　定期对老年人进行心理评估,了解他们的心理状况和需求变化,及时发现并解决潜在的心理问题。评估方法可以包括问卷调查、访谈等。

2. 及时发现老年人存在的问题　通过心理评估,及时发现老年人在认知、情感、行为等方面存在的问题,如焦虑、抑郁、孤独等。这有助于及时采取相应的护理措施,减轻老年人的心理负担。

3. 给予针对性的心理支持和帮助　根据老年人的具体情况和需求,给予个性化的心理支持和帮助,如心理咨询、心理治疗等。这有助于改善老年人的心理状态,提高生活质量。

4. 动态调整护理措施　在心理评估的过程中,根据老年人的变化和需求,不断动态调整护理措施。例如,当老年人焦虑情绪较严重时,可以增加放松训练和心理疏导的频率;当老年人自信心增强时,可以鼓励他们逐渐参与更多的社交活动。

(六)家庭调适

1. 正确认识疾病　家属要接受亲人患消化性溃疡病给家庭生活带来的变化,用积极的心态去面对。提高对疾病的认识,与患者深入沟通交流,了解其内心世界,学会理解和体会老年人的情绪和思维方式,从老年人微小的情绪变化上发现其心理的矛盾、冲突。出现问题要找出积极的应对方式,不要带着负面情绪去处理,以免患者产生心理压力和自责情绪。

2. 重塑家庭关系　调整老年人与家属之间的情感表达方式,配偶和子女加强关怀和陪伴,提高家庭成员之间的亲密度,改善患者的家庭环境,增强情感上相互支持的能力,让老年人感受到亲情的温暖,得到精神上、心理上的安慰。使老年人感到生活有意义、有支持、有安全感,良好的家庭生活氛围可以帮助他们树立生活的信心和战胜疾病的勇气。

3. 日常生活照顾　饮食上既要注意营养膳食的合理搭配,又要兼顾食物的可口与清淡。注意多饮水,一般每天 1 500 mL 左右,忌烟酒,避免辛辣刺激食物,适当多食含纤维素丰富的食物。对于进食少或执拗的老年人要耐心规劝、喂食、督促进食,必要时鼻饲,以保证供给患者足够的水分及营养物质。可适当多摄入鱼油、香蕉等食物,有辅助安定神经、缓和情绪的效果。睡眠的好坏往往预示着病情的变化,因此要密切注意观察患者的睡眠状况,合理安排作息时间,帮助患者建立良好的睡眠习惯,并保持环境安静,避免强光刺激。

(七) 优化生活环境提供舒适护理

1. 整洁舒适的生活环境　为老年人提供整洁、舒适的生活环境,保持房间的卫生和安静,让他们感受到宜人的生活氛围。

2. 减少刺激因素　尽可能减少环境中可能对老年人造成刺激的因素,如嘈杂的声音、刺眼的光线等,有助于保持老年人的心情平静、稳定。

3. 维持正常的睡眠节律　为老年人提供良好的睡眠环境,保持安静、舒适,有助于他们维持正常的睡眠节律。

4. 预防感染　保持室内空气清新,定期开窗通风,预防感染的发生。对于易感染的老年人,注意做好个人卫生和防护措施。

(八) 保持适当运动

1. 选择适合老年人的运动方式　根据老年人的身体状况和兴趣爱好,选择适合他们的运动方式,如散步、太极拳等。这有助于增强他们的身体素质,提高抵抗力。

2. 定期进行运动锻炼　鼓励老年人定期进行运动锻炼,如每周 2~3 次,每次 30 分钟左右的轻度或中度运动,有助于改善老年人的心肺功能,增强肌肉力量和灵活性。

3. 注意运动安全和效果　在运动过程中,注意老年人的安全和舒适度,避免过度运动或剧烈活动导致的不适或损伤。同时,根据老年人的身体状况和需求制订合理的运动计划,确保运动效果的最大化。

4. 增强老年人身体抵抗力　通过适当的运动锻炼和免疫力提高方法(如均衡饮食、充足休息等),帮助老年人增强身体抵抗力,预防消化性溃疡的发生。

(九) 缓解消化性溃疡引发的疼痛

1. 了解疼痛的原因和特点　如部位、程度、持续时间等,以做好心理准备。

2. 学会采用有效的疼痛缓解方法　如服用止痛药、进行放松训练等。

3. 了解疼痛的预示和报警信号　一旦发现有异常应及时就医,不可拖延。

(十) 做好消化性溃疡疾病的预防措施

1. 了解可能导致溃疡的不良行为　如饮食不规律、熬夜、过度劳累等。改变不良的行为及生活习惯。

2. 定期进行健康检查　鼓励老年人定期进行健康检查,包括消化系统相关检查,以便早期发现和诊断消化性溃疡。

3. 保持良好的生活习惯　督促老年人保持健康的生活习惯,如规律作息、均衡饮食、适当运动等,以预防消化性溃疡的发生。制订合理的改变计划,如逐步调整作息时间、慢慢减少烟酒摄入等。

4. 避免刺激性食物和药物　指导老年人避免食用刺激性强的食物和药物,如辛辣、油腻、酸甜等食物,以及非甾体抗炎药等可能损伤胃黏膜的药物。

5. 预防感染和并发症　对于存在感染风险或已发生感染的老年人,采取相应的预防措施,如提高免疫力、避免与感染源接触等。同时,关注老年人的并发症情况,如出血、穿孔等,及时发现并处理。

6. 建立健康档案和随访制度　为老年人建立健康档案,记录他们的健康状况、疾病史和护理措施等。对于存在消化性溃疡风险的老年人,应定期进行随访和评估,及时调整护理计划。

对消化性溃疡患者来说,建立信心非常重要。通过了解消化性溃疡的治疗方法和效果,学会积极应对治疗过程中出现的困难和挑战,增强自信心。随时与医生、亲朋好友保持良好沟通,获得支持和鼓励。

第五节　癌症老年人的心理护理

一、定义

癌症也称恶性肿瘤,是多种相关疾病的总称。人体内所有器官都是由细胞组成的,细胞的生长和分化可以满足正常的身体需要,这种规律、有序的过程可保持身体健康。但是,机体在各种致癌因素作用下,可失去对局部组织的细胞生长的正常调节,导致细胞异常增生或分化而形成肿瘤。癌症一旦形成,生长不受机体正常生理调节,破坏正常组织与器官,易发生出血、坏死、溃疡等,并常有远处转移,造成人体消瘦、无力、贫血、食欲不振、发热及严重的脏器功能损害等,最终造成患者死亡。

老年人是癌症的高危人群。据统计,在老年人的死亡原因中,癌症占比高达31.1%,成为老年人死亡的主要原因之一。随着年龄的增加,机体的免疫功能下降,有免疫功能的细胞对一些突变细胞的监视和清除能力下降,使突变细胞有机会进一步转化为癌细胞。人体衰老的组织细胞对致癌物质的易感性增加,导致老年人更容易患癌症。

二、临床表现

(一)老年癌症的躯体表现

1. 肿块　肿块是由癌细胞恶性增殖所形成的,如甲状腺、腮腺或乳腺癌可在皮下较浅部位触摸到肿块。癌细胞转移到淋巴结,可导致淋巴结肿大。某些浅表淋巴结,如颈部淋巴结和腋窝淋巴结较容易被触摸到。至于在身体较深部位的胃癌、胰腺癌等,则要用力按压才可触到。肺部等胸腔器官无法直接触摸到,但在胸片或 CT 上可以看到相应的肿块,在锁骨等部位可触摸到淋巴结肿块。

2. 疼痛　肿瘤的膨胀性性生长或破溃、感染等使末梢神经或神经干受刺激或压迫,可出现局部疼痛。出现疼痛往往提示癌症已进入中晚期。开始多为隐痛或钝痛,夜间明显,以后逐渐加重,变得难以忍受,昼夜不停。

3. 溃疡　体表或胃肠道的肿瘤,若生长过快,可因供血不足出现组织坏死或继发感染而形成溃烂。如某些乳腺癌可在乳房处出现火山样或菜花样溃疡,并发感染时可有恶臭味。胃癌、结肠癌形成的溃疡一般只有通过胃镜、结肠镜才可观察到。

4. 出血　癌组织侵犯血管波及小血管破裂可产生出血。如肺癌患者可出现咯血或痰中带血,胃癌、食管癌、结肠癌患者可出现呕血或黑便,泌尿系肿瘤患者可出现血尿,子宫颈癌患者可有阴道流血,肝癌患者可出现腹腔内出血。

5. 梗阻　癌组织迅速生长而造成空腔脏器的梗阻。当梗阻部位在呼吸道可发生呼吸困难、肺不张,食管癌梗阻则造成吞咽困难,胆道部位的癌可以阻塞胆总管而发生黄疸,膀胱癌阻塞尿道而出现排尿困难等,胃癌伴幽门梗阻可引起餐后上腹饱胀、呕吐等。总之,因癌症所梗阻的部位不同会出现不同的症状。

6. 其他　颅内肿瘤可引起视力障碍(压迫视神经)、面瘫(压迫面神经)等多种神经系统症状,骨肿瘤侵犯骨骼可导致骨折,肝癌引起血浆白蛋白减少而致腹水等。肿瘤转移可以出现相应的症状,如区域淋巴结肿大、肺癌胸膜转移引起的癌性胸腔积液等。

(二) 老年癌症的临床特点

1. 癌前病变易突变为癌　由于老年人脏器衰弱、免疫功能低下,癌前病变易被致癌因素诱发突变,故定期复查、早期治疗癌前病变很重要。

2. 易出现恶病质　由于老年患者进食量少、基础代谢率低、抗病能力低,肿瘤组织代谢旺盛,身体消耗量增加,影响系统的合理治疗,因此易出现恶病质。

3. 易误诊　由于被其他病情掩盖,临床表现不典型、全身情况差,反应迟钝、疼痛阈值较高,易被忽视。

4. 常伴有其他多种疾病　如心脑血管疾病、糖尿病、前列腺增生等,体征与症状不一定同病理改变相符合,病理改变比临床表现重且出现早,故应认真分析、系统检查。

5. 易发生低钠血症和高钙血症　肿瘤细胞可产生抗利尿激素,引起水钠潴留而导致患者出现低钠血症,侵犯骨组织时则出现高钙血症。抑制成骨细胞活性,骨转移者可发生溶骨现象。骨髓瘤及淋巴瘤可产生破骨细胞激活因子而引起高钙血症。

三、影响因素

癌症的病因目前尚未完全了解,各种致癌因素可能以不同的方式共同作用导致癌症的形成。其中环境与行为因素对癌症的发生有重要影响。目前,癌症在我国的发病率和死亡率均有稳步上升的趋势。因此,了解癌症的病因,做好癌症的预防、早期筛查、诊断与治疗很有必要。

(一) 生物生理因素

1. 遗传因素　癌症的发生与遗传因素密切相关。在正常人群中,到 65 岁时,平均有 8% 的人会患上癌症,到 80 岁和 100 岁时,癌症发生率上升到 25% 和 32%。异卵双胞胎中一个人患有癌症,另外一个人在 65 岁患癌的可能性就上升到 15% 以上,到 100 岁有 40% 以上的可能性患上癌症。如果是同卵双胞胎,其中一个人患癌症,另一个人在 65 岁时有 20% 以上的可能性患上癌症,到 100 岁时有 50% 的可能性患癌症。也就是说,基因更为接近的同卵双胞胎,由于遗传的关系更容易患上同一种癌症。约有 33% 的癌症发生是由遗传因素决定的。

2. 生活方式　不良的生活方式是导致癌症发生的最重要因素。癌症的发生与饮食的关系极为密切,不良的饮食习惯、不科学的烹调方法等都会诱发癌症。中国医学科学院肿瘤医院公布的致癌食物黑名单里包括腌制食物、烧烤食物、烟熏食物、油炸食品、霉变食品、隔夜菜及反复烧开的水。这些食物中富含致癌物,极易导致癌症发生。美国癌症研究协会指出,不良的饮食生活习惯占致癌因素 35%,吸烟占致癌因素的 30%,两者加起来占 65%。所以养成良好的饮食习惯,不吸烟、不酗酒可以有效预防癌症的发生。

(二) 环境因素

1. 化学因素　接触化学品与癌症发病率密切相关。已有研究发现,苯并芘和甲醛等是致癌物,它们广泛存在于工业和烟草产品中。另一种常见的致癌物是聚氯乙烯,它主要用于生产聚氯乙烯管。接触致癌化学品会使癌症发生风险明显增加。

2. 物理因素　物理致癌因素包括灼热、机械性刺激、创伤、紫外线、放射线等。值得高度重视的是,辐射危害可以来自环境污染,也可来自医源性物理治疗,如长期接受各种放射性照射会增加癌症发生的可能性。

(三) 心理社会因素

1. 应激事件　如果负性生活事件对老年人产生强烈持久刺激,且得不到有效缓解,会使老年人血液中的糖皮质激素水平显著上升,交感神经系统中的各种肽物质和细胞活性发生改变,机体的自身免疫功能降低,对致癌因素的易感性增加,进而导致细胞发生癌变。

2. 个性特征　性格与癌症的关系密切。癌症患者一般有某些特定的性格特征,具有这些性格的人较其他性格的人,更容易得癌症,因此称癌症性格,或 C 型性格。其具体表现包括性格内向,表面上逆来顺受,内心却怨气连连、痛苦不已,情绪郁闷、好生气、但不爱宣泄,在遇到挫折时失望、悲观不能自拔,表面上处处以牺牲自己来为别人打算,内心却又非常不情愿等。

四、癌症引发的心理问题

当癌症老年人得知病情后,其心理反应和心理问题有 5 种表现,分别是怀疑否认、愤怒发泄、恐惧焦虑、抑郁悲伤和接受升华。

1. 怀疑否认心理　在刚得知自己被诊断为癌症时,患者对诊断结果不断否认。有的患者要求到不同医院去复查,有的患者冒充患者家属找医护人员询问,以便得到不同方面的信息。此时患者既希望确诊,又希望听到医生宣布不是癌症的诊断。患者的否定态度不能简单评价为负性心理状态,这种拒绝接受事实的创伤和应激状态下的保护性心理反应,可降低患者的恐惧程度和缓解患者痛苦的体验,使患者逐渐适应意外打击。

2. 愤怒发泄心理　在怀疑否认期后,患者常会出现强烈的愤怒与悲伤,一旦证实癌症的诊断,患者会对生活的一切都感到极度的愤怒和不甘,有被生活抛弃、被命运捉弄的感觉,并将这种愤怒向身边的人发泄。如假借各种理由与亲人、医护人员吵闹,感到事事不顺心、不如意,还会认为所有人都对不起他。这种情绪持续下去,会消耗患者战胜疾病与正常生活的精力。

3. 恐惧焦虑心理　当患者极力否认而不能改变诊断结果时,患者会产生各种不良的恐惧联想,包括对疾病的恐惧、对治疗疼痛的恐惧、对离开家人和朋友的恐惧、对死亡的恐惧等。恐惧的产生与疾病带来的不确定性危险有关。患者常常会出现恐慌、哭泣、警惕、挑衅等行为,以及由恐惧带来的诸如血压升高、呼吸急促等一系列生理功能变化。

4. 抑郁悲伤心理　患者在治疗或休养过程中,想到自己还未完成的工作和事业,想到亲人的生活、前途等而自己又不能顾及时,会从内心深处产生难以言状的痛楚和悲伤。再加上疼痛的折磨和用药后的痛苦会感到绝望,甚至产生轻生的念头。

5. 接受升华心理　患者在经历多种复杂的矛盾冲突心理后,最终会认识到现实是无法更改的,惧怕死亡是没用的。他们会以平静的心情面对现实,生活得更加充实和有价值,在短暂有限的时间里,实现自己的愿望和理想,这就是升华。升华是一种积极的心理应激反应,患者把消极的心理转化为积极的行动,通过代偿来达到心理平衡。患者在积极的心理状态下,身体状态会随心理状态的改变朝好的方向发展。

总体而言,大多数患者符合以上心理变化过程,但不同心理特征的人在每个阶段的心理变化存在差异,每个阶段持续时间也不尽相同,出场顺序也可能有所不同。

五、心理护理

对于癌症老年人,要根据其性格特点和不同时期的心理特点,进行认真分析,实施有效的心理护理,消除其心理负担,使其积极配合治疗,控制疾病发展,减少并发症的发生。

(一) 认知疗法

老年人在知晓自己罹患癌症的初期,内心充满了愤怒否认和焦虑情绪,对情绪的认知不足。情绪的自我认知管理至关重要,同时对患者今后的疾病治疗具有很重要的作用。

【实施步骤】

1. 第一步：察觉当前的情绪　老年人察觉情绪是对自身情绪认识的开始，只有察觉了情绪才能更好地控制情绪。很多老年人不能快速地察觉自己的情绪，这常常会给自己的生活带来困扰。

2. 第二步：接纳自己正常的情绪　第一时间暗示自己现在的情绪是正常的，减少自身的情绪张力，这样内心自然就变得平和。老年人健康的情绪是所表现的情绪和所遇到的事是一致的。当孤独时，寂寞就是正常情绪，很多时候老年人痛苦情绪的来源不是情绪本身，而是对情绪的抵触。

3. 第三步：正确表达自己的情绪　癌症老年人常常无法正确地表达自身的真实情绪，尤其是在病情确诊的初期，癌症老年人往往过度陷于悲观情绪。然而无论是高兴、伤心还是难过，当我们有机会将那些感受说出来的时候，这本身就是一种缓解。但人们在表达情绪时容易犯一些错误：①弄不清楚自己的感受，所以乱发脾气；②不敢直接表达情绪；③冷漠相对；④一言不发；⑤一味指责对方；⑥夸大别人的过错；⑦拒人于千里之外；⑧讨好别人。在觉察自己真正的感受后，应掌握良好的时机表达自己的情绪。表达情绪时的有效方式应是以平静、非批判的方式叙述情绪的本质，描述感受而不是直接发泄，且情绪的言语表达要清楚、具体。恰当的表达是为了让自己内心的感受找到出口，也是为了让对方可以多了解自己。

4. 第四步：陶冶情绪　老年人的情绪管理需要一段时间的培养及锻炼，可以从以下几个方面来培养：①尽量保持规律的生活习惯，规律的生活节奏有利于情绪保持稳定。②培养兴趣爱好，通过关注兴趣从而改善自己的情绪。③时常听轻音乐或者大自然的声音。④和情绪稳定的人交往。

（二）自我情绪调节疗法

1. 放松训练法　癌症老年人在疾病治疗过程中往往因担心疾病的预后或在治疗过程中出现一些疾病的并发症，会出现焦躁不安等情绪，可使用放松训练改善焦虑情绪。

（1）冥想放松：冥想时可坐下或躺下，保持眼睛闭上，以帮助集中精神。

（2）渐进式肌肉放松：通过引导人们关注和放松身体不同部位的过程。我们会集中注意力在身体的各个部位，从头部开始，一直到脚部，尝试感受每个部位的紧张和松弛状态。通过渐进式肌肉放松，我们可以更好地了解自己身体的状态，并且在日常生活中有意识地调整自己的姿势和呼吸，保持身体的健康。

（3）正念放松：可通过静坐、行禅、正念沟通、正念步行、自我探索等训练调节情绪。

2. 转移法　癌症患者产生不良情绪时，可以适当转移注意力。离开那些令人沮丧难过的情景，做些感兴趣的事情。比如可以散步、种花、养鱼、书法、绘画、下棋、聊天、听音乐、逛商店等替代性活动。

3. 积极暗示法　癌症老年人陷入悲伤等不良情绪中时，可以通过言语暗示摆脱不良情绪的影响。比如，可以在心中默念："我很健康，我要享受美好的一天。"同时利用医院的环境、医护人员的言行举止和药物等各种信息，从正面进行积极的健康教育，促使患者往好的方面考虑，激发患者的求生欲望，达到治疗的目的。

4. 遗忘法　很多时候,癌症老人不能立刻从悲伤和忧郁中走出来,但可以选择遗忘,尽量不去想这些事情,时间会抚平内心伤痛。

5. 宣泄疗法　就是将内心的不满、委屈及其他不良情绪利用各种途径表达出来,可以向亲朋好友倾诉,这样能够获得一部分慰藉和安慰。也可以哭出来,这样既能够把心中的郁闷通过声音、眼泪释放出来,也能抚慰心中的创伤。也有些癌症老人有写日记的习惯,将不良情绪用笔写出来,既能达到宣泄的目的,又能够保守自己的秘密。常见的宣泄方式有空椅子技术。

【实施步骤】

(1) 指导语:你内心有两个矛盾的成分,一方有很多的理由,另一方也有很多的理由,我们现在要用一种技术,帮助你把这两个矛盾分开,并且更清楚地感受自己的内心。我们会用两把椅子分别代表两个矛盾,你坐在哪把椅子上就要完全持有它代表的理由,直到你把心里话全部说完为止。我们来试试好吗?

(2) 制作标签用尽可能简洁的词或字,尽可能少的词或字,分别写在两张纸上。

(3) 选择椅子。最好是相同的两把椅子,求助者在选择椅子时,告诉患者把两把椅子面对面放(它们之间的距离由求助者自己决定),护理人员的位置在两把椅子的正中间。

(4) 选择开始。指导语:"现在请把刚才写好的两个标签分别放在两把椅子上,把标签拿在手里。"此时护理人员也坐在自己的椅子上,准备记录。

(5) 放松、想象。指导语:"闭上眼睛,在椅子里保持舒服的坐姿。注意自己的呼吸,慢慢地、深深地吸气,缓缓地呼出来,全身放松。思想要完全沉浸在标签上写的全部有关的理由,当你想好了,就可以说出所有的理由了。"

(6) 开始对话。此时护理人员在做记录的同时要用余光去看患者,不要和他有任何的交流,以免干扰他。

(7) 交换身份。指导语:"现在,请你坐到另一把椅子上,拿起那把椅子上的标签。呼吸,让自己放松下来,整个身心沉浸在这把椅子所代表的全部理由里,当准备好了,就可以说了。"

重复第5步。当患者说完了后,可以问他:"还有吗? 还想坐到那张椅子上去吗?"只要患者有需要,可以反复重复。护理人员要把患者坐在同一把椅子里说的话,记录在同一栏里。

(8) 结束、交流讨论。注意,不需要和患者谈他刚才写的每一条,可以这样说:"你刚刚经过这样的一个过程,有什么想法吗? 有什么感受吗? 有什么想说的吗?"

(三) 音乐疗法

疼痛是癌症患者和医护人员需要共同面对和解决的重要问题,使用音乐来缓解疼痛是近年来发展起来的一种新兴且有效的方法。音乐治疗对缓解癌症所导致的慢性疼痛非常有效,能够很好地调节肿瘤患者的心理状态。有研究显示,音乐治疗对67%的患者缓解压力有帮助,对33%的患者作用十分明显。甚至对于临终患者,音乐治疗能够激发患者对人生进行回顾和反思,有利于帮助患者发现生命真正的意义和价值,减少对死亡的恐惧。

【实施步骤】

1. 选择音乐类型　音乐类型或具体音乐的选择被认为是音乐治疗中最重要的因素。

不管什么类型,在音乐治疗中使用的音乐一般要求节拍较慢,即 68~80 次/分,没有强节奏或打击、不会长时间持续一个音调、抒情、中低音调、曲调柔和。患者对聆听音乐喜欢的程度可以使心理与生理反应混合复杂反应,促进疼痛缓解,转移注意力。

2. 介绍目的以及方法　　在治疗之前向患者介绍音乐治疗的主要目的以及详细的实施方法。

3. 体位　　让患者排空大小便并取舒适的体位,休息 5 分钟。

4. 实施　　让患者轻轻闭上眼睛,身体尽量放松,听放松性音乐 25 分钟,再慢慢睁开眼睛。在治疗过程中需要注意的是在听音乐的过程中限制灯光、声音、探访者、电话等,每天一次,坚持 3 个月。

(四)支持性团体治疗

对于癌症患者,特别是晚期癌症患者,获得支持、鼓励、归属和认同,并在群体中寻求信息和解决困扰是一项非常重要的需求。而支持型小组恰恰能够满足这些需求,而且更为重要的是在所有组员的参与过程中,能够通过植入希望、相互接纳、互相学习、提供咨询和帮助等使参与小组的癌症患者生活质量得以提升,生命时间得以延长。有研究显示,支持型小组是一种重要的治疗模式,对提高患者的存活率,减少复发有显著效果。支持型团体示范详见表 5-4。

【实施步骤】

1. 确定支持型小组组长　　支持型小组的组长是一个非常重要的角色,更要有专业人士,这些专业人士就是同伴组长。组长应该具备以下几个条件:①社会工作者或心理咨询师;②具有扎实的专业功底和实践经验;③了解癌症的基本知识;④比较灵活的时间保证;⑤具有责任心。

2. 确定支持模式并开展活动　　通常小组活动每次招募 10~15 位患者,每次聚会 1~1.5 小时,聚会次数可为每周一次、每两周一次或者每月一次。小组活动的形式可以是聚会、讨论、请医生讲课、医生辅导、医生给予集体咨询等方式进行。

表 5-4　支持型团体示范

次数	单元名称	单元目标	活动内容	时间
1	爱汇今朝相聚社区	① 成员认识 ② 了解小组意义,制订小组规划,提出期望 ③ 前测	① 组长自我介绍 ② 小组介绍 ③ 规则介绍 ④ 前测 ⑤ 我的心愿单 ⑥ 总结	60分钟
2	快乐生活健康相随	① 促进组员互动 ② 帮助组员调整饮食和运动方式	① 活动回顾 ② 饮食习惯讨论 ③ 运动方式讨论 ④ 谁是"健康达人" ⑤ 总结	60分钟

（续表）

次数	单元名称	单元目标	活动内容	时间
3	歌声飞扬 共筑快乐	① 协助小朋友完成节目表演 ② 鼓励老年人与孩子们一起游戏交流	① 小朋友表演 ② 老年人与小朋友表演 ③ 分享感受	60 分钟
4	分享经历 共担风雨	消除悲观情绪，形成健康心态	① 活动回顾 ② 信手涂鸦 ③ 互动交流 ④ 总结	60 分钟
5	忘记烦恼 回忆美好	珍惜生活中的美好	① 分享美好 ② 自由交流 ③ 总结	60 分钟
6	爱心传递 永远相伴	① 归纳支持小组的方法 ② 总结小组历程和感受分享	① 心得分享 ② 后测	60 分钟

思考题 （单选题）

1. 老年糖尿病的特点不包括（　　　）
　　A. 多重疾病共存　　　　　　　　B. 治疗依从性差
　　C. 症状更明显　　　　　　　　　D. 隐匿性发病

2. 急性冠状动脉综合征不包括（　　　）
　　A. 不稳定型心绞痛　　　　　　　B. 急性心肌梗死
　　C. 冠心病性猝死　　　　　　　　D. 缺血性心肌病

3. 老年冠心病的心理问题包括（　　　）
　　A. 焦虑、抑郁　　　　　　　　　B. 自我身份和价值感的改变
　　C. 恐惧无助　　　　　　　　　　D. 以上都是

4. 老年高血压诊断标准（　　　）
　　A. 收缩压≥136 mmHg 和（或）舒张压≥85 mmHg
　　B. 收缩压≥140 mmHg 和（或）舒张压≥90 mmHg
　　C. 收缩压≥150 mmHg 和（或）舒张压≥95 mmHg
　　D. 收缩压≥145 mmHg 和（或）舒张压≥95 mmHg

5. 认知干预不包括（　　　）
　　A. 提供信息和教育　　　　　　　B. 增强自我效能感
　　C. 适度运动　　　　　　　　　　D. 建立良好的医患关系

第六章

特殊老年人心理疾病的心理护理

学习目标

（1）能够辨别特殊老年人的心理疾病。

（2）能够描述特殊老年人常见心理疾病的临床表现及其影响因素。

（3）能够对特殊老年人的心理疾病实施恰当的心理护理。

（4）能够树立以患者为中心的理念，具有人文精神，尊重和保护患者隐私。

特殊老年人心理疾病是指老年人在生活、文化、社会环境等方面受到严重打击和影响，从而出现各种精神和心理上的异常表现。特殊老年人易出现抑郁、焦虑、睡眠障碍、偏执、痴呆、妄想、幻觉等精神疾病。这些心理疾病极大地影响了老年人的生活质量，对他们的身心健康、社交能力、自尊心等产生负面影响，甚至会影响他们对生命的关注和尊重。因此，特殊老年人心理疾病的预防和治疗愈发需要医护人员和社会各界的关注和重视。

第一节　临终老年人的心理护理

一、定义

临终老年人通常是指处于生命末期阶段的、预期不久于世的老年人。临终老年人身体功能逐渐衰竭，无法治愈或缓解病情，身体极度虚弱，处于多器官功能失调的状态。老年人在这个阶段需要临终关怀和安宁照护，确保在生命的最后阶段得到尊严和安宁。

临终关怀是指由多学科、多方面的专业人员组成团队，为临终老年人及其家属提供生理、心理、社会、精神、宗教等全方位的身心舒缓疗护。其目的是提高临终老年人的生活质量，最大程度减轻痛苦，使临终老年人能舒适而有尊严地度过人生的最后阶段。

二、临终老年人的心理特点

1. **否定期**　接受死亡的事实是很困难的，老年人在知道自己将不久于人世时，会很震惊,采取极力否认的态度,认为自己不会死,不相信这是真的。往往怀疑是医生搞错了,担心护士把病历卡搞混了,还会怀疑诊断工具的可靠性、检查结果有误。寄希望于复查和转院来证实之前的诊断是错误的。这是重大事件、重大创伤出现时常有的自我保护、自我防御的情绪。这种否定情绪可以帮助临终老年人暂时免除对死亡的忧虑感。

2. 愤怒期　当确信自己的疾病真的无法医治时,会怨天尤人,对发生在自己身上的不幸感到很不公平,烦躁不安,无端生气,把不满的情绪发泄在家人或医务人员身上。会受到"太不公平了,为什么会轮到我而不是别人""是医生护士无能,治不了我"等问题困扰。因此充满怒气,对别人的好意也不领情,会敌视身边的亲朋好友,无缘无故地对大家发脾气,利用情绪提出种种要求,还会产生破坏行为,发怒、抱怨、不合作、拒绝接受治疗等。

3. 协议期　在这个阶段老年人已经意识到自己病情的严重程度,心态上显得较为平静、安详、友善,承认死亡的来临,试图通过付出努力,积极配合医护人员以延长生命时间,并期望奇迹出现。

4. 忧郁期　通过前面的挣扎、否定、愤怒、配合都于事无补,死亡将不可避免时,这个阶段会出现抑郁、绝望、与社会隔绝。或出现感觉和反应迟钝,郁郁寡欢,对任何事物都漠不关心。甚至会整日哭泣,流泪不止。有些则会整天呆呆地坐着或躺着,暗自伤心,有谁也帮不了我的想法,还会有自杀的情况发生。准备和亲朋好友永别,隔断与家庭的联系,抛弃所拥有的东西和财产。

5. 接受期　在家人、朋友及医务人员的帮助下顺利度过忧郁阶段,进入接受阶段。处于这个阶段的老年人身体极度虚弱,常常处于嗜睡和昏迷状态之中。思想上不得不接受死亡即将到来的事实,那些焦虑、恐惧情绪基本消失。会表现得极为平静,常常是静静等待死神的降临,惧怕孤独但不愿吵闹,情绪趋于平和,甚至有一种心情愉快、无忧无虑、兴高采烈、异常幸福、兴奋、喜悦的欣快感。

临终五阶段理论并不认为每个临终老年人都一定会按照顺序经历这五个阶段。它们并不总是前后相随,有时会重合,有时会提前或延后出现。

三、影响因素

(一)疾病因素

1. 心理上的疼痛和不安　随着疾病的恶化,越来越严重的疼痛和不适,会带来非常大的精神压力。病情严重的患者可能会渐渐失去对生活的期待和欲望,求生欲望减弱,甚至可能希望早日结束痛苦的生命。

2. 意识模糊或混乱状态　部分疾病会造成大脑功能的损害,出现意识模糊或表现出混乱的状态,出现更大的不安和恐惧。病情的加剧使患者对治疗产生怀疑和反感,从而导致考虑放弃治疗,或者只接受较轻松的治疗方式。

(二)心理因素

当老年人意识到自己已经向死亡迈进,在这里将度过生命的最后时光,从而引起忧伤、焦虑、恐惧、悲观。由于身边的朋友和亲人相继离世也会引起老年人的恐惧和忧虑,更加重了对死亡的恐惧或出现茫然、厌世等消极情绪。

(三) 社会家庭因素

老年临终患者深受疾病折磨,自理能力差,需要依赖家人及医务人员,认为自己是家庭、社会的负担,产生无用的失落感,但同时又特别渴望被关心照顾。如果家人及社会对其冷漠、厌烦会加重他们的心理压力。导致情绪低落、悲观、拒绝治疗。

四、心理问题

1. **不确定感**　疾病和治疗的过程中的不确定性,不知道疾病的发展和治疗的效果,这种不确定性会使患者感到无助和恐惧。对未来感到不确定,对生命的意义和价值产生怀疑,患者变得心情低沉,失去兴趣和乐趣,不愿意与他人交流,也不愿意参与日常活动。

2. **无助感**　面临着生命的终结,无法控制自己的身体和健康状况,也无法改变自己的命运,这种无助感会使患者产生焦虑、恐惧和沮丧等负面情绪。临终阶段症状得不到有效控制,不能自己照顾自己的生活,需要依赖他人的帮助,这种失去自主权的感觉会令人感到非常无助。老年人出现无法入睡,或在夜间醒来,难以恢复睡眠。感到身体疼痛和不适,如背痛、关节痛、头痛、呼吸困难等。减少社交活动,或者处于沉默状态,不愿意与他人交流,会避免与外界交往。回避探访和交流,远离家庭和朋友,减少社交活动,或者过多依赖他人,出现反应迟钝和行为减缓,缺乏热情和动力。

3. **懊悔和失落**

(1) 人生回顾:在临终前对自己的人生进行回顾,回忆起过去的经历和选择,对某些决策感到懊悔或后悔。意识到自己即将离开人世,会离开亲人和朋友,对未完成的事情和未实现的梦想感到遗憾和后悔。

(2) 生命的无常:面对死亡这个不可避免的现实,会意识到生命的无常和脆弱,从而对生命中的不足和遗憾产生强烈的感触和情感反应。

(3) 生活中的失落:对自己在生活中的失落和错误判断感到后悔,例如失去亲人、朋友,没有好好地照顾自己的健康,甚至疏忽了某些人际关系等。

(4) 对过去的选择和决定感到后悔:意识到自己曾经做出的某些决定或选择是错误的,导致了一些不必要的损失或遗憾。对未完成的事情感到后悔,意识到自己曾经有一些未完成的事情,例如未能实现自己的梦想或未能完成某些承诺。这些未完成的事情可能会让老年人感到遗憾和不满足。对未曾珍惜的人或事物感到后悔,例如未能好好照顾家人或未能珍惜健康的身体。

4. **不舍和恐惧**　对生命的依恋,对自己的生命产生强烈的依恋感,不想离开自己所熟悉的世界和亲人朋友。对未来的不确定性,对死亡后的未来感到不确定和害怕,不知道会发生什么,也不知道自己是否能够应对。对身体的痛苦,会面临身体上的痛苦和不适,感到自己即将失去未来的机会和可能性。

5. **悲伤**　担心自己的病情、家人和朋友,担心自己的家庭及担心自己将会如何死去等。意识到自己的生命即将结束,这种不可逆转的现实会引起悲伤。而失去了许多亲人和朋友,这种失去感可能会加剧悲伤。会担心自己的家人和未来的生活,会回忆过去的生活和经历,会经历身体上的痛苦和不适,对生活、亲人的留恋。即使已知自己病不能医,仍然对治疗抱有希望。

五、心理护理

(一) 建立良好关系

1. 真诚的关心　通过交谈,及时了解临终老年人真实的想法和心愿,尽力满足各种需求,在照顾时顾及老年人的自尊心,尊重他们的权利,减少其焦虑、抑郁和恐惧,使其没有遗憾地离开人世。理解、爱护老年人,取得充分信任,最大限度地减少身体与心理痛苦,正确掌握心理特点。缩短护理人员和老年人之间的心理差距,让老年人感到被爱和关心。

2. 安心的陪伴　生命即将结束时最需要的是信任和安心的陪伴,家人或专业医护人员需要提供陪伴,给予关心和情感依托。相处时保持低调平和的态度,避免抢夺对方的时间和精力,尊重和关心老年人的感受,慢慢地接近和理解其内心世界。对饮食、穿着、卫生等给予精心照顾,身体和精神上的舒适,强化其快乐感受,可以抵抗疾病和痛苦。

3. 心理支持　临终老年人在面对死亡这个话题时,通常会遇到很多情绪和心理问题,如害怕、愤怒、痛苦、悲伤和孤独等。为这个特殊群体提供高质量的心理支持,包括情感上的倾听、文化上的理解、宗教上的陪伴、专业性的心理咨询和药物治疗等,通过这些方式可以协助他们度过临终前的艰难时刻。

(二) 情感支持和心灵慰藉

1. 倾听感受,给予支持　对于临终老年人,倾听和支持是非常重要的。在这个阶段,他们可能会感到孤独、无助、恐惧和焦虑,需要有人来倾听感受和需求,给予安慰和支持,让他们感到被关注和重视。鼓励表达自己的情感和想法,感受到被理解和认同。通过表情、眼神和手势,与临终老年人进行语言交流,表达对临终老年人的理解和关爱。给予他们适当的鼓励、依靠和信任。

2. 重视心灵沟通　有研究表明,接近死亡的人,其精神和智力状态并不都是混乱的。49%的老年人直到死亡前一直是很清醒的,22%的老年人有一定意识,20%的老年人处于清醒与混乱之间,仅3%的老年人一直处于混乱状态。因此,不断对临终或昏迷老年人讲话是很重要且有意义的,在面临生命的最后阶段,心灵沟通尤为重要。平等尊重的沟通中要尊重老年人的感受、意愿和人格,倾听内心独白,了解他们的需求和想法,耐心回应老年人的问题,让老年人感到被重视和关心,提供积极的情感支持和鼓励,以提高自信和勇气。提供心理咨询和心理治疗服务,帮助他们应对各种情绪和情绪压力。护理人员应以积极、明确、温馨的方式对老年人表示尊重和关怀,直到他们离去。通过心灵沟通,提供全方位的帮助和关怀,打开老年人的心灵通道,让他们认同并接受自己即将面临的现实,并让他们以一种尊严和舒适的方式结束他们的生命旅程。

（三）提供舒适环境

1. **提供舒适的床铺**　床铺上放一些柔软的垫子，保持身体舒适的感觉，有利于休息和睡眠。调整适宜的房间温度，尽可能地维持适当的温度，以保证老年人的身体温度舒适。空调和加温设备可帮助控制室内温度。

2. **维持安静的环境**　保持室内的安静环境，避免嘈杂的声音干扰老年人的休息和睡眠。太强的光线可能使老年人难以睡眠，需要保持室内的光线淡而充足，确保老年人能够看到周围的环境和人物。

3. **提供适当的饮食**　提供临终老年人适当的饮食，避免体重下降，保持身体健康。在食物选择上，需要考虑老年人的口味和宗教信仰等情况提供合适的食物。补充较丰富的营养，准备蛋白质含量高的食物，如鸡蛋、牛奶、瘦肉、牛肉、鸡肉等。老年人运动量较少，胃肠蠕动相对缓慢，可给予膳食纤维较高的食物，如白菜、菠菜、胡萝卜、西红柿、猕猴桃、柚子、哈密瓜等，有利于肠道蠕动排泄。

4. **尊重个人空间**　提供舒适的个人空间，可以专注于思考生命和死亡问题等个人问题。同时，生命的最后阶段身体机能已经不那么强健，住宅居住设施也需要特别考虑以适应健康需求。在提供适度舒适的环境时，需要根据具体情况和需求进行调整。保证环境整洁，营造温馨、舒适、安全的环境，也可以通过摆放植物，让老年人感受到生命的活力与希望，体会到家庭的温暖。同时，应该与家庭成员和医护人员进行优质的沟通，以便提供最好的关怀。在照护的过程中，医护人员应该采取严格的隐私保护措施，尊重本人所希望的方式，尽最大努力确保拥有高水平的医疗和心理照护，确保老年人平静地度过生命最后的时刻。

（四）触摸护理

1. **轻揉按摩**　触摸护理是大部分临终老年人愿意接受的一种护理方法。接触可以使老年人放松身心，让他们感到被关注、被爱和被尊重。轻柔按摩有助于释放紧张及锻炼肌肉，可以让老年人感到放松，也可以促进血液循环。按摩以缓和为主，避免过度治疗。轻柔地触摸可以让老年人感到温暖和关心，这可以在某些情况下带来疼痛和不适的缓解。轻轻拥抱可以传达爱和关心，在入睡或需要安慰时，轻轻拥抱他们是有益的，有利于增加安全感并减轻紧张情绪。

2. **保持触感**　为了与临终老年人建立联系，可以在他们的手和肩上轻碰或拍击，同时说一些温暖的话。这种有意识的交流可以促进老年人的感觉和敏感度，并增加他们的幸福感。进行这种护理时，必须确保其与临终患者和家庭成员以家庭照顾为基础，并应与授权医务人员和其他医学专家进行协商。通过对临终老年人的触摸能获得他们的信赖，减轻其孤独感和恐惧感，使他们有安全感和温暖感。

（五）指导亲属参与

家庭作为临终老人的主要支持系统，对其心理及身体起着至关重要的作用。家人给予的陪伴和关怀，可以取代医护人员固有的作用。通过陪伴、倾听、谈话等来协助面对死亡缓解内心的痛苦和恐惧。在生命的最后时刻往往希望得到亲人的关爱,倾诉内心的愿望和寄托。因此,护理人员应指导亲属建立积极的生命观,给老年人积极的感情支持,消除其孤独感、恐惧感,增强其安全感,使其获得心理慰藉。

(六) 疼痛管理

对于身患疾病的人,疼痛是一种不可避免的存在,但如果能够得到合适的疼痛管理,可以减轻病痛的强度和持续时间,提高生活质量和自尊心。不经意间的疼痛,其实是对身体能力和心理状态的一种削弱。帮助减少因病痛而产生的焦虑和恐惧可以增加舒适感,提高生活质量,增强自尊心,使其有一种价值感,更好面对终末阶段所带来的一切。有效的疼痛管理不仅能为患者减轻疼痛,还会带来乐观的心态,增强治疗信心。

(七) 个性化护理

"以人为本"是心理护理的一贯原则,护理人员应尊重临终老人的生活习惯、宗教信仰等,对其需求情况给予详细的评估,并给予个性化的精神安慰和心理疏导,从而提高临终护理的服务效果。让照顾更有温度,让生命更有尊严,让幸福更有质感。对临终老年人的个性化护理没有统一的标准,也没有千篇一律的方法。例如,对一些临终老年人,护理人员可以适当地与其探讨病情的进展;对另一些临终老年人,护理人员则需要根据其心理特点给予善意引导。因此,评估并了解临终老人的个性化特征十分重要。

(八) 适度的生命教育

对临终老年人进行生命教育是一项非常重要的工作。随着我国人口的老龄化,庞大的老年人口对国家的安定和健康发展产生重大影响。通过生命教育可以帮助老年人面对自己即将面临的生命终结。生命教育的重点是认识到生命的有限性,并且引导以平和的心态面对死亡。同时,也要传递一个重要的信息,那就是虽然人生的旅程结束了,但留下了美好的回忆。

在对临终老年人进行心理护理的过程中,需将把对生命的探讨和对死亡的认识结合起来。根据临终老年人不同的人生阅历、社会文化背景、个性特征、心理反应,选择适当的时机和恰当的表达,引导临终老年人及其亲属正确认识和对待生命,从对死亡的恐惧与不安中解脱出来,以平静的心情面对即将到来的死亡。

第二节 自杀老年人的心理护理

一、定义

老年人自杀通常是指年龄在 60 岁及以上的老年人在自愿或无意识状态下,通过自杀行为结束自己的生命。老年心理学术语泛指因生理日益衰老、心理严重失调的老年人包括老年精神病患者的自杀行为。有时也专指有成熟人格、清醒理智的老年人,因遭受巨大不幸,基于自己明确的意志,以断绝自己生命、求得解脱而蓄意采取的自杀行为。老年人的多元化需求被亲属乃至社会所忽视,老年人的心理健康状况不容乐观,其中的一些老年人患上抑郁症并导致自杀等严重的后果。90%的老年自杀死亡者或自杀未遂者从未因其心理问题寻求过任何帮助。

老年人自杀率近年来不断上升,已成为不能忽视的重要现象,为国内外学者所关注。但由于老年人因衰老、疾病而死亡的人数较多,自杀反不被人注意,对他们的自杀病因的研究也较少。中国农村老年人自杀率高于城市,提示老年人的赡养和社会保障制度有待完善。我国学者认为老年人自杀的冲动与其本人生活事件有关,促使老年人自杀的原因很多,但主要与心理、生理、社会等因素有关。

二、临床表现

1. 情绪低落　出现严重的抑郁和消极情绪,表现为沮丧、无助、绝望和空虚等。情绪低落是老年人自杀的常见临床表现之一。身体疾病、慢性痛苦、孤独、社交隔离、家庭矛盾及丧偶等原因均可引起情绪低落。身体功能的逐渐衰退、生活方式的改变和社会地位的下降使得身体健康状况和生活环境不断发生变化,这些变化会产生抑郁、痛苦和绝望情绪,而自杀则是一种思维和情绪扰乱时的行为表现。

2. 社交隔离　社交隔离是老年人自杀的常见风险因素之一。退休后不再工作、职业身份的改变、丧偶、子女远离家乡、家庭成员离世、生活中的孤独、居住环境和社交网络的变化均可引起老年人的社交活动逐渐缩减。这种无助和孤独,缺乏交流和支持易引起抑郁、焦虑等心理问题,加剧对生活的失望和绝望,增加自杀的风险。

三、影响因素

(一) 社会因素

1. 婚姻状况　良好的婚姻关系是老年人自杀的重要保护因素之一。国外研究显示,非在婚状态(包括离婚、丧偶、分居、未婚)会增加老年人出现自杀意念的风险,特别是丧偶对老年人来说是一个很强的应激源,可导致他们在较长一段时间内处于痛苦、悲伤、烦躁、失眠和食欲减退等一系列强烈持续的负性情绪状态中。

2. 居住方式　独居老年人的自杀意愿高于其他居住方式的老年人,入住养老院的老年人的自杀意愿也比较高。巴拉克劳夫(Barraclough)用死后心理分析研究自杀老年人,发现单独居住的老年人中有50%的自杀率,而社区中一般老年人只有20%的自杀率。

3. 经济困难　农村的社会保障水平较低,老年人因为劳动力下降、自己经济收入减少,以及年老体弱且疾病缠身、儿女抚养力度不足等多种原因,很容易产生自杀意念并表现出自杀行为。

4. 城乡差别　农村地区较差的物质生活、医疗环境、公共设施、心理干预、家庭生活质量等多方面的因素有关。

（二）心理因素

1. 精神疾病　抑郁症、疑病症、阿尔茨海默病、情感障碍为老年人自杀常见精神疾病因素。其中抑郁症是老年人自杀最常见的原因，疑病症也是老年人自杀的主要原因，患有疑病症的老年人大多选择去看躯体疾病，而不会去看精神科。此外，老年人比年轻人更显得冷漠、压抑、易自我贬低、呆滞且缺乏主动。处于抑郁状态的老年人普遍表现出会轻易放弃，不愿和他人交谈，躺在床上不愿动，且不关心自己的身体功能，自杀的想法会很频繁。

2. 文化程度　文化程度越低，自杀率越高。低文化水平者考虑问题片面，认识范围狭隘，思维方式单一，易于冲动。低文化程度老年人处理矛盾和应对困难的技巧和能力较差，更倾向于以死亡来逃避和抗争。

3. 人格特点　具有胆怯、孤僻、敌意及固执等性格的老年人遇事容易想不开，并产生绝望情绪，而自己也不能想出更好的解决方法，更不会寻求其他人的帮助，通过自杀寻求解脱。

4. 人际纠纷　夫妻关系不和、代际紧张、婆媳争端、邻里纠纷等人际冲突是导致我国老年人自杀的第一诱因。此类自杀往往具有一定的冲动性和攻击性，被作为控诉、表白、报复的手段，自杀者通过自伤的方式来伤害冲突方。

（三）生理因素

随着年龄的增加，身体功能开始逐渐衰退，出现身体疲惫、疼痛、虚弱等症状，部分老年人患上慢性疾病、失能、失智，使健康状况进一步恶化，身体不适的感觉和疾病的困扰会引发老年人的绝望和无助情绪。这些疾病不仅会影响生活质量，也会对他们的心理健康造成负面影响，导致情绪低落、自闭、无助等。在这种情况下，如果缺乏社会支持和生活伴侣，有些老年人会试图通过自杀来解决问题，结束自己痛苦的生命。

四、心理问题

心理问题是自杀的重要因素，导致心理问题的原因多种多样。最为普遍的外在原因是子女或亲属的抛弃、虐待，生活失去依靠，对未来失去信心，从而感到极度的压抑、失望、悲观、空虚、孤独。此外，家庭的纠纷、经济拮据、老年丧偶、夫妻离异等均会使晚年生活无趣、无望，产生绝望感、丧失感。最常见的内在原因是自身体弱多病、身染重病、久治无效或者是不愈，使得对生活失去信心或者乐趣。还有一些人因为性格孤僻、偏执、不善于交际，生活上感到孤独、寂寞，产生厌倦感，也会引发心理问题，从而出现自杀或者想要自杀的情况。归纳起来有以下几类。

1. 自卑心理或愤恨心理　一些老年人是因为生活比较贫寒，认为自己"处处比别人矮一大截"，或是"这世道太不公平了，与其这样窝囊地活着，还不如死了"。而有些老年人好胜心强，总认为自己在世上应该处处高人一头。往往以自己的家庭条件优越、子女有出息、工作有地位为参照值,觉得自己在这样的家庭里生活,凡事都应"与众不同"。当出现自我设计的理想"蓝图"兑现不了时,就自暴自弃,出现愤恨心理,产生自杀念头。

2. 迷信心理　迷信心理在某些地区文化中普遍存在,是由于社会和文化背景、文化认同、教育程度等不同因素所致。迷信可能对心理和情感有一定的安慰作用,但也会产生负面影响,如不合理的决策、浪费钱财等。甚至有些老年人迷信观念浓重,认为"阳间阴间两重天,阳间不平阴间平",只要生活中遇到不顺心的事时,就会想到"极乐世界",去享"清福"。

3. 病态心理　有些老年人疾病缠身,久治不愈,觉得这样活着,不仅自己受罪,还使得家人跟着一起受累,便想一死了之,以免增加家人的经济负担和劳动成本。更有一些个性强、脾气倔犟的老年人,因长期患病而产生心理问题,会通过一些方式发泄对人生的怨恨和不满,然后走上轻生之路。

4. 畏罪心理　畏罪心理是一种普遍存在的现象。对自己曾经犯过的错误或过错感到后悔和内疚,也会对将来可能犯错的事情感到担忧和恐惧。从而觉得自己不值得信任,不可依赖,造成了自我否定和困扰。这种畏罪和自责的心理持续存在会引起失眠、食欲不振等身体症状,对生活和社交活动的乐趣减退,产生烦躁、焦虑、抑郁、自责等心理问题,甚至产生自杀念头。

5. 逆反心理　身体状况的恶化,缺乏社交互动的能力,引起社会隔离,感觉自己被忽视或不被重视。或是思维和行为方式不能适应社会变化,出现一系列的生理、心理和社会方面的问题后出现逆反心理。有些老年人会温和地拒绝,表达对一些事物的不喜欢,不听从医生或家人的建议,但没有做出反叛的行为。部分老年人会出现情绪上的反叛,表现出抱怨、易怒、沮丧和不满情绪。严重的表现出反感和不满,甚至实施反叛行为,如说谎、逃避、打砸等。

五、心理护理

(一)认知行为治疗

通过认知和行为的一些理论及技术方法来改变个体歪曲的认知和非适应性的行为。过度消极的情绪会使人感到沮丧和悲伤,通过与家人团聚、交友、重新找回爱好等来收集正向的体验和情感,改变消极思维方式,摆脱负面情绪和焦虑,树立积极的心态。护理人员通过心理疏导、心理训练等方式,帮助老年人认识到消极思维对自身健康的影响,鼓励正视问题,采取积极的应对策略。多赞美优点和成就,鼓励老年人去挖掘人生经历中的亮点和能够让自己快乐的事情。通过培养自我认同感和自我价值感,帮助从心理上建立对生活的信心和勇气,同时也增强自我控制能力和应对能力。

(二)增强社会支持

老年人面临财务、健康、经济及家庭等方面的压力和困难,长期的高压状态会对身体和心理健康造成损害,导致出现消极情绪、自杀念头等心理问题。通过积极地心理干预、社会福利补贴、社区公益活动多种支持方式减缓经济压力，缓解情绪问题，防止产生自杀行为。其中包括：

1. 心理疏导　通过深入的沟通交流，倾听内心世界，了解当前面临的困难和压力，提供精神上的支持和慰藉，减轻其心理负担。心理疏导是预防老年人自杀的重要措施之一。自杀行为通常是由于身体功能下降、经济压力、亲友离世、社会孤独、抑郁等因素引发的情感困境所致。通过健康教育了解心理健康的重要性，认识自己的疾病和心理问题，帮助寻求心理治疗服务。此外，护理人员倾听抱怨和困扰，理解困境，以减轻负担和苦闷，让老年人感到被支持和关注。

2. 社交支持　通过鼓励老年人参加社交活动、锻炼身体、学习新知识、尝试新的爱好等，保持身心健康，帮助其将关注点从身体疾病转向自身内在能力，让老年人感到自己是有价值的，提高自尊心和自信心。针对社交圈变窄的人群，护理人员通过发掘潜在需求，帮助建立社交网络，增加社交活动，让老年人在活动中感受关爱，有利于提高生活质量和自我价值感，从而保持积极态度。

3. 医疗保健监督　许多老年人因为经济困境交不起医疗费用。因为心理原因没有采取正确的医疗保健，也会引发自杀行为。因此，为老年人提供相应的医疗保健，给予资金支持是必要的。通过生活指导，可以避免一些生活因素产生自杀的情况，同时也可以让老年人拥有快乐和满足感。定期组织健康知识讲座、爱心义诊、健身操、体育活动等。定期进行家访、电话询问，关注老年人的健康状况、生活和精神状况，通过对老年人的关心和照顾减轻他们孤独感和无助感，从而降低以自杀来结束生命的风险。旨在通过社会的关心和照顾，增加生活的乐趣和自我价值感，提高幸福感。在社区开办心理健康咨询门诊，通过个案心理健康咨询，解答实际生活中碰到心理难题，帮助老年人走出心理困境。

（三）自杀的社会防范

1. 家庭支持　家人一旦发现老年人出现情绪焦虑、脾气变大或是出现自杀倾向，应及时进行疏导，解决心理问题，或找专业的心理医生有效帮助老年人。子女的关爱、陪伴尤为重要，亲人的一个亲切的笑脸，一声温暖的问候都可以让老年人备受温暖，对世间留有牵挂。妥善安排老年人的退休生活，在经济上、物质上给予帮助和支持。同时妥善管理好家中的农药、精神类药物，存放在老年人不宜或不能取到的地方。

2. 社会援助　社会各种团体或者社区可以组织专人为老年人上门服务。充分动员社会团体或居委会等部门的力量，关注关心老年群体，督促子女经常看望老年人，加强老年人与子女的沟通交流，排解老年人的孤独。及时有效地化解家庭矛盾和人际关系纠纷，加强对老年人的生命教育宣传，提供支持性团体的帮助，在社区内设休闲活动中心、活动室、心理咨询干预热线，留意观察老年人的情绪问题，发现异常及早介入干预。

3. 政府关爱　由政府相关部门组织牵头建立多种渠道的老年人生活和医疗保障体系，如设立社会化养老机构、老年人互助组织、社区老人之家、困难老年人医疗保障制度等。使老年人感受到社会关爱，重新找到归属感，避免因经济贫困或孤寡独居产生的心理问题而自杀。

（四）自杀的危机干预

危机是指个体面临突然或重大生活逆转时所出现的心理失衡状态，是个体运用通常应对方式却无法处理目前所遇外界或内部应激时所出现的一种反应。危机干预是给应激障碍患者及时的帮助，使其安全度过危机，恢复应激前的生理、心理和社会功能水平，以预防不测发生。如发现老年人有自杀行为及时营救，根据老年人自杀手段尽快采取营救措施，同时第一时间通知家属，防止再次自杀，做好防护。

1. 老年人自杀的警告信号　对过去喜欢的活动失去兴趣、避免社交活动、忽视自我保健和医疗方案；表现出对死亡的关注，缺乏对人身安全的关注；表现出自杀意念或有计划自杀的行为。

2. 采取危机干预步骤

（1）问：不要害怕直接与处于危险中的人交谈。问："你在考虑自杀吗？"和"我有什么能帮助到你吗？"以支持和公正的方式开始对话。一定要仔细倾听回答并承认痛苦的情绪。帮助老年人专注于继续生活的所有理由。

（2）陪伴：如果有条件，护理人员或家属需要亲自陪在老人身边，以缓解孤立感并提供联系感。如果无法面对面，需要通过电话或视频电话的方式联系。护理人员和家属在交谈和相处中要确保不做出任何自己无法兑现的承诺。

（3）跟进：研究表明跟进可以减少高危人群中与自杀相关的死亡。护理人员需对易受伤害的人进行初步对话并帮助建立支持网络，来帮助他们度过这段困难时期。

总之，要以科学的心理学方法为基础进行心理疏导和干预，帮助老年人摆脱心理困境，增强自我认知、自我控制和自我实现能力，从而达到预防自杀和保护心理健康的目的。过程中护理人员应当随时注意老年人的情绪和行为变化，并及时发现、干预并解决压力问题，从而降低其自杀风险。

第三节　丧偶老年人的心理护理

一、定义

丧偶老年人是指已经失去配偶的 65 岁及以上的老年人，因老伴去世，精神受到打击而出现悲痛、伤心、震惊、愤怒、愧疚、困惑等各种心理反应。其中一部分丧偶者发生了应激反应和适应障碍，即个人对生活中应激性变化的一种长期的反应。根据中国 2020 年第七次人口普查数据，中国 65 岁以上老年人口占总人口的比例为 13.5%，其中有丧偶经历的比例为 18.9%。丧偶是一种极为痛苦的经历，对老年人来说更是一种巨大的打击。

二、临床表现

失去爱人，对任何人来说都是一种难以承受的痛苦。不仅失去了一位亲人，失去了依靠,更是失去了生活的意义,这种痛苦来自多方面。

1. 情感反应　丧偶之痛最为深刻,夫妻之间相互依存,相互依靠,彼此关心,现在没有可以依靠的伴侣来支持安慰自己而感到悲伤。丧偶常会出现愤怒、内疚、自责、焦虑、孤独、无助、震惊等情感反应。这些情感反应可能会持续数月或数年。失去一位长期陪伴的伴侣会感到切身的悲痛和哀伤。与爱人之间的亲密关系不存在了,会感到孤独、沮丧和心痛。担心自己的生活缺乏照顾、失去配偶的养老金、交际圈子的缩减等都会感到焦虑和无助。失去伴侣后有些人会责怪自己或其他人,甚至责怪上天的不公而怨恨和愤怒。少数人会异常苍老,表情呆木,反应迟钝,甚至产生厌世自杀的心理。

2. 生理反应　丧偶后出现提不起精神,出现失眠、嗜睡等睡眠问题,导致身体疲惫、精神不振。主要是因为压力事件发生时,人体在急性应激状态下,交感神经本身和肾上腺髓质释放肾上腺素和去甲肾上腺素等物质导致呼吸心率加快、心输出量增加及心脏和皮肤血管收缩。而出现晕眩、头痛、胸闷、呼吸急促、心悸、肌肉软弱无力、双手颤抖等生理反应。

3. 行为反应　经常思念配偶,对他们的离去感到难以接受。出现社交退缩、活动减少、自我封闭、消极抵抗,会变得沉默寡言,不愿意与他人交流或分享自己的感受。不愿意参加聚会或与朋友交往。感到愤怒或不满,认为自己被命运不公平对待。

三、影响因素

1. 社交问题　失去了生活中的重要伴侣,感到孤立无援,缺乏交流和支持,变得孤僻、沉默、不愿意与人交往。此外,会放弃一些社交活动,或缩减社交圈子,这些因素都会出现社交问题。丧偶后会感到自卑和不安,不愿意主动与他人交往。会担心自己的外貌、身体状况、社会地位等问题,从而减少社交活动。这些因素均会导致老年人丧失社交联系能力。

2. 生活调整问题　丧偶后会出现抑郁、焦虑等心理问题,日常生活的调整也有很大的压力和困难。要重新适应独自生活,学会自己照顾自己,包括吃、穿、住、行等方面的生活技能。原本两个人一起承担的一切,现在不得不一个人面对,会觉得力不从心。以前的梦想和目标都与爱人息息相关,现在的一切都崩塌,失去了方向。

3. 心理社交隔离　心理社交隔离是指在丧偶后,失去了配偶的陪伴和支持,感到孤独、无助、无望等负面情绪,从而导致社交活动减少、社交范围缩小、社交能力下降等现象。心理社交隔离的原因有多种,包括生活环境的改变、社会角色的转变、身体健康状况的变化等。这些因素会影响老年人的心理状态和社交能力,使其更容易感到社交距离,缺乏社交支持和交流。对周遭的事情提不起兴趣,即使进行相关活动,也无法从中体验到快乐。

4. 经济压力　需要承担配偶的殡葬费用,同时也失去配偶的经济来源,如退休金、养老金等,增加了经济负担。加上丧偶后需要更多的医疗照顾,如请护工、看护等,也会对经济造成很大的压力。有些还要面对配偶离世后财产的分割问题,引发家庭纷争,再次增加经济和心理负担。社会保障制度的不完善,无法满足老年人维持生活的基本需求。

四、心理问题

1. **悲伤和失落感**　我们都明白,生老病死是人生不可抗拒的规律,但内心都或多或少不愿意承认至爱也受到这一规律支配,会衰老,会离开。失去伴侣从开始的麻木、否认,到之后的哭泣、孤独,以至于自责、愤怒,甚至陷入深深的悔恨中。随着时间推移,大部分人逐渐接受现实,社会功能恢复。但还是有部分难以走出悲伤的泥潭,产生焦虑、悲观等心理问题。

悲伤会引发情绪低落、失眠、食欲不振等心理问题。这种悲伤不仅是对失去伴侣的痛苦,也是对自己生命无常和脆弱的认知。失去了伴侣,也失去了生活中的许多重要元素,如亲密关系、社交活动、家庭生活等。老年人由于自身功能下降,伴侣的离去让他们孤立无援,也唤起了自己内心深处对死亡深深的恐惧,更容易引发不安全感,使得抑郁、焦虑等疾病发病率明显增加,甚至过早离世。

2. **孤独**　丧偶后,常常感到孤独,因为失去了生命中最亲密的伴侣,生活中的许多事情都需要独自面对而导致无助、无望、无依靠,甚至会出现自杀的想法。此外,社交圈也会发生变化,由于社交圈的缩小,会感到孤立无援。长期缺乏交流和支持,从而变得孤僻、沉默、不愿意与人交往,进一步加重了孤独感。孤独感可加重抑郁症状、影响睡眠质量及降低免疫力,对身心健康产生负面影响。

3. **自责和内疚感**　部分老年人会认为自己没有尽到应有的责任,或者在配偶生前没有好好珍惜对方,导致对方的离去。这种自责和内疚感会让他们感到沮丧、焦虑和无助,甚至会影响到身体健康和日常生活。应该尽可能地接受现实,认识到自己无法改变已经发生的事情。

4. **焦虑和恐惧感**　由于不知道未来会发生什么事情及如何独自面对今后的生活,会感到焦虑和恐惧。心理焦虑和恐惧感是指在丧偶后出现的一种心理状态。主要是由于失去伴侣的支持和陪伴,感到孤独和无助;对未来的不确定性和不安全感,担心自己无法独立生活和应对生活中的困难;对死亡的恐惧和焦虑,担心自己也会很快离开这个世界;对社交生活的不适应,感到自己已经失去了原来的社交圈子和生活方式。

5. **自我认同问题**　丧偶是老年人生命中的一次重大变故,失去配偶对老年人来说是一种巨大的痛苦和打击,易出现各种心理健康问题。丧偶后不知道自己该如何面对未来,感到自己已经失去了生命的意义。这种情况导致对自己的身份和角色产生怀疑和不确定感。感到自己的生活没有方向和目标,不知道该如何继续生活下去。

五、心理护理

1. **理解和接受**　丧偶后不要压抑或否认自己的感受。丧偶是老年人生活中常见的重大变故,对心理和生活都会带来很大的影响。在这个时期,应该得到理解和接受,逐渐适应新的生活状态。

家属要知道老年人在丧偶后面临的困难和压力,了解感受和情绪变化,尊重感受和需求。因为丧偶带来的孤独、失落、无助等负面情绪,需要时间来慢慢适应这种变化。不要轻易为老年人安排新的生活方式,需要他们自己慢慢调整。

许多老年人因丧偶产生自责、自罪的情绪,觉得自己有很多地方对不起离去的伴侣,或应该对死者的死亡负责,而且许多老年人怕给家人或医护人员添麻烦,强装镇定,独自承受。因此家人在处理好自己悲伤情绪的同时,更要密切关注老年人的情绪变化,鼓励表达自己的感受。当出现情绪波动、抑郁、焦虑等情绪,医护人员应该耐心倾听老年人的倾诉,给予适当的支持和安慰。同时,也要尊重老年人的个性和习惯,不要强迫他们改变生活方式。丧偶后,因社交圈变得更小,要重新建立新的社交网络,加入社区活动,让老年人感受到关爱和支持。

2. 支持和陪伴　积极支持老年人,关心身体和精神健康,让老年人感到自己被关注和重视。需要有人倾听内心感受和情绪,帮助缓解痛苦和孤独感。需要有人陪伴和关注,帮助老年人渡过难关,减轻孤独感和失落感。家人和社会可以通过电话、拜访、送餐等方式,给予关注和照顾。

3. 建立新的社交圈　参加一些社交活动,结交新的朋友,促进与家人、朋友和社区的联系,鼓励参加社区活动。可以参加社区组织的活动,例如义工活动、文艺演出、健身活动等。这些活动可以结识新的朋友,扩大社交圈。老年俱乐部是一个非常好的社交平台,可以在这里认识同龄人,分享生活经验,参加教育课程,学习新技能及文化知识等。结识志同道合的人,分享生活经验。可以利用社交网络扩大新的社交圈。

4. 保持积极心态　家人和社会鼓励参加一些有益身心健康的活动,如健身、旅游等。丧偶是一种常见的生活事件,但对老年人来说,会带来更大的心理压力和生活困难。保持积极的心态可以帮助老年人更好地应对丧偶带来的挑战。需要引导老年人正确认识和处理自己的情绪,鼓励表达情感,找到适合自己的情感出口。

(1) 接受自己的情感:丧偶后,会经历各种情绪,包括悲伤、愤怒、孤独等,要让老年人知道接受这些情感是很重要的,不要试图压抑或忽视它们。可以通过与家人、朋友或专业人士交流来释放情感。每个丧偶的人都要经历一个修复、避免形成创伤的心理过程。从心理学的角度而言,治疗痛苦的唯一办法就是直面并接受痛苦。所以,丧偶之痛不能硬性地压抑,应鼓励老年人接纳自己的悲痛反应,接受自己体验到的痛苦,正视痛苦,将哀伤情绪尽量发泄出来。

(2) 寻求支持:寻求家人、朋友、社区组织或专业机构的支持。这些支持可以来自不同的方面,包括情感、物质、社交等。通过与他人分享自己的经历和感受,从中获得支持和理解。同时,家人在处理自己悲伤情绪的时,也要关注老年人的情绪变化,鼓励他们表达自己的情绪感受,必要时寻求专业人士的帮助。

5. 建立新的目标　学习新的知识、完成一些自己一直想做的事情,以增强自信心和自我价值感。失去配偶后,会感到孤独、无助和失落。为了重新找到生活的意义和目标,可以尝试以下方法:加入社区组织、志愿者团体或老年俱乐部,认识新朋友,扩大社交圈子。学习新的技能或知识,例如绘画、音乐、舞蹈、烹饪等,可以保持兴趣和活力。尝试新的爱好,例如旅行、读书、写作等,可以帮助发现新的乐趣和意义。通过互联网、社交媒体等渠道,寻找与自己有共同兴趣的人,建立新的社交圈子。参与志愿活动、照顾孙辈、帮助邻居等,感到有价值和有意义。积极寻找新的目标和意义,以保持生活的活力和乐趣。

6. **给予专业帮助**　情绪和心理状态无法自我调节,可以寻求专业心理咨询师或医生的帮助,了解自己的情感和心理状态,探索应对策略,接受适当的治疗和药物。在失去配偶后,可能会面临情感、心理和生活方面的困难。如果感到无法自行应对,可以寻求社工服务机构的帮助,了解社会福利和救助政策,获取生活方面的支持和帮助。

7. **记忆美好时光**　回忆和珍惜与伴侣共度的美好时光,保留回忆和记忆以缓解内心的痛苦和孤独感,以下是一些方法。

(1) 回忆过去:回忆和思考过去的美好时光,例如与配偶的旅行、约会、庆祝生日等,可以感到温馨和幸福。

(2) 看照片和影像:浏览照片和影像,例如与配偶的婚礼照片、家庭相册、旅行录像等,可以重新感受到美好时光的情感和记忆。

(3) 学会告别:如将自己的留恋怀念之情,用诗文、书信或日记等形式写出来,以抒发胸怀并作为永久的纪念,这对于走出丧偶之痛是十分有效的。杨绛先生晚年不仅承担了整理钱钟书学术遗作的工作,还撰写了《我们仨》,回忆与丈夫和女儿在一起的时光,寄托自己的怀念之情。真正做到了钱钟书所言:"死者如生。"写下自己的回忆和感受,例如写日记、回忆录、家庭历史等,记录下自己的人生故事和经历,留下珍贵的回忆和遗产。

(4) 分享回忆:与家人、朋友、志愿者等分享自己的回忆和故事,感到被关注和理解,增强社交和情感支持。

8. **建立新的依恋关系**　人总是依恋和谐的亲密关系并从中感受到生活的欢乐。对成年人来说,最亲密的依恋关系就是夫妻关系。一旦丧偶,这种亲密无间的关系被无情摧毁,对未亡者的精神带来重大打击。如果此时能和家人、朋友建立代偿性的新的依恋关系,就能很好地减轻伤痛。在条件具备的情况下,寻找一个伴侣,再建立新的依恋关系相依为命。

值得注意的是,丧偶老年人的心理护理应该注重个性化、情感化和综合化,尽可能从多个方面帮助老年人走出心理困境,保持积极向上的生活态度。

第四节　再婚老年人的心理护理

一、定义

再婚是指一方在配偶去世后或双方离婚后与他人再次结婚的行为。再婚是以终止于原婚姻关系为前提的,如果不终止原婚姻关系又结婚,则构成重婚。

二、再婚原因

俗话说:"年轻夫妻老来伴",讲的就是越到老年的时候,配偶的作用就越凸显,夫妻之间的相依为命、相互扶持就越重要。但是,尽管现在老年人退休生活越来越丰富,对无配偶的老年人来说,生活还是有些难熬与艰辛。无配偶的原因有两个:一是丧偶,二是离异。近年来,随着人们生活水平的日益提高,核心家庭数量的增加,老年人晚年越来越需要依靠自己的配偶得到精神上的安慰和生活上的照料。老年人的再婚不仅是生理上的需要,也是心理上的需求。老年人选择再婚的心理动机主要有以下几个方面。

1. 为得到精神上的慰藉　许多老年人再婚的主要原因是无法摆脱因单身而产生的情感上的孤独、寂寞。婚姻能给夫妻双方提供归属感和安全感,提供一个心灵的港湾,一个情感交流的平台。婚姻可以使老年人在精神上相互依赖,感情上有所寄托。老年人群和社会接触的机会比其他年龄层少得多,所以怕孤独是老年人的通病。在现代社会中,人情淡薄、竞争加剧,老年人更容易产生孤独寂寞的感觉。通过再婚觅得良伴,使老年夫妻彼此依赖,情感有所寄托,生活才有意义。

2. 为减轻子女的赡养负担　随着年龄的增加,老年人的身体状况呈现下滑趋势,各种疾病出现的概率也有所增加,老年人的生活自理能力也呈现下降趋势。而现代社会,家庭规模随着所生育子女数量的减少在逐渐缩小,代际间的居住方式也以核心家庭为主,老年人口和子女共同居住、一起生活的比例下降。老年人的子女工作忙,又有第三代需要照料,年老的父母很难依靠子女的照料。丧偶老年人经由再婚使婚姻双方在生活上互相照应,情感上互相交流,经济上互相扶持,形成老年养老的新方式,也可减轻子女照料老年人的负担。

3. 为了获得照料与陪伴　老年人生活自理能力较弱,尤其是生病的时候需要有人照料。因此,多数老年人尤其是男性老年人生病时,配偶往往是最主要的照料者。对年龄较大、为了得到性的合法满足、身体状况不好的老年人来说,老年婚姻有获得生活照顾资源的功能。婚姻是一种获得社会普遍认可的、全社会可以普遍采用的两性结合方式。老年人虽然性功能减退,但仍有性生活需要,老年婚姻是满足老年人性生活需要的合法方式。老年期的性生活,并非单纯意味着性欲的满足,也是老年人相互鼓励、分享快乐、增强生活自信心的一种方式。

三、影响因素

再婚老年人的影响因素是一个复杂而敏感的话题,涉及老年人的个人、家庭、社会等方方面面的因素。

(一) 个人因素

个人因素指影响老年人再婚的与个体本身相关的各种特征和条件,主要包括性别、年龄、教育、收入、健康状况等。这些因素会影响老年人再婚的动机、意愿、选择和机会等方面。

1. 性别　性别是影响老年人再婚的最重要的因素之一,它会影响老年人再婚的供求关系、社会期待和个人偏好等方面。一般来说,老年男性再婚的可能性和意愿高于老年女性。因为老年男性面临的再婚市场更为宽松,社会对他们再婚的态度更为宽容,他们对再婚的需求和期望也更为强烈。相反,老年女性再婚的可能性和意愿低于老年男性,因为老年女性面临的再婚市场更为紧张,社会对她们再婚的态度更为保守,她们对再婚的需求和期望也更为谨慎。有研究发现,老年男性再婚率是老年女性再婚率的 4 倍以上。

2. **年龄** 年龄是影响老年人再婚的重要因素之一,它会影响老年人再婚的生理条件、心理状态和社会环境等方面。一般来说,年龄越大的老年人再婚的可能性和意愿越低,因为年龄越大的老年人生理功能越衰退,心理适应能力越差,社会压力越大。相反,年龄越小的老年人再婚的可能性和意愿越高,因为年龄越小的老年人生理功能越健全,心理适应能力越好,社会压力越小。有研究发现,60～64 岁的老年人再婚率是 75 岁以上的老年人再婚率的 3 倍以上。

3. **教育** 教育是影响老年人再婚的重要因素之一。一般来说,受教育程度越高的老年人再婚的可能性和意愿越高。因为受教育程度越高的老年人知识水平越高,价值观越开放,社会地位越高。相反,受教育程度越低的老年人再婚的可能性和意愿越低。因为受教育程度越低的老年人知识水平越低,价值观越保守,社会地位越低。有研究发现,大学以上学历的老年人再婚率是初中以下学历的老年人再婚率的 2 倍以上。

4. **收入** 收入是影响老年人再婚的重要因素之一,它会影响老年人再婚的经济条件、消费水平和生活品质等方面。一般来说,收入水平越高的老年人再婚的可能性和意愿越高,因为收入水平越高的老年人经济条件越好,消费水平越高,生活品质越高。相反,收入水平越低的老年人再婚的可能性和意愿越低,因为收入水平越低的老年人经济条件越差,消费水平越低,生活品质越低。有研究发现,高收入老年人的再婚率是低收入老年人的再婚率的 2 倍以上。

5. **健康状况** 健康状况是影响老年人再婚的重要因素之一,它会影响老年人再婚的生理功能、心理状态和生活质量等方面。一般来说,健康状况越好的老年人再婚的可能性和意愿就越高。因为健康状况越好的老年人生理功能越强,心理状态越稳,生活质量越高。相反,健康状况越差的老年人再婚的可能性和意愿就越低。因为健康状况越差的老年人生理功能越弱,心理状态越差,生活质量越低。有研究发现,健康状况良好的老年人再婚率是健康状况较差的老年人再婚率的 2 倍以上。

(二)家庭因素

家庭因素是指影响老年人再婚的与个体所处的家庭环境和家庭关系相关的各种特征和条件,主要包括子女态度、子女关系、子女赡养等。这些因素会影响老年人再婚的动机、意愿、选择和结果等方面。

1. **子女态度** 子女态度是指子女对父母或祖父母再婚的看法和感受,它会影响老年人再婚的社会压力、心理负担和情感支持等方面。一般来说,子女态度越积极的老年人再婚的可能性和意愿越高,因为子女态度越积极的老年人面临的社会压力越小,心理负担越轻,情感支持越多。相反,子女态度越消极的老年人再婚的可能性和意愿越低,因为子女态度越消极的老年人面临的社会压力越大,心理负担越重,情感支持越少。有研究发现,子女支持父母或祖父母再婚的比例只有 40%。

2. **子女关系** 子女关系是指子女与父母或祖父母之间的亲密度、沟通度和冲突度等方面,它会影响老年人再婚的家庭责任、家庭困境和家庭满意度等方面。一般来说,子女关系越好的老年人再婚的可能性和意愿越高,因为子女关系越好的老年人承担的家庭责任越少,遇到的家庭困境越少,享受的家庭满意度越高。相反,子女关系越差的老年人再婚的可能性和意愿越低,因为子女关系越差的老年人承担的家庭责任越多,遇到的家庭困境越多,享受的家庭满意度越低。有研究发现,与子女关系良好的老年人相比,与子女关系较差的老年人再婚率降低了50%。

3. 子女赡养　子女赡养是指子女对父母或祖父母提供的各种形式的经济和物质方面的帮助和支持,它会影响老年人再婚的经济条件、经济压力和经济满意度等方面。一般来说,子女赡养越多的老年人再婚的可能性和意愿越低,因为子女赡养越多的老年人经济条件越好,经济压力越小,经济满意度越高。相反,子女赡养越少的老年人再婚的可能性和意愿越高,因为子女赡养越少的老年人经济条件越差,经济压力越大,经济满意度越低。有研究发现,与没有接受子女赡养的老年人相比,接受过子女赡养的老年人再婚率降低了40%。

(三) 社会因素

社会因素是指影响老年人再婚的与个体所处的社会环境和社会制度相关的各种特征和条件,主要包括社会环境、社会观念、社会制度等。这些因素会影响老年人再婚的社会压力、社会支持和社会保障等方面。

1. 社会环境　社会环境是指个体所生活和工作的各种物质和精神方面的外部条件和影响因素,如地理位置、气候条件、文化氛围、政治局势等。社会环境会影响老年人再婚的机会、选择和结果等方面。一般来说,社会环境越宽松、开放、多元、包容、稳定的地区,老年人再婚的可能性和意愿越高,因为这样的社会环境可以给老年人提供更多的再婚机会和选择,也可以给他们带来更多的再婚利益和结果。相反,社会环境越紧张、封闭、单一、排斥、动荡的地区,老年人再婚的可能性和意愿越低,因为这样的社会环境可以给老年人带来更少或更难得到的再婚机会和选择,也可以给他们带来更多的再婚风险和代价。有研究发现,城市地区的老年人再婚率高于农村地区的老年人再婚率,发达地区的老年人再婚率高于欠发达地区的老年人再婚率,东部地区的老年人再婚率高于西部地区的老年人再婚率。

2. 社会观念　社会观念是指社会中普遍存在和认可的关于某一事物或现象的看法和态度,如价值观、道德观、法律观等。社会观念会影响老年人再婚的社会压力、社会支持和社会保障等方面。一般来说,社会观念越宽容、开放、多元、包容、创新的社会,老年人再婚的可能性和意愿越高,因为这样的社会观念可以给老年人提供更多的社会支持,也可以给他们提供更多的社会保障和社会资源。相反,社会观念越保守、封闭、单一、排斥、传统的社会,老年人再婚的可能性和意愿越低,因为这样的社会观念可以给老年人带来更多的社会压力和社会抵制,也可以给他们带来更少的社会保障和社会资源。

3. 社会制度　社会制度是指社会中为了维持秩序和实现目标而建立和执行的一系列规定和安排,如法律制度、政策制度、福利制度等。社会制度会影响老年人再婚的社会压力、社会支持和社会保障等方面。一般来说,社会制度越完善、公平、合理、灵活、创新的社会,老年人再婚的可能性和意愿越高,因为这样的社会制度可以给老年人提供更多的法律保护和政策倾斜,也可以给他们提供更多的福利待遇和服务设施。相反,社会制度越不完善、不公平、不合理、僵化、落后的社会,老年人再婚的可能性和意愿越低,因为这样的社会制度可以给老年人带来更多的法律障碍和政策歧视,也可以给他们带来更少的福利待遇和服务设施。有研究发现,我国目前还缺乏专门针对老年人再婚问题的法律规定和政策措施。

四、心理问题

1. **自卑心理**　由于受传统观念的影响,一些老年人认为自己年纪大了,再寻找老伴儿脸上不光彩,怕遭议论,说自己"老不正经"等。有的人对老年人再婚冷嘲热讽,甚至造谣中伤。这些都可能导致老年人出现再婚自卑心理,这也是再婚老年人自身心理调适失败的表现。

2. **怀旧与对比心理**　怀旧心理一般出现于老年人与原配偶之间感情深厚、一方亡故的情况下。再婚后,老年人面对新配偶时,时常流露出对前配偶的思念和悲伤之情,这种心理往往会引起再婚中另一方的痛苦。对比心理与怀旧心理类似,是再婚老年人较容易出现的心理问题,他们会用原配偶的优点与现配偶的缺点相比较,事事挑剔,处处不满。尤其是老年人与原配偶生活时间较长,更易出现对比心理。怀旧与对比心理是老年人再婚后婚姻心态出现问题的表现,这不仅会伤害对方感情,也会增加对重建家庭的失望感,甚至导致婚姻的再度破裂。

3. **习惯心理**　习惯心理一般指在第一段婚姻中可能已经形成了各自的兴趣、爱好和生活习惯,再婚后相互之间一时不能适应,如生活作息、日常活动安排、性生活习惯等。如果互相不去了解和熟悉对方,逐步建立新的生活习惯,相互协调,则会产生防范心理,也称戒备心理。由于再婚夫妻双方都有一些过去家庭中的财物或自己的储蓄等,建立新的家庭时会不可避免地涉及财产使用等问题。鉴于前次婚姻的破裂,常会产生戒备心理,实行经济封锁,分心眼,留后手,闹独立,这会使现实家庭名存实亡。其实,既然重建了家庭,就应该毫无保留地共同使用一切财物,这样才能增进夫妻感情。

五、心理护理

虽然老年人再婚对他们的心理健康和生活质量有积极影响,但是老年人再婚并不是一件容易或顺利的事情。他们也面临一些心理问题,需要老年人和他们的伴侣、子女、亲友等共同努力来解决,也需要社会和专业机构提供更多的帮助和支持。可以从以下几个方面来进行。

(一)适应问题

适应问题是指老年人再婚后在新的婚姻关系和家庭环境中,难以适应新的角色、规则和期望等方面,导致心理上的不适和困惑。适应问题的产生与多种因素有关,其中一个重要因素就是老年人再婚前的婚姻经历。一般来说,老年人再婚前的婚姻经历越长久、越幸福、越稳定的老年人,再婚后的适应问题越严重。因为他们对原配偶或原家庭的依恋和怀念越深,对新配偶或新家庭的接受和适应越难。相反,老年人再婚前的婚姻经历越短暂、越不幸福、越不稳定的老年人,再婚后的适应问题越轻微,因为他们对原配偶或原家庭的依恋和怀念越浅,对新配偶或新家庭的接受和适应越容易。

1. 正确看待　老年人要正确看待自己的再婚行为,不要觉得自己是背叛了原配偶或原家庭,而是为了自己的幸福和福利而作出了合理和合法的选择。老年人要尊重自己的感受和需求,不要因为别人的看法或期待而放弃自己的权利。

2. 积极适应　老年人要积极适应新的婚姻关系和家庭环境,不要拘泥于过去的习惯或模式,而是要尝试接受和理解新配偶或新家庭的特点和需求。老年人要与新配偶或新家庭建立良好的沟通和信任,不要把自己孤立起来,而是要积极参与到新家庭中去。

3. 良好关系　老年人要保持与原配偶或原家庭的良好关系,不要切断或忽视与他们的联系和交流,而是要尽可能地维持和谐和尊重。老年人要与原配偶或原家庭表达自己的感激和祝福,不要把自己的再婚行为视为对他们的伤害或背叛,而是要让他们理解和支持自己的选择。

4. 寻求帮助　老年人要寻求社会和专业机构的帮助和支持,不要觉得自己是孤立无援或无能为力,而是要利用各种资源和渠道来解决自己的问题和困难。老年人要参加一些针对老年人再婚的培训、咨询、辅导等活动,以提高自己的知识、技能和信心。

(二) 沟通问题

沟通问题是指老年人再婚后在与新配偶或新家庭交流和表达时,出现的各种障碍和困难,导致心理上的不满和矛盾。沟通问题的产生与多种因素有关,其中一个重要因素就是老年人再婚双方的性格特征。一般来说,再婚双方的性格特征越相似、越互补、越协调的老年人,再婚后的沟通问题越少,因为他们在交流和表达时更容易理解和尊重对方,更容易达成共识和协调。相反,再婚双方的性格特征越不相似、越不互补、越不协调的老年人,再婚后的沟通问题越多,因为他们在交流和表达时更容易误解对方,更容易产生分歧和对立。

1. 了解彼此　老年人要了解自己和新配偶或新家庭的性格特征,不要把自己或对方的性格特征当作优劣或对错来评价,而是要把它们当作个性或特色来欣赏。老年人要尊重自己和新配偶或新家庭的性格特征,不要试图改变或强迫对方,而是要尝试适应或包容对方。

2. 有效沟通　老年人要建立有效的沟通方式和方法,不要用指责或抱怨的语气来交流和表达,而是要用询问或建议的语气来交流和表达。老年人要注意倾听和反馈,不要只关注自己的想法或感受,而是要关注对方的想法和感受。老年人要注意时机和场合,不要在情绪激动或环境干扰时进行沟通,而是要在情绪平静或环境安静时进行沟通。

3. 兴趣相同　老年人要增加共同话题和兴趣,不要只谈论自己感兴趣或熟悉的话题,而是要尝试了解和参与对方感兴趣或熟悉的话题。老年人要增加共同活动和经历,不要只做自己或对方喜欢或习惯的活动,而是要尝试做一些新鲜或有趣的活动。

4. 寻求支持　老年人要寻求社会和专业机构的帮助和支持,不要觉得自己是无法沟通或无法解决的,而是要利用各种资源和渠道来改善自己的沟通能力和沟通效果。老年人要参加一些针对老年人再婚的活动,以提高自己的沟通知识、技能和信心。

(三) 信任问题

信任问题是指老年人再婚后与新配偶或新家庭建立和维持信任关系时,出现的各种障碍和困难,导致心理上的不安和担忧。信任问题的产生与多种因素有关,其中一个重要因素就是老年人双方的过去经历。一般来说,老年人双方的过去经历越顺利、越幸福、越稳定的老年人,再婚后的信任问题越少,因为他们对婚姻和爱情有更多的信心和期待,对新配偶或新家庭有更多的信赖和依靠。相反,老年人再婚双方的过去经历越困难、越不幸福、越不稳定的老年人,再婚后的信任问题越多,因为他们对婚姻和爱情有更多的怀疑和恐惧,对新配偶或新家庭有更多的戒备和防范。

1. 正确看待　老年人要正确看待自己和新配偶或新家庭的过去经历,不要把它们当作决定性或不可改变的因素,而是要把它们当作参考性或可调整的因素。老年人要相信自己和新配偶或新家庭都有能力和意愿改变自己的过去经历,创造自己的未来幸福。

2. 相互信任　老年人要积极建立新的信任关系,不要用过去的标准或模式来衡量或评价新配偶或新家庭,而是要用现在的实际或表现来衡量或评价新配偶或新家庭。老年人要与新配偶或新家庭分享自己的想法和感受,了解和尊重对方的想法和感受,要与新配偶或新家庭承诺自己的忠诚和责任,履行和支持对方的忠诚和责任。

3. 处理危机　老年人要适当处理新的信任危机,不要因为一些小的失误或误会就否定或放弃新配偶或新家庭,而是要及时沟通和解决问题,恢复和加强信任。老年人要与新配偶或新家庭寻求共同的信任基础,如共同的价值观、目标、兴趣等,增加信任的稳定性和持久性。

4. 帮助支持　老年人要寻求社会和专业机构的帮助和支持,不要觉得自己是无法信任或无法被信任的,而是要利用各种资源和渠道来提高自己的信任水平和信任效果。老年人要参加一些针对老年人再婚的活动,以提高自己的信任知识、技能和信心。

(四) 冲突问题

冲突问题是指老年人再婚后在与新配偶或新家庭相处时,出现的各种分歧和对立,导致心理上的不快和痛苦。冲突问题的产生与多种因素有关,其中一个重要因素就是再婚双方的利益关系。一般来说,再婚双方的利益关系越复杂、越敏感、越紧张的老年人,再婚后的冲突问题越多,因为他们在分配和协调各种资源和权利时更容易产生矛盾和纠纷。相反,再婚双方的利益关系越简单、越明确、越和谐的老年人,再婚后的冲突问题越少,因为他们在分配和协调各种资源和权利时更容易达成共识和协作。

1. 明确关系　老年人要明确自己和新配偶或新家庭的利益关系,不要把它们当作敌对或竞争的关系,而是要把它们当作合作或互补的关系。老年人要尊重自己和新配偶或新家庭的利益需求,不要试图剥夺或牺牲对方,而是要尝试满足或平衡对方。

2. 公平合理　老年人要建立公平合理的利益分配和协调机制,不要用强权或欺骗的方式来分配或协调各种资源和权利,而是要用协商或妥协的方式来分配或协调各种资源和权利。老年人要注意透明度和公正度,不要隐瞒或偏袒自己或对方,而是要公开或公平地处理各种问题。

3. 有效处理 老年人要有效地处理利益冲突,不要用暴力或逃避的方式来解决或回避冲突,而是要用沟通或调解的方式来解决或化解冲突。老年人要注意理性和情感,不要只关注自己或对方的利益或权利,而是要关注自己和对方的感受和关系。

4. 帮助咨询 老年人要寻求社会和专业机构的帮助和支持,不要觉得自己是无法分配或协调的,而是要利用各种资源和渠道来改善自己的利益关系。老年人要参加一些针对老年人再婚的活动,以提高自己的利益知识、技能和信心。

5. 明确关系 老年人要明确自己和新配偶或新家庭的利益关系,不要把它们当作敌对或竞争的关系,良好的再婚生活能使老年人更加健康长寿。我国的一项研究发现,夫妻间和谐的家庭生活有利于保持平和的心境,减少负面情绪的干扰,保持心情舒畅。然而,由于再婚的诸多影响因素,老年人再婚存在一些障碍,其中老年人存在的一些非正常心理是再婚老年人不可忽视的主要问题。

6. 充满信心 要对生活充满信心,不要因有一次婚姻挫折而抛掉终身的幸福。要做好子女的工作,子女也应该体贴、理解老年人。要知道,再孝顺的子女,也不及伴侣的照顾周到。要消除消极的对比效应,多看到新伴侣的优点和长处,尽快缩短与新伴侣的心理距离和情感距离。社会要理解老年人、关心老年人。老年人丧偶后,如能情投意合再组建幸福家庭,是一件有利于减轻社会负担、减少社会问题的好事,应予支持。进入黄昏恋的老年人,在财产方面,如双方子女无干预思想,两人又情投意合,共同使用并无妨。否则,可采取现在进行的婚前财产登记手续,做到所有权分明。

第五节　空巢综合征老年人的心理护理

一、定义

20 世纪,"空巢"一词首次被提及,它描述的是一种自然界的现象,即当一只幼鸟长大,它可以独立地建造自己的巢穴,而母巢中只剩老鸟的现象。随着家庭生命周期理论的发展,"空巢"一词也被广泛应用于社会学和人口学领域。家庭生命周期分为六个阶段:形成、扩展、稳定、收缩、空巢、解体。在空巢阶段,孩子们已经完成了学业、踏上了社会,而父母则已经退休,留守家中。目前,空巢已经成为一个较为普遍的社会现象。近几十年来,中国的经济迅速增长,使得许多城市的居民拥有了更好的住房环境,为更多的年轻人选择独自居住创造了条件。此外,受到计划生育的影响,家庭单位中子女人数大幅减少,尤其年轻夫妻双方如果都是独生子女,与双方老年人共同生活的可能性很小,必定造成一部分老年人独居。此外,许多青年为了自身发展,都选择离开家乡,在异地寻找工作,这也是当前城市的普遍问题。由于这个原因,空巢问题变得越来越严重。

"空巢"家庭指没有子女,或者虽有子女但子女成家立业后离开老年人建立新的家庭,老年人独自居住的纯老年人家庭。根据家庭成员结构不同,空巢家庭分为有配偶和无配偶的空巢家庭。根据子女与老年人是否居住在同一城市,空巢家庭又分为绝对空巢家庭(子女与父母不在同一个城市居住)和相对空巢家庭(子女与父母在同一个城市居住,但不在一起共同生活)。由于人口老龄化加剧以及家庭结构的缩小,中国的空巢家庭的比例正在迅速上涨。2000年,我国第五次人口普查结果显示,空巢家庭占老年家庭总数的22.83%。2009年,全国老龄办《我国城市居家养老服务研究》的结果表明,城市老年人空巢家庭的数量达到49.7%。地级以上大中城市的空巢家庭的比例已达到56.1%。随着第一代独生子女的父母陆续进入老年,空巢家庭将成为我国老年人家庭的主要形式。据估算,截至2020年,中国的空巢家庭数量已经超过了1.18亿,而在2030年,这一数字可能会上升至2亿,空巢率也会提高至90%。

空巢老人是指60周岁及以上无子女或无子女照顾的单居或夫妻双居的老年人。现代住宅具有封闭性、单元式的特点,这种居住模式对家庭的休息、娱乐来说方便有利,但是这种模式可能使家庭内部自我封闭,人际关系之间的距离加大。这种居住模式中,一旦子女长大离开家庭,仅剩老年人单独生活的阶段,称为"空巢期",老年人称为"空巢老人"。空巢给老年人带来的心理影响不可小觑。随着社会对老年人心理健康的日益重视,空巢老人作为一个特殊的老年群体被高度关注,空巢综合征这一概念也随之出现。

空巢综合征,是指当子女由于工作、学习、结婚等原因而离开家庭以后,独守"空巢"的中老年夫妇产生的心理失调症状,尤以中老年女性表现最为明显。空巢老人既要经历生命周期的转型(从中年期到老年期),还要经历家庭周期的转型(从核心或主干家庭到空巢家庭),这种变化给他们带来了许多挑战。空巢老人在转型期间由于缺乏子女的陪伴,缺少情感慰藉以及缺失可利用的社会资源,出现孤独、空虚、寂寞、伤感、精神萎靡、情绪低落等一系列情感、心理和躯体不适的现象便是空巢综合征。空巢综合征会加快老年人精神上的衰老,判断能力和思维能力也会迅速减退,甚至会诱发抑郁、痴呆等一系列老年性心理疾病。空巢综合征在我国精神病学中属于适应障碍的一种,是老年人群的一种心理危机。

二、临床表现

空巢综合征主要表现在心理、躯体和社会三个方面,而这三方面正是生活质量的重要组成部分。

(一) 心理症状

1. 孤独　空巢老人有严重的孤独感,孤独对老年人来说非常可怕,它让一个人觉得失去与他人、群体之间有意义的联结。根据研究,孤独容易导致皮质醇激素水平升高,进一步降低身体抵抗能力,让人更容易生病,孤独感的危害相当于每天吸烟15支或长期酗酒。如果人一直生活在孤立的环境里,由于免疫系统被削弱,更容易患上各种疾病,如传染性疾病、高血压、失眠、肿瘤等甚至早亡。

2. 抑郁　空巢老人可能会经历情绪低落、精神恍惚、焦虑不安、敏感多疑、兴趣减退、悲伤欲绝,甚至出现无法控制的哭泣和悲伤。一方面,他们经常会有自责的心理,觉得自己没有尽到作为父母的应有的义务。另一方面,有些老年人可能会指责子女,认为他们不孝顺父母,不关心父母,只关心自己的利益。抑郁情绪是老年人最主要、危害最大的不良情绪之一,抑郁严重者甚至可能出现自杀行为。有一些老年人也会表现出焦虑、暴躁、烦躁不安等。

3. 精神空虚　随着子女离开家庭,老年人的生活方式发生了巨大的变化,他们的日常生活变得松散无序,原本紧凑有序的生活节奏被打乱,原有的心理支柱也随之消失,这让他们难以迅速适应新的生活方式。往往会感觉生活没意思,每天无所事事,干什么都提不起精神。他们可能会变得消极、缺乏动力,对自身的价值和意义感到怀疑,陷入一种毫无活力、毫无希望的境地,甚至会诱发老年痴呆。

(二) 躯体症状

1. 抵抗力下降　内分泌、神经和免疫系统功能紊乱和失调,使老年人抵抗力下降。

2. 不适症状　包括肢体疼痛或麻木、视力障碍、食欲减低、睡眠障碍、排尿问题、头痛、乏力、心慌气短等症状。

3. 诱发或加重慢性疾病　空巢老人的慢性疾病发病率比较高,发病率前5位依次为高血压、心脏病、糖尿病、关节炎、白内障。

(三) 社交与安全方面

1. 社会交往减退,社交圈子变窄,交往能力下降等。

2. 社交关系少,警觉性低,易成为犯罪分子的袭击目标。

3. 感知觉能力下降,肢体活动功能下降,容易出现跌倒、撞伤等,导致躯体损害。烧伤、烫伤、走失等在空巢老人中发生的概率也相对较高。

4. 对医疗知识了解较少,自我医疗管理水平较低,又缺少家人的督促和照顾,空巢老人有误服、错服药物等多重安全问题。

5. 由于缺乏子女的关爱,空巢老人的生活状况极其艰难,他们患病后往往没有人来照料,长期的治疗也会增加他们的经济负担,这让他们感到内疚和负罪,最终导致病情恶化,甚至死亡。

三、影响因素

(一) 生理因素

随着年龄增长,老年人各项生理功能逐渐衰退,许多慢性疾病如各种脑血管疾病、帕金森病、阿尔茨海默病、心血管疾病、糖尿病、代谢疾病及肿瘤等给老年人带来很大痛苦,明显影响老年人的日常生活能力,导致老年人生命质量的全面下降,导致空巢综合征的产生。

（二）心理因素

1. 缺少子女的亲情和精神慰藉　由于缺乏子女的关爱和支持，以及精神文化生活的匮乏，使得空巢老人的心理健康受到严重影响。与其他老年人相比，他们更难以感受到家庭的温馨，而且由于缺乏社交活动，他们也很难有机会与他人沟通，从而使他们陷入孤独的境地。现代社会年轻人工作忙、压力大，陪伴父母有心无力，很多年轻人认为多给父母金钱，改善他们的物质生活，就是孝敬老人最好的方式。但老年人大都节俭，他们更希望与儿女进行情感交流，更希望得到子女们的关怀爱护。

2. 作为父母的角色缺失　很多老年人把养育子女当作生活的重心，对自己作为父母的角色有很强的自我认同感。因此，当儿女离家时，父母的角色开始逐渐丧失甚至全部丧失，老年人对这种角色缺失难以接受，感到十分痛苦，进而产生严重的心理压力。如果老年人没有从日常活动、人际交往中找到可以替代父母角色的新角色，其自尊、情感需求便难以得到满足，就会产生空巢综合征。

3. 心理衰老和自我价值感的减弱　随着年龄增长，老年人的身心功能逐渐减弱。人在 50 岁之后，会进入心理衰老期，自我生存能力和自我价值感会随之减弱。这种心理衰老会让老年人对人际关系的疏远产生恐惧，一旦子女离家，父母就会觉得自己与子女的关系已经不再紧密，进而产生痛苦、悲伤的情绪，空巢综合征也随之而来。

4. 应激事件　到了老年期，人往往面临着一些应激事件。当一个人在晚年失去了他的亲人、伴侣，甚至孩子，他会感到巨大的孤独。特别是对那些没有老伴、没有子女的老年人来说，他们必须忍受漫长而孤独的生活，这是一种难以想象的痛苦。

（三）社会因素

1. 传统家庭结构发生变化　中国的家庭结构一直是一个独特的文化现象，"儿孙满堂""四世同堂""多子多福""儿孙绕膝"这些成语就可以体现这样的文化。然而，20 世纪 80 年代以后，中国的家庭结构发生了巨大的变化，从"扩展家庭"中的复杂家庭、多代同堂大家庭转变为了人数较少、结构简单的小型家庭。随着社会的发展，代际关系的复杂性和多样性日益减弱，代与代之间的互助也变得越来越淡漠。在过去，当子女无法独立照顾父母时，他们会请求其他亲属的帮助，但是现在，这种情况已经很少存在。随着时代的发展，传统的几代同堂的家庭结构已经发生了巨大的变化，老年人被迫孤立无援，但传统家庭价值观仍然存在于老年人心中，从而导致了老人产生巨大的失落感和挫折感，而引发了空巢综合征。

2. 老年人经济收入减少　一些老年人在退休之后没有充足的经济收入来源，经济上的不安给老年人带来沮丧等不良情绪。经济满足程度低会影响老年人幸福感的获得，在子女离家后缺乏经济支持更易出现空巢综合征。

3. 社会养老保障状况欠佳　社会养老保障机制不健全，养老机构数量不足。据统计，居住条件较好、配套设施完善的养老院中的容纳的老人不足 100 万，许多老年人无法到养老机构安度晚年。同时，受中国传统思想的影响，许多老年人不愿到养老院养老，他们更愿意选择居家养老。有些社区老年保障措施落后，没有养老保健服务措施，老年人在感到孤独时缺乏缓解心理问题的去处,照顾组织和服务的不健全让空巢老年人的心理失调症状得不到缓解,空巢综合征更加严重。

四、心理问题

空巢老人的主观幸福感和心理健康程度明显低于非空巢老人,而生活在农村的空巢独居老人,因为没有城市的娱乐条件,极少有机会参加一些娱乐活动,精神生活极为贫乏,心理问题比城市空巢老人更为严重。

1. **孤独感**　空巢家庭的子女离开父母,另立门户,子女在原生家庭里生活了几十年,父母习惯了孩子在身边的日子,再加上有些子女忙于工作,甚至求学、工作在异地,回家次数屈指可数,一些老年人难以调整心态,难免产生孤寂凄凉的消极情绪。许多空巢老人退休在家,离开了原来的单位和岗位,社会活动大幅减少,生活圈子变窄,若再无法开发自己的兴趣爱好,则会大大增加这种孤独感,严重者会导致精神障碍、阿尔茨海默病。

2. **抑郁感**　我国传统文化以大家庭为主,老年人一直以多子多福、儿孙绕膝为乐,一旦面对空巢,心里会空落落的。很多老年人为子女操劳了一辈子,子女离家之后,他们觉得失去了生活目标和价值。同时,随着年龄的增大,老年人健康状况变差,也需要人来照顾,子女不在身边,他们在生活照料方面也失去了依靠。步入空巢,许多老年人原有的生活规律被打乱,易产生低落、消沉等情绪。如果不能自我调适,消极情绪不能及时发泄,时间一长,会产生抑郁心理。调查结果表明,空巢老人的抑郁症发病率明显高于非空巢老人,而老年抑郁症则是引起老年人自杀的最主要原因。

3. **焦虑感**　老年人最大的牵挂就是自己的子女孙辈们,会希望和子女住一起或子女经常回家看望,但是子女们却因为一些事情没能回家和父母团聚,甚至都不经常通电话,时间长了,老年人会出现心理上的焦虑和不安。人老了,对子女的依赖会越来越强,当这种强烈的依赖不能满足的时候,就会产生分离焦虑。

4. **空虚感**　调查显示,近80%的空巢老人感到精神生活乏味、寂寞。子女在家时,父母往往将生活重心放在子女身上,为子女的衣食住行、求学求职操劳奔波。这种生活虽然辛苦劳累,但是看到子女健康快乐地成长,父母感到很充实。而一旦子女离家,虽然生活变得清闲,不用再那么操劳,但是空巢老人会感到很不适应,容易产生空虚感。如果长时间处于这种空虚失落之中,不但会影响老年人的心理健康,还可能影响他们的身体健康。

5. **无成就感**　退休在家的老年人原有的社会身份丧失,工作已不再需要他们,剩下最大的成就和责任就是能给予子女帮助。但是由于子女不在身边,无法表达自己的爱,导致成就感降低,认为生活无意义。

6. **主观幸福感逐步减弱**　空巢老年人独自在家中生活,难免会感到冷清、寂寞,会有一段时间的不适应期。他们更需要情感的关注,也更渴望外界的支持与关心,但空巢引起的孤独、抑郁、焦虑、空虚、无成就感等心理问题,降低了空巢老人的主观幸福感。

五、心理护理

老年人步入空巢期,出现精神空虚、烦躁不安、内心压抑、失眠多梦、食欲下降等症状也属于正常反应。但如果长期沉浸于各种负面情绪之中,无法摆脱,那就会对老年人的身心健康造成严重危害。当我们在关注空巢综合征时,不应该简单理解为是老年人退休后的空虚无聊,而更应该把它视为跨入另一个人生阶段时遭遇的适应性问题,它会影响到老年人生理、心理、社会交往、情绪等方方面面。为了排解不良情绪,经营空巢生活,需加强对空巢老人的心理护理。

(一) 加强心理健康教育

1. 建立新型家庭关系,减轻对子女的心理依恋　受我国传统思想的影响,加上我国独生子女家庭较多,导致中国的父母十分看重子女,他们把子女视为家庭的支柱,子女是家庭关系基本三角的核心点。这种家庭关系容易让父母对子女产生依恋心态,容易让父母因子女长大离家而产生空巢综合征。所以老年人要正确看待子女的"离巢",子女长大成人离开家庭是一种自然现象,他们成年后从父母身边离开成家立业,抚育自己的子女,这是家庭发展的必然趋势,也是成熟的标志。老年人应该为子女的"离巢"而感到高兴,而且老年人应该意识到,子女只是生活的一部分,而非全部。老年人应降低对子女回报父母的期望值,特别是子女到了"离巢"的年龄,要有充分的心理准备,及早地将家庭重心由纵向关系(亲子关系)向横向关系(夫妻关系)转移,逐渐减轻对子女的心理依恋,把情感转向老伴,填补因子女"离巢"而留下来的"真空"。

2. 子女应加强对老人的精神赡养　子女们应该深刻认识到空巢老人可能面临的心理和生理挑战,并且要有清晰的认知,以便更好地为他们的身心健康提供支持,帮助他们度过空巢期,并且更好地维持家庭的稳定。子女即使"离巢",也要保证与父母联系的次数,尽量避免与他们的住所相隔太远,并定期回家,为他们做些家务。如果子女身处异地,应该定期通过电话与父母沟通,以增进彼此的感情和沟通,表达对父母的关爱和重视。可以托人照顾父母,缓解老年人心中的孤独感。遇事要多与老年人商议,给予老年人应有的尊重,营造和睦的家庭环境。

3. 心理治疗　发现老年人患有较严重的空巢综合征,如有严重的抑郁、失眠等症状,或有自杀想法和行为者,应及时就诊,寻求心理医生或精神科医生的帮助,接受必要的心理或药物治疗。

(二) 加强行为健康指导

1. 充实生活,寻找子女"离巢"后的替代行为　子女离家后,父母虽然清闲了,却觉得时间漫长,异常难熬。无事可干是诱发空巢综合征的一大因素,所以需要找到新的替代行为。

(1) 培养新的兴趣爱好:许多空巢老人年轻的时候有许多爱好,但由于工作繁忙和抚育子女,而将爱好搁置。子女离家后,空巢老人可以将更多的时间和精力放在重拾自己的爱好方面。以前没有特别的爱好的老年人可以根据自身条件和个人兴趣去培养爱好、寻找乐趣。重拾或培养爱好,使自己沉浸在爱好中,也不失为一种好的自疗法。比如听音乐、下棋、书法、画画、钓鱼、养花等,用爱好和兴趣丰富自己的生活,扫清孤独情绪。

(2) 适度的体育锻炼:培养感兴趣的运动方式,如旅游、爬山、游泳、打保龄球、扭秧歌、去公园散步、练太极拳等。运动可保持心情的愉悦,通过运动,可以离开产生忧虑的环境,去大自然中接触新鲜空气,消除疲惫的心态,丢弃烦恼郁闷。

(3) 建立新的人际关系,创造新的生活方式:多交朋友,经常和朋友一起串串门、聊聊天。可外出探望老友,倾诉一下内心的压抑与不快。参与丰富多彩的闲暇活动,用充实热闹的社交生活来填充空巢的寂寞和孤独。外出活动要尽量带上老伴,避免一方外出而另一方在家留守,徒增孤独感。一些身体状况良好、精力尚可的空巢老人也可以参加一些社会公益活动,发挥余热,这些既可以使老年人结交更多的新朋友,又可以实现他们的自我价值。

2. 指导空巢老人健康饮食　　建议饮食方面要做到规律、合理。宜吃食物:①营养丰富的高蛋白食物,如牛奶、蛋类、鱼类、瘦肉、各种豆制品等。②含纤维素多的水果蔬菜。忌吃食物:①忌辛辣刺激的食物。②禁烟少酒。

3. 指导空巢老人规律生活　　建立有规律的生活,老年人应根据自己的身体状况,为自己制订科学的生活作息时间表。按时间表起居,早睡早起,养成良好的生活习惯。作息规律,可以帮助老年人平稳心绪,平复心理落差,有利于保养身体、克服心理问题。

4. 饲养宠物有助于提高空巢老人的生活质量　　越来越多的空巢老人喜欢饲养宠物,把宠物当作精神的寄托。一些经过特殊训练的宠物,温和而聪明,深受老年人的喜欢。兽医学和生物学家通过研究发现,宠物和主人间相互依赖的关系有利于老年人的生理和心理健康。饲养宠物的空巢老人无论在身体和心理方面都更加健康。国内外研究证明饲养宠物的老年人生活更愉快,寿命更长,在心脏病发作时的幸存可能性更大。而且,宠物有助于慢性病患者的治疗和残疾人康复,还可协助养老院的服务。宠物可以给老年人带来欢乐,充实生活,让老年人不再孤独和失落,从而提高空巢老人的生活质量。

(三) 建立亲子常态化的交流模式

1. 老年人主动沟通　　子女"离巢"并不等于与子女断绝联系。子女成立新的家庭后,老年人应该继续与子女保持紧密联系,通过情感交流,增强两代人之间的相互理解。如果子女平时工作很忙,老年人可以主动给他们打电话问候,甚至主动上门和子女交流沟通。有余力的老年人还可以在抚养孙辈方面给予子女建议和帮助。父母应该努力与子女建立一种平等、友善的沟通关系,以便让孩子们愿意增进他们与父母之间的互动,从而促进他们的情感和交流。

2. 倡导良好社会风尚,帮助空巢老人与子女建立常态化的交流模式　　积极提倡中华民族敬老爱老的传统美德,营造有利于老年人身心健康的社会氛围。子女应承担赡养老年人的义务,对老年人提供物质赡养的同时也要加强精神支持。随着年龄的增长,老年人的生理功能日渐衰退,越来越依赖他人的帮助,心理上也越来越脆弱。因此,亲情的抚慰对老年人十分重要,老年人对子女的情感依赖是老年人最重要的需求之一。尽管国家的养老机构逐步健全,存在多种养老方式,但很多老年人还是选择居家养老。研究表明,提高老年人从家庭和亲友中得到的支持是有效改善老年人心理健康状况的关键。

(四) 完善社会支持体系,加强社区引导和辅导

1. 完善制度和更新观念

(1) 为了更好地满足老年人的需求,我们应该加强对社会的支持,建立一套完善的养老保障体系,增强大众的养老理念。同时,应积极推进各类社会养老机构的建立,比如:养老院、老年公寓,改进其内部的环境设施,让老年人更加满意。政府应完善服务政策,社会各界应给予空巢老人更多的帮助。

(2) 为了更好地为社区的老年人提供支持,可在社区内设置专门的服务站,并鼓励青少年参与志愿者的工作。提供各种支持性的资源,包括但不限于:提供物资支持、提供医疗保障、提供住房保障、提供照顾支持。还可以通过各种宣传渠道,比如发送新闻、出版物、网络平台,以及组织各种各样的活动,来帮助老人们解决心理问题,保持身体健康和精神愉悦,摆脱空巢综合征。

(3) 要改变空巢老人的认知观念,目前我国的家庭结构由"扩展家庭"逐渐过渡到以"核心家庭"为主,家庭赡养功能逐渐弱化,老年人应改变"养儿防老"的理念,接受社会和社区所提供的养老机构,这些机构在居住环境、娱乐场所、医疗保健等方面的设备较完善,可以满足老年人养护的需要。

(4) 对于身体健康的空巢老人,他们会更愿意充实生活,发挥余热,应为他们提供适合的再学习的场所和再就业机会,如举办老年大学,组织离退休技术人员和知识分子组成技术咨询和学术交流队伍,为年轻人提供经验指导等。还可以开展"时间银行"活动,有效提高社区居民之间互助的积极性。身体健康的老年人帮助年老体弱的孤寡老人,比如陪伴、送饭、修理小家电等,这些提供给其他老年人的服务时间,可以被储存下来作为"时间账户"。当这位老年人衰弱需要人照顾时,可以利用"时间账户",获得他人帮助和陪伴。

2. 建立互助关怀小组　鼓励空巢老人参加互助支持活动,建立多种形式的老年群团组织,建立互助关怀小组,拓展他们的人际交往圈,共同完善空巢老人互助网络。引导老年人自尊、自立、自强,让老年人更好地发挥自己的特长。互助关怀小组活动示范详见表6-1。

【实施步骤】

(1) 确定活动对象:活动对象为某社区空巢老人约20人,人员来源为通过宣传单招募的对活动有兴趣的空巢老人或社区工作人员动员重点关注的空巢老人。

(2) 活动安排:确定活动地点,制订活动时间计划表,活动为4次,每周1次,共配备1名社区工作者和3名志愿者。

(3) 活动准备:进行经费预算,并作前期物品准备和志愿者培训。

(4) 进行小组活动。

(5) 评估与总结,记录小组成员心理状态,为下一次活动开展积累经验。

表 6-1　互助关怀小组活动示范

次数	单元名称	单元目标	活动内容	时间
1	初次见面	① 组员了解建立小组的目的,提出期望及要求 ② 组员相互认识,让空巢老人走进集体 ③ 规范组员行为,保障活动进行	① 活动组织者自我介绍 ② 小组成员自我介绍 ③ 小组形式、内容、规则介绍	60分钟
2	我们是朋友	① 促进组员互动,增进相互了解 ② 增加组员之间的信任 ③ 提高老年人参加社区活动和人际交往的兴趣	① 小组成员分享空巢家庭的生活状态 ② 发掘自身的优点和缺点 ③ 分组建立空巢老人互助小队	60分钟
3	我们是伙伴	① 增进组员间的感情交流 ② 建构互助网络 ③ 彼此讨论提出网络建构的一些基础性建议	① 了解社区内对老年人所提供的各种资源 ② 回顾人生 ③ 互助小队经验分享,建立老年人彼此间的互助网络	60分钟
4	大家一起来	① 促使空巢老人成为互助网络系统中的一员 ② 达到助人、自助 ③ 共同完善空巢老人互助网络	① 互助小组经验分享 ② 分享社区、社会、个人等各方面的网络资源,充分利用社区内资源取长补短 ③ 活动总结	60分钟

　　3. 举办空巢老人的集体生日会　空巢老人缺少子女陪伴,也很少参加社区活动,组织一场集体生日会可以为空巢老人带去家一般的温暖。通过集体生日会为空巢老人搭建一个相互倾诉、相互交流的平台,让他们感受到晚年生活的乐趣,享受到来自邻里的关心,增进他们的人际交往,增强对社区的归属感。

　　【实施步骤】

　　(1) 确定参加集体生日会的老年人名单。

　　(2) 确定主持人、活动组织人员与现场维持秩序的工作人员,由社区工作者和志愿者担任。

　　(3) 前期准备:主要包括物资采购和布置活动现场。根据老年人人数准备生日蛋糕、活动所需的物品和礼品。

　　(4) 活动环节:主持人宣布活动开始,进行文艺演出(志愿者表演及老年人才艺演示)、游戏、生日会等环节。

　　(5) 请社区领导作简短总结,主持人宣布活动结束,由工作人员进行现场清扫与收尾工作。

　　4. 音乐疗法　音乐治疗是一门新兴的边缘学科,它利用音乐的独特性质,结合心理治疗的理念,让患者在音乐治疗师的指导下,通过音乐特有的生理、心理效应和设定好的音乐行为,获得更深刻的音乐体验,从而达到改善心理状态、提升身心健康的目的。音乐可以激励人们的积极性,增强他们的自信心,提升他们的应对能力,从而帮助他们摆脱消极的情绪,改善他们的心理健康。

【实施步骤】

(1) 在治疗开始之前向老年人介绍音乐治疗的目的及方法,取得老年人配合。

(2) 根据老年人的症状、经历、文化背景、职业、性格、爱好等因素选择适合的音乐,具体的选曲以喜庆舒缓、轻松的音乐为主。可先让患者试听,介绍音乐的背景知识,以确定最合适的曲目,删除低频和高频的音乐,音量不超过 85 分贝。

(3) 请老年人排空大小便并以舒适的体位躺在治疗床上,休息 5 分钟,使患者处于感受音乐的状态。

(4) 轻轻闭上眼睛,身体尽量放松,听放松型音乐 30 分钟。

(5) 音乐治疗为一对一治疗,每日一次,每周保证治疗 4～5 次,连续 8 周。

(6) 与患者进行深入交流,分享接受音乐治疗后的感受,并及时评估治疗的成效,以便更好地调整治疗方案,以达到最佳的治疗效果。

5. 鼓励单身老年人寻求伴侣　丧偶或离婚的独居老年人,往往抑郁程度较高。可以在适当的情况下考虑寻找伴侣,互相依靠,陪伴余生。这样,不但自己的情感有了寄托,减少了孤独,也可以减轻子女的负担。两代人在情感、需求和生活方式上都有很大的差别。子女们的关怀和照顾,无法取代夫妻之间的情感和交流。老年人的再婚,不仅是出于生理上的,更是出于心理上的需求。然而,老年人再婚时,往往会遭遇各种阻力和干预,产生家庭矛盾。有些老年人本身受传统观念的影响,认为再婚是一件不光彩的事,担心被别人嘲笑。另外,由于各种原因,许多子女对老年人再婚持反对的态度。大量的事实证明,老年人再婚无论是对社会、对家庭,还是对老年人的身心健康,均是有益的。再婚可使老年人的精神得到安慰,心理得到健康发展,有效避免空巢综合征的发生。老年人是否选择再婚是他们的权利,家庭和社会只能给他们提供参考意见。

空巢现象已经成为当今社会一个普遍存在的现象,引导老年人积极地应对空巢阶段,把子女长大离家看作自己抚养的成就,把独自生活视为一种锻炼,利用空巢的闲暇时光做自己感兴趣的事,在空巢中找到自我价值,从而战胜空巢综合征带来的抑郁、孤寂和不安。空巢老人只要努力调整,积极应对,依然可以将空巢生活过得丰富多彩,避免空巢综合征对自己的身心健康产生伤害。

第六节　离退休综合征老年人的心理护理

一、定义

离退休综合征是由美国学者约翰逊(Johnson)在 1984 年首次提出的一个概念,主要是指老年人由于离退休后不能适应新的社会角色、生活环境和生活方式的变化而出现的焦虑、抑郁、悲哀、恐惧等消极情绪,或因此产生偏离常态的行为的一种适应性心理障碍。这种心理障碍往往还会引发其他生理疾病,影响身体健康。

离退休综合征是老年人常见的一种心理危机,在精神疾病分类中属于适应障碍的一种。由于离退休后职业生活和个体兴趣发生了很大变化,从长期紧张而规律的职业生活突然转到无规律、懈怠的离退休生活,加之随着离退休后社交范围的缩小,人际关系发生改变,从而产生了适应性障碍。离退休综合征直接损害离退休老人的身心健康,加速衰老过程,大大降低了老年人生存质量,必须及时有效地加以控制和消除。我国已逐步进入老龄化时代,据国家统计局统计,2021年我国60岁及以上老年人口超2.67亿。据调查,约有22.2%的离退休老年人会出现不同程度的离退休综合征。老年人生活是否满意,心理是否健康,对国家、社会和家庭都有着重要影响。

老年人经过长期的生活磨炼,形成了比较固定的心理状态。离退休之后,由于所处环境和生活规律的突然改变,容易引起情绪低落、精神苦闷等不适应,这是正常现象。大多数老年人经过一段时间的自我调适,能安然度过这个短暂的不适应期,在新的生活环境中重新建立起和谐的生活方式和人际关系。但有一部分老年人,他们离退休后的不适应期较长,出现情绪上的消沉和行为上的偏离常态,甚至由此引起其他疾病的发作,并严重影响健康。因此,应给予离退休老年人更多的精神心理关怀,组织和鼓励他们正确应对、努力实现离退休社会角色的转换,避免产生离退休综合征。

中国是一个有尊老传统的国家,在传统的文化价值下,老年人得到广泛的尊重,各级政府及各事业单位都为老年人制定了专门的制度以保障他们的权利。然而,在社会快速变迁的大环境下,使得当今老年人的生活环境与过往有极大的不同。进入老年期,面对新的社会环境和人际环境,老年人势必需要经历许多角色的转换,如退休、家庭角色的改变、丧偶等,每一种变化都会伴随着生理、心理与社会层面的重新整合与适应,是生命中的重大危机与转折。

二、临床表现

离退休综合征于退休前可能开始出现症状,退休后一年为关键期。

(一) 心理症状

1. 焦虑　表现为心烦意乱,脾气急躁,坐卧不安,行为重复,犹豫不决,不知所措。对任何事情都不满或不快,当听到别人议论工作时,常觉烦躁不安,敏感,怀疑是影射或有意批评自己。做事缺乏耐心,急躁、冲动、紧张、易发怒,难以有时间静坐,容易与他人发生冲突,冲突后又后悔不已等焦虑症状。

2. 抑郁　表现为情绪郁闷、忧伤、沮丧、消沉、萎靡不振,感到孤独,有一种失落感,成天无所事事,有强烈的衰老无用感,认为退休就是"老了不中用了""来日不多了",对未来生活感到悲观失望,缺乏自信心,情志消沉,不愿主动与人交往。行为退缩,对过去很感兴趣的业余爱好也感到索然无味,甚至连一些力所能及的家务事也不愿做,严重时甚至出现个人生活不能自理。在高级职称离退休老年人身上表现尤为明显。

3. 恐惧　稍有不适,就会疑虑重重,恐怕是得了癌症或者其他什么不治之症,严重者产生高度紧张、恐惧感,伴有出汗、心慌等症状。长期情绪紧张、寝食不安,易导致多种疾病发生。

4. **易怒** 常常烦躁易怒,如果碰到一些不顺心的事,就会闷在心中郁闷难解。这种情况在知识分子中不多见,主要表现在退休工人中,尤其是男性退休工人。多是子女不孝顺或与家人缺乏必要的沟通所致。

5. **性格改变** 性情变化明显,要么闷闷不乐、郁郁寡欢、不言不语,要么急躁易怒、坐卧不安、唠唠叨叨;小动作多,无法自控,行为重复或无所适从,往返犹豫不决,整日不知干什么好,有时还会出现强迫性定向行走;不能集中注意力,做事经常出错;对现实不满,容易发脾气,容易怀旧,并产生偏见。平素颇有修养者,有时候也会一反常态而不能客观地评价外界事物,常有偏见。行为举止明显不同于以往,给人的印象是离退休前后判若两人。

(二) 躯体症状

1. **全身症状** 全身疲乏、食欲减退、手足多汗并发冷、面色潮红或苍白、胸闷或胸痛、腹痛。

2. **中枢神经系统症状** 失眠多梦、眼前发黑、听力减退、呼吸频率改变,等等。

3. **心脑血管症状** 头晕头痛、心跳加快、血压上升、瞳孔缩小,原有的心脑血管疾病加重,甚至死亡。

4. **四肢和皮肤症状** 四肢乏力、颤抖或麻木,关节疼痛,皮肤瘙痒或蚁走感等。

(三) 社交方面

1. **个人应对无效,不能满足角色期望** 离退休后,工作上由参与者变为旁观者,在思想上由积极状态变为消极状态,在精神上由有依托变为无依托,老年人会在思想上出现空虚。一些老年人刚离退休时觉得"没人管的日子真好"。但过了一段时间,就对这种闲散生活厌倦起来,产生了一种孤独寂寞的感觉,整天打不起精神,心烦,不想讲话,胃口也差了,好像生病似的。

2. **社会参与改变,无所适从** 离退休后,从集体的大范围转向家庭生活的小范围,从交往范围广、活动频率较高的动态型转向交往圈子狭窄、活动减少的静态型,老年人会产生一种封闭的感觉,很不适应。

3. **人际关系不适应** 可表现为孤独自卑、狭隘多疑、忧郁烦躁,在一人独处时常常胡思乱想。特别是对那些原先担任领导干部的老年人来说,由权威型的社会角色变成"无官一身轻"后,人际关系尤为不适应,情绪上往往波动较大,这种不良刺激如果长期存在,会引起机体在生理功能上的一系列变化。

三、影响因素

离退休综合征的主要诱发因素分为个体因素和外界因素。个体因素分为个人特征和生理功能衰退,外界因素由社会角色、生活内容、家庭关系的变化组成。好发人群为平时工作繁忙、事业心强、争强好胜、毫无思想准备而突然离退休者,女性发病率较男性低。

（一）个体因素

1. 个人特征

（1）个性特点：老年人不同的性格类型与离退休综合征的发生有紧密的联系。人的性格有外向与内向之分,具有外向性格的老年人比较开朗、乐观,乐于与他人交往,对新情况适应快,他们一般会很快适应退休生活。内向性格的老年人则不愿与他人交流,遇到不顺的事往往自怨自艾,无法解脱,容易患离退休综合征。事业心强、好胜、严谨和固执的人会比平时工作比较清闲、个性比较散漫的人更容易患离退休综合征。工作繁忙的人忽然变得无所事事,会让他们空虚寂寞感陡增,出现心理异常反应。还有一部分离退休老年人认为自己老了、身体不行了,这些悲观消极的思想情绪,也是诱发和加重疾病的重要原因。

（2）人际关系：不善交际、朋友少或者没有朋友的老年人容易出现离退休综合征,这些老年人常常会感到孤独、苦闷,烦恼无处倾诉,情感需求得不到满足。而性格外向开朗、人际交往广泛、善于结交新朋友的老年人,则不易出现离退休综合征。

（3）个人爱好：在退休前除了工作外无特殊爱好的老年人容易产生心理障碍,因为他们在退休后失去了原有的精神寄托,生活变得枯燥乏味、缺乏情趣,他们很难适应这样的变化。而那些退休前就有广泛爱好的老年人则会充分享受闲暇爱好带来的乐趣。

（4）性别年龄因素：老年人适应离退休生活,年龄小的人比年龄大的人适应快,年龄小的人较年龄大的人精力好,能干家务。女性比男性适应快,这一事实被国内外很多研究所证实。在中国,由于传统的家庭模式是"男主外,女主内",男性退休后,活动范围由"外"转向"内",这种转换比女性明显,心理平衡也更难维持,且女性较男性对生活的期望值低,容易满足。

2. 生理功能衰退

（1）生理功能衰退：随着年龄的增加,人的身体各组织器官逐渐衰老,身体功能减退。尤其是脑细胞萎缩凋亡,神经系统功能减退,导致机械记忆力减退、思维敏感度下降。老年人往往产生不同程度的性情改变,如说话啰唆、主观固执等。

（2）突发疾病：多数老年人在职时,由于注意力集中在工作上,忽略了对身体的关注而积劳成疾,离开工作岗位后,随着注意力的转移,身体功能的衰退,疾病的隐患逐渐暴露。有的老年人在退休后,感到自己走到了人生的终点,因而出现焦虑恐惧、消极悲观的情绪,更容易突发疾病。

（二）外界因素

1. 社会角色的变化　职业角色消退,80％的人退休后不愿意回原单位,原因是觉得昔日同事没有以前亲热了,人和人的关系发生了微妙的变化,特别是不少干部退休后有"人走茶凉"的感觉,于是出现了情绪不适反应。单就一个普通职工来说,从一个有社会性职务的人一下子成为社会上的闲散老人,是一种社会角色的变化,也是人生的一次重要转折。职务上的社会性责任没有了,人会觉得空荡荡的,无所事事又无所适从,产生失落感。即使有些老年人到企业单位当顾问,到社会公益慈善机构、老年人活动中心做些力所能及的工作,也要面对新的环境和新的工作关系。

2. **生活内容的变化**   与社会角色变化相联系,退休后生活内容和退休前大不一样了。人们在自己的岗位上工作了几十年,既紧张忙碌,又有一定的生活规律,并形成了固定的生活模式和心理定势。退休后,周围的生活环境发生了变化,原有的生活节律被打乱,多年的生活习惯被迫改变。先前是起来就忙着上班,生活有明确的目标,有具体的工作任务。现在则闲暇时间很多,老年女性虽多数要忙于家务,但也有不少空闲;老年男性除参加少量家务活动外,就全靠自己安排。如何安排自己的生活,是离退休后的老年人面临的一个主要问题。

3. **家庭关系的变化**   家庭问题是诱发老年抑郁症的重要原因之一。在我国一般家庭中,男性常常是一家之主,挣钱最多,最受尊重,多数情况下,女性是家务的主持人。由于退休后,老年人的主要活动范围变为家庭,相处模式改变,相处时间增多,彼此接触增多,家庭琐事变多,夫妻间容易产生矛盾。老年人和成年子女间的关系也会缓慢地起变化。子女越来越成熟,有自己的独立思想和行为准则,不愿意事事听从,容易产生一些两代间的矛盾。在这转变和适应过程中,不少老年人会出现焦躁、抑郁等情绪反应。

总之,生活发生了很大变化,需要适应和应对,于是面对这个挑战,不少老年人出现了离退休综合征。

四、心理问题

许多老年人离退休后会表现为离退休综合征,但有轻有重,有的恢复快,有的恢复慢。对离退休有充分思想准备的老年人,往往能平静地适应离退休生活;而对此一点思想准备都没有的老年人,如果不能很好地适应角色的转变,就会产生以下几种心理问题。

1. **焦虑感**   退休之后,老年人面临社会角色的转变。原先可以在自己的岗位上发挥能力和特长,为单位做出一定的贡献,尤其是曾经在单位的重要岗位任职,起着非常重要的作用的老年人,现在赋闲在家,好像对社会没有什么贡献了,容易产生一种无用的感觉,引起焦虑。有些老年人因为退休后收入减少,经济窘迫,或因担心自尊心受到损害而产生焦虑感。这种焦虑往往会增加老年人的心理压力,甚至严重影响老年人的身心健康。

2. **孤独感**   一般来说,老年人一旦退休,社会活动大幅减少,社交范围缩窄,原有的人际关系疏远,朋友减少,孤独感就会油然而生。生活中有很多这样的例子,单位的一些老年人,退休不久后再见到时,就发现他们风采大减,衰老许多。问起原因,就一个词:寂寞。

3. **失落感**   很多老年人在岗位上工作了几十年,习惯了单位的环境和工作的状态。突然要离开朝夕相处的同事,心理上可能会有一种没着落的感觉。有些老年人甚至可能出现人待在家里、心还在单位的状态。特别是一些人在离退休前事业有成,受人尊敬,掌声、喝彩、赞扬不断,一旦退休,一切化为乌有,退休成了"失败",由有用转为无用,这种巨大的落差会让他们产生失落感。

4. **无力感**   虽然年纪越来越大,但是很多老年人身体还比较健康,工作热情还在,想继续为社会和单位做贡献。许多老年人不愿离开工作岗位,认为自己还有工作能力,但是社会要新陈代谢,必须让位给年轻一代,离退休对老年人来说实际上是一种牺牲。面对

"岁月不饶人"的现实,老年人常感无奈和无力。

5. 无助感　离退休后,老年人离开了原有的社会圈子,朋友变少了,孤独感油然而生,要适应新的生活模式往往使老年人感到不安、无助和无所适从。

6. 无望感　无力感和无助感都容易导致离退休后的老年人产生无望感,对未来感到失望甚至绝望。加上身体机能的逐渐老化,疾病的不断增多,有的老年人甚至觉得已经走到生命的尽头。

五、心理护理

(一)离退休前后心理上的变化

通常来讲退休阶段的老年心理状态经过 5 个阶段才能趋于稳定。

1. 萌动阶段　退休的心理变化其实早在退休前就开始萌动。即将退休前的一段时间里,在把手上的工作逐渐交班的同时,心理上也应做好准备。离退休并不是一件坏事,要在心理上正确地认识它。对一位已经工作了几十年的人来说,离退休是组织上给予自己的一种照顾和待遇,何况新老交替也是不可避免的过程。即将退休的人员要做好充分的自我心理准备,在感情上、行动上接受现实,以积极乐观的态度对待退休,提早制订离退休后的计划。这种角色转变的前瞻性安排越有序,退休后的角色适应就越主动、越有力。

2. 蜜月阶段　刚刚退休后的最初一段时期,老年人从平时紧张劳累的工作中解脱出来,此时他们寻亲访友、旅游观光、种花垂钓,体验到退休后的异常轻松和欣慰,做了许多过去想做但又没有时间做的事情。此时,退休人员应在尽情享受美好时光的同时,也为后面的生活早做长期打算。

3. 低谷阶段　这个阶段是老年人顺利度过退休适应期的关键阶段。度过"蜜月阶段"的美好之后,有些退休人员发现,退休前的许多幻想在退休后并不能实现,而几十年的工作习惯形成的强大惯性又不肯轻易退出心灵舞台,他们感到了失望、痛苦、沮丧,心情陷入低谷。特别是对退休缺乏思想准备及对退休后生活缺乏规划的老年人来说,整日无所适从,精神缺乏寄托,常常会出现焦虑、抑郁的情绪并伴有心慌、胸闷、乏力、坐立不安等多种躯体不适这样的"离退休综合征"。适应期的长短取决于老年人的性格、既往行为模式、社会支持系统完善程度,大多数老年人需要 1 年左右的时间逐步适应退休生活。

4. 定向阶段　在这个阶段,退休人员开始调整自己的计划和目标,小心翼翼地进行人生第二次选择,有的参加各种各样的组织,成为社会工作和社会活动的积极分子;有的继续发挥专长,造福社会;有的在家庭中担负起孙辈的家教之责,他们的内心世界又开始感到充实,情绪逐步稳定,心理活动也趋向协调。

5. 稳定阶段　稳定不是指没有变化,而是退休人员已建立了一套与自己的文化经济背景、个人性格特点相适应的生活模式。他们已经能轻松自如地去应对环境,完成了退休的心理调适,成功地适应了退休生活。社会和家庭也应给退休老年人创造良好稳定的生活环境。

退休的老年人,如果做好以上五个阶段的心理调适,就可以告别离退休综合征,拥有幸福的晚年。

(二) 心理干预

1. 离退休前应做好充分的心理准备　衰老是不以人的意志为转移的,一个人不管能力有多强,总有退休的那一天,早晚要从忙碌的工作岗位上退下来,因此老年人需要在心理上认识和接受这个事实。在离退休前不仅要有充分的思想准备,而且还要在感情上、行动上接受即将到来的现实,以积极乐观的心态对待离退休。具体来说,就是要在离退休前逐渐淡化职业意识,减少职业活动,转移个人的生活重心,增加新的生活内容,初步确定与自己文化经济背景、生活阅历、性格特点、身体条件等相适应的离退休生活模式,为离退休生活早做准备、周密安排。要尽量避免悲观、消极的情绪,保持一种积极乐观的精神状态,认识到退休不是终点,而是人生的新起点,努力适应新的生活。

2. 加强心理健康教育　心理健康教育是指根据个体或脆弱群体的生理、心理特点以及社会环境的影响,采取有计划、有目的的措施,对被教育者进行教育,影响或改变其心理状态和行为,培养其健康的心理素质,达成提高心理健康水平的目的。离退休阶段的心理健康教育可以使处于离退休前后的老年人了解心理健康的含义及对自身的意义,了解心理健康的标准和维持心理健康的基本技能,掌握寻求外部帮助与支持的渠道与方法,养成有利于心理健康的行为和生活方式,增强自我心理卫生意识,从而缓解因离退休带来的不良影响,使他们客观积极地面对生活,使生活质量有所提高。有关组织也可以开展一些咨询指导工作,为即将离退休和已离退休的人员提供心理健康教育,帮助他们做好角色改变的准备,以便更好地适应离退休生活。老年人应学习一些缓解情绪的技巧以避免情绪泛滥伤害到自己,一旦了解了情绪和情绪的意义,就可以帮助他们学会接受自己,帮助他们提升驾驭情绪的能力,这样就有机会让大脑的理智发挥作用。

3. 心理健康教育活动

【活动目标】　①提高待退休及离退休老年人的自我认知。②为老年人提供心理疏导。③为社区离退休老年人建立健康的社会交往网络。④促进和谐社区建设的发展。

【实施步骤】

(1) 设计心理健康服务需求调查表:对离退休老年人进行调查,评估老年人需要了解哪些知识、有哪些需求,据此确定心理健康教育的主题及内容。

(2) 进行心理健康教育:集中授课,采用视频播放、PPT讲解、小品表演等多种形式,每月1~2次,每次1个主题,可以包括心理相关知识、离退休老年人的心理状况、心理疏导的方法、心理疾病的预防等各个相关方面。对离退休老年人提出的问题进行耐心的解答,并指导他们学会有效应对各种困扰的方法。

(3) 发放心理健康宣传资料及建立健康教育宣传栏:宣传内容应图文并茂,语言通俗易懂。主要内容宜包括常见老年心理疾病的症状及自我调节方法、饮食安排规则、运动方式介绍、用药指导等。

4. 提供心理支持

(1) 家属要理解、尊重老年人,尽可能陪伴老年人。善于倾听,给予充分理解,遇事主动与老年人商量,尊重其成就感和权威感。

（2）老年人可借助外力如家属、朋友、社区的帮助来完成转化角色、改变认知。面对离退休、空巢、衰老、疾病、家庭冲突等事件，积极对待，调整心态，顺应规律，保持良好的心境。

（三）加强行为健康指导

1. 培养健康的兴趣爱好　老年人离退休后，有许多空闲时间要打发，培养兴趣爱好尤为重要，既丰富生活内容，激发老年人对生活的兴趣，又能协调、平衡神经系统的活动，使神经系统更好地调节全身各个系统、器官的生理活动，对延缓衰老、预防阿尔茨海默病都有积极的作用。许多离退休老年人都是通过发现、培养和坚持自己的兴趣爱好来保持心情愉悦和促进身心健康的。如种花养草、绘画书法、读书写作、弹琴下棋、厨艺、十字绣、编织等。

2. 进行适合的运动锻炼　舞蹈、练拳、垂钓、登山远足等，跟着社区其他的老年人一起锻炼身体，跟老友相约去旅游，可使人乐而忘忧。

3. 参加丰富多彩的精神文化活动　可以上老年大学、做义工，发挥原有专长，继续贡献余热。可以参与社区的老年活动，更可以成为社区的老年人志愿者，为更多人提供服务与方便。

4. 保持学习的热情　正所谓"活到老、学到老"，多看书、多学习，学习新的养生知识，学习新的生活窍门，学习新的电脑知识，做一个永不落伍的老年人。

5. 保持规律的生活节奏　调整作息时间，早睡早起，锻炼身体，饮食规律健康，建立并适应一种新的生活节奏。

6. 兴趣小组活动

【活动目标】　①培养离退休老年人的兴趣爱好。②加强离退休老年人之间的沟通交流，为离退休老年人建立社交网络。③丰富老年生活。④提高老年人的学习能力。

【实施步骤】

（1）确定兴趣小组的活动目标与活动项目。

（2）通过宣传单和社区招募的方式进行宣传并招募活动成员。

（3）进行经费预算，并采购材料和培训志愿者。

（4）具体活动安排：活动对象为某社区老年人 15 人左右，活动地点为某社区活动室，活动为 4 次，每周 1 次，共配备社区工作人员 2 人和志愿者 5 人。在志愿者授课后进行集体手工操作，分组合作。

（四）增进离退休老年人的家庭和谐

1. 不为琐事烦恼　对离退休的老年人来说，家人是老年人的重要资源，家庭关系是快乐和痛苦的根源，家庭关系的质量对老年人的心理与躯体健康具有极大的影响。家庭矛盾常因家庭琐事引起，老年人应心胸豁达，不为琐事而烦恼。

2. 维护家庭关系和谐　首先是夫妻关系，"年轻夫妻老来伴"，夫妻互敬互爱、对防治离退休综合征作用巨大。夫妻恩爱是老年人心情愉快的一个重要条件，伴侣感是老年夫妻关系的核心内容。老年夫妻一般年老多病，更需要来自配偶的相互关心、帮助和照顾。

家庭成员关系也十分重要,老年人在希望得到晚辈如子女和孙辈关怀的同时,应多关心体谅晚辈以获得晚辈支持。老年人如果身体条件许可,适当参加一些家务劳动,包括抚育孙辈,可以减轻子女的负担,也有益于自己的身心健康,有助于家庭的团结。家庭成员间互相关心,互相帮助,互相尊重,互相体谅,家庭关系自然融洽和睦。

3. 加强与亲戚朋友的交流　多关心亲戚朋友,多与亲戚朋友交流,排除孤独,建立良好的亲情、友情环境。

(五) 构建良好的社会支持系统

1. 实现社会适应　社会适应是个体努力与社会环境达成协调关系的过程以及这种协调关系所呈现的状态,是心理健康的标志之一。关注老年人的社会适应问题并帮助老年人更好地实现社会适应应该成为服务离退休老年人的重点内容。社区机构应该做好老年人健康状况和精神状况的登记,促进老年人与外界的交往,丰富老年人的精神文化生活,建立各种老年服务机构。

2. 积极参加社会活动,构建良好人际关系　如果身体状况和精力允许,老年人退休后可以积极寻找机会,做一些力所能及的工作,发挥余热,奉献社会。这有助于老年人再次发现自身价值,从中感受到幸福和快乐,使生活更加充实。除此之外,还可以积极参加社区组织的各种活动,这有助于老年人扩大社会接触面,结交新的朋友。良好的人际关系不仅可以帮助老年人排解孤独寂寞,还能增添生活情趣,也能为自己搭建牢固的支持系统,一旦出现难以解决的问题或者不良情绪,亲朋好友都会陪伴自己一起面对。

3. 社交小组活动

【活动目标】　①为社区离退休老年人提供心理疏导。②建立离退休老年人社会交往网络。③促进和谐社区建设的发展。

【实施步骤】

(1) 确定社交小组的活动目标。

(2) 共配备社区工作人员2人,专业心理师1人和志愿者2人,通过宣传单和社区走访的方式进行宣传并招募活动成员。

(3) 进行经费预算,并采购材料和培训志愿者。

(4) 具体活动安排:活动对象为某社区离退休老年人15人左右,男女不限。活动地点为某社区老年人活动室,活动为8次,每周1次。增进他们的人际交往,让他们享受到来自邻里的关心陪伴,排遣寂寞,拓展他们的人际交往圈,建立多种形式的老年群团组织,让老年人更好地发挥自己的特长和余热。

(六) 心理治疗

对一些离退休综合征严重,已导致焦虑、抑郁等心理疾病的老年患者,需在医生指导下进行心理干预,不要讳疾忌医。如果发现自己有了离退休综合征的苗头,也可及时寻找心理医师的帮助,避免病情的恶化。

总之,离退休虽然可能导致老年人出现多种情绪问题,但是只要积极预防,主动应对,总能找到解决问题的办法。希望老年人能够选择适合自己的方式,有效应对离退休所致的情绪问题,过上幸福安康的晚年生活。

第七节　人际交往障碍老年人的心理护理

一、定义

1943 年美国心理学家亚伯拉罕·马斯洛(Abraham H. Maslow)在其著作《人类动机理论》(*A Theory of Human Motivation*)里首次提出了需求层次理论。马斯洛需求层次理论认为,人类具有五大内在需求,分别为生理需求、安全需求、社交需求、尊重需求和自我实现需求,五大需求之间由低到高排序,一般情况下人们较低层次的需求实现之后才会产生较高层次的需求。在人生的不同阶段,人类的需求可能由一种需求占主导,并兼具其他层次的需求。当前我国已进入全面建成小康社会的新阶段,人们的物质生活水平和精神生活水平较以往有了很大提高。老年人是我国社会的重要群体,在基本的生理需求和安全需求得到很大程度满足后,会进一步争取社交需求、尊重需求及自我实现需求的满足。社交需求已成为当前我国老年人主要需求之一。社交需求表明人都希望受到理解与尊重,并能够与他人建立良好的互动关系,由此可见,情感上的人际交往需求往往比生理上的需求更为敏感和重要。

人际交往也称人际沟通,是指个体通过一定的语言和文字、肢体动作或表情等表达手段将某种信息传递给其他个体的过程,对每个人的情绪、生活工作有很大的影响。良好的人际关系会使人心情愉快,人与人之间的心理距离更接近,社会适应能力更强。反之,则会导致心情压抑,产生无助感,从而影响健康,引起疾病。人类是社会性动物,几乎所有的人都不可避免地要与周围的人进行交流接触,在与其他人的交往中度过一生,这个过程就是人际交往的过程。人际交往本质上是人们思想观点、态度感情的交流过程,人际交往可以满足人类的亲和动机,无论是婴儿、青少年还是成年人都必须在与其他人的交往中成长。

现代人生活环境扩大,生活节奏加快,家庭结构和文化观念发生改变。人们逐渐抛弃了中国传统文化中的家族式群居的生活,四世同堂的观念开始成为历史,现代人的居住以小家庭为单位,许多老年人同样如此。享受子女天伦之乐的机会减少,也不常有孙辈承欢膝下,导致老年人心理不适应,他们必须走出家门进行人际沟通。老年人处于人生的晚期,生活环境发生了重大变化,退休后的老年人摆脱了职业的限制,有更多的自由时间进行人际交往。《心理学大辞典》对人际交往障碍的定义为:"人际交往障碍属于心理障碍的一种,在交际过程中,因社会、文化、个体等方面因素而出现的人际关系或人际沟通障碍。"老年人人际交往障碍是指当人步入老年阶段,伴随着生理功能和认知功能的减退而产生的人际交往障碍。老年人人际交往障碍中的典型行为模式是回避或者逃避,表现为离开相应的社交情境,或者是回避参与社交活动,严重的情况可能是惧怕和任何人见面,几乎所有的时间都待在家里。

二、临床表现

（一）老年人人际交往的特点

1. 相对稳定性　老年人由于心理的成熟、性格的稳定，又经历了长期的了解和认识，他们在与人交往中一般已经形成了相对固定的关系。这些关系都比较稳定，不像年轻人那样易变。

2. 交往范围相对缩小　到了老年期，由于生理、心理功能的逐渐衰退，活动能力和反应能力的下降，老年人的交往圈子逐渐缩小，交往对象主要是家庭成员、与自己兴趣爱好相同的朋友，与原先的同事、兄弟姐妹的关系逐渐淡化。

3. 交往对象选择比较慎重　老年人在几十年的人生旅程中经历了许多成功和失败，积累了许多经验和教训，这些宝贵的经验教训使得老年人在人际交往中显得比较小心谨慎，他们往往喜欢以审视的眼光和谨慎态度来看待对方，然后才决定是否与之交往。

4. 人际交往内容比较深刻　老年人由于生活阅历丰富，与人交往不再像青少年那样多以衣着、长相取人，也不是在吃喝玩乐中结交朋友。他们交往不再只注重表面的东西，而是更重视内在的因素，比如兴趣相同、态度相近、有共同的志向和价值观等。

（二）老年人人际交往障碍的表现

老年人人际交往的广度和深度随着年龄的逐步增高呈现出明显降低的趋势，有些老年人交流的内容仅限于往事，造成听者寥寥的情形。多种生理、心理的因素都对老年人的人际交往能力产生了消极的影响，人际交往的范围减小，人际互动的能力下降，从而产生各种情绪障碍。

1. 自卑　老年阶段是自我整合的阶段，有些老年人由于妄自菲薄，对自己的前半生经历充满了不满与悔恨，形成了对自己的不正确认知，觉得自己很无能、很失败，不愿意与人交往，害怕别人嫌弃自己，于是会心情低落，郁郁寡欢，渐渐与人疏远。

2. 孤僻　老年阶段，社会地位和社会角色发生了巨大变化，人际关系随之发生改变，老年人与外界的交往机会明显减少，但是有些老年人不但没有主动走出家门，反而将自己限制在狭小的家庭圈子内，久而久之，在心理上建立起一道屏障把自己封闭起来，无法与人沟通。

3. 自负　有些老年人由于过去一直处于比较优势的地位，总是觉得自己非常了不起，别人全都不行。总是把自己看得过于突出，对自己的能力评价高出自己的实际水平，藐视和贬低别人。这种性格会使得这类老年人在人际交往中很难与他人和睦相处，长此以往，会有社会隔离的风险。

4. 敌意　有些老年人由于很难应对当前复杂多变的环境，极度缺乏安全感，因此他们在心理上会表现出与他人进行对抗，比如反对别人的观点、话语等。敌对情绪很容易使老年人生气，长期郁积会破坏身体的免疫系统。

三、影响因素

1. **生理功能的退化**　老年人生理功能的退化是形成老年人交往障碍最为主要的一个因素。视力退化、听力障碍、记忆力减退等多种因素都对老年人的人际交往能力产生了消极的影响。许多老年人患有慢性疾病，最为常见的有高血压、糖尿病、消化功能不良、老年痴呆症等。病痛的折磨、情绪压力过大等因素的影响，造成了老年人交往障碍。甚至有些老年人由于行动不便或者需要长期卧床不能离开房间而导致人际互动渠道的中断。

2. **自身消极情绪的影响**　由于身体功能衰退，老年人常常被无力感和自卑感充斥，自信心和自尊心严重下降，当老年人处在消极状态，如感受到焦虑、郁闷、失落等消极情绪时，会影响他们的社交意愿，长久以来，会加剧他们人际交往障碍的形成。

3. **自我认知的偏差**　自我认知的偏差，包括了过高或过低地评价自我和他人，曲解自我和他人传达的各类信息，这些都严重阻碍了人际交往的顺利开展。由于老年人的性格特征，更易导致老年人在人际交往方面出现困扰，价值观的不同及情绪上的变化都会影响老年人的社交能力。老年人不当的自我认知可能会使他们在人际交往过程中出现自卑、自我封闭及角色混乱的情况，引发了人际交往的障碍。

4. **人际交往的能力障碍**　人际交往能力同时包括了交往的主动性与交往的表达技巧这两个方面。许多老年人与人交往的欲望很强烈，但实际的人际交往活动却很少。造成这种现象的直接原因是他们的交流对象很少，甚至没有人可以进行交流。从根源上说，是他们对人际交往采取退缩回避的态度，同时也缺乏必要的社交技能，社交技能的不足使得人与人之间相互不理解，产生矛盾，进而造成人际交往障碍。

四、心理问题

1. **自卑心理**　自卑心理源于心理上的一种消极的自我暗示，表现为在社会交往中想象成功的体验少，想象失败的体验多，缺乏自信，总认为自己不行，缺乏交往的勇气和信心。有的老年人退休后面对日新月异的世界，会产生无力感，深感自己落后于时代。这时他们就容易产生自卑感，甚至瞧不起自己，缺乏自信，面对年轻人的世界时，胆量小，畏首畏尾，缺乏主见。

2. **自负心理**　自负心理表现为不切实际地高估自己，认为自己比别人强很多，把别人看得一无是处，在他人面前盛气凌人，自以为是。老年人有丰富的人生经验和阅历，有的老年人常常以一种长者的身份自居，固执己见，唯我独尊，喜欢抬高自己贬低别人，这尤其表现在两代人的关系上。有自负心理的老年人常使子女和年轻人感到难堪、紧张、窘迫，从而使双方的交往变得困难。

3. **恐惧心理**　恐惧心理表现为与人交往时，尤其是在大众场合下，会不由自主地感到紧张、害怕，以致手足无措、语无伦次，严重的甚至害怕见人。丧偶老人、失独老人和部分空巢老人容易产生社交恐惧心理，他们由于自己的特殊情况，害怕外界谈论往事，回避谈论自己的现状，容易心灰意冷，精神恍惚，常常表现为过分恋家。他们内心中的某些情绪不能得到宣泄,心理需求不能得到满足,因此宅在家里拒绝与别人交往,久而久之他们对社交就会产生恐惧。

4. 孤僻心理　孤僻多用于形容人的性情孤独,不想与他人相处,表现为独来独往,对他人怀有厌烦、戒备和鄙视的心理。有的老年人在退休前从事比较受人尊重的职业,退休后他们身边的人群发生了变化。有的老年人会从职业的角度出发,认为他人不如自己,不愿与人为伍,不肯与人交流,孤芳自赏,自命清高,对外界产生排斥情绪,结果离群索居,即使与人交往时也会缺少热情和活力,显得漫不经心、敷衍了事。

5. 封闭心理　封闭心理表现为封闭自己的真实思想、情感情绪,拒绝与外界进行有价值的沟通和交流。在人际交往方面有封闭心理的人试图与人保持严格的距离。这些老年人不愿把自己的情感、想法、愿望表达出来,对外界事物和各种有意义的社会事件漠不关心、没反应,导致其日常生活单调乏味、机械重复。

6. 干涉心理　干涉心理是指把自己的意图强加于别人的心理。老年人受群居的家庭传统影响,人际圈子较窄,生活的重点是身边人的衣食住行、家长里短,有时会表现为专门打听他人不愿启齿的个人隐私问题,过于热心帮助别人,反而忽略了他人的真实需要和感受。有的老年人还会把别人的隐私当作谈资进行传播,或将自己的观点强加于人。这些现象与现代年轻人尊重个人空间的价值观严重冲突,会引起其他人的不满和厌恶情绪,影响彼此的关系。

7. 逆反心理　逆反心理是一种反抗权威、反抗现实的心理倾向,其典型表现是用"抬杠"来说明自己观点的正确,对任何一件事情,不管是非曲直,都发表相反意见。部分老年人不愿接受自己年龄增大、身体衰退的事实,忌讳谈论关于"老"的话题,也不愿意接受别人的建议和劝告。他们坚持自己的经验、价值观,在明知别人正确时,也不愿意改变自己的态度或接受别人的观点。

五、心理护理

(一) 掌握人际交往的方法

1. 自我接纳　自我接纳是指个体对自身及自身所具特征所持的一种积极的态度,能欣然接受自己现实中的状况,不因自身的优点而骄傲,也不因自身的缺点而自卑。接纳自己就是对自己不苛刻,不求全责备,不以自己之短比他人之长。老年人更需要自我接纳,要清楚地认识到,一个人有缺点和不足并不可怕,可怕的是不能承认、直面、改正它,只有正视自己的缺点和不足,才可以找到自己的位置。老年人既要对自己的人生经验和价值观有信心,也要承认时代的变化,不同年龄的人有着不同的价值观,只有这样才能避免自负和自卑的心理,以一颗平常心面对变化的世界和生活中的烦恼。

2. 真诚　真诚是人际交往质量的决定性条件,只有真实诚恳地交流,才能产生基本的信任,才能进一步深入沟通。时代在变,但真诚的重要性没有变,人们希望与真诚的人交往。对老年人来说,真诚的关键作用同样不言而喻。能真实地表达出自己的思想和情感,能够听到别人真实的态度和语言,本身就是一件令人愉悦的事情。当然,在真诚地表达自己的同时,老年人也要注意表达的方式,应该以一种对方可以接纳的方式来表达,否则真诚可能会给对方带来负面的感受,反而影响交往。

3. 尊重　尊重是每个人都渴望获得的需求。在日常的人际交往中,很多人只顾获得他人的尊重,忘记要去尊重别人,双方不能换位思考、相互理解,因此一系列人际交往的问题随之产生。在人际交往中,遇到冲突和矛盾时,老年人应该多去思考对方的立场,避免偏见和敌对性思维。任何人做出任何事情,大多有内心深层次的原因,只有理解这些深层原因,才能实现高效沟通,形成良好的人际关系。

4. 主动　主动沟通是老年人人际交往中一个常被忽视的原则,部分老年人对自己的身份的认知往往走向两个极端:一种人认为自己老迈无能,产生无能感;另一种人认为自己德高望重,在乎自己的面子。存在这两种认知的老年人经常被动交流,他们不是主动地发现和解决生活中的问题,而是被动地等待其他人替自己消除烦恼,其结果是愿望一直得不到实现,容易产生怨言。在这种情况下,老年人应该主动与他人沟通,通过沟通及时快速地解决问题,提高人际交往的效果。

(二)老年人特定人际交往的相处策略

1. 老年夫妻间交往的策略

(1)在生活上相互照顾陪伴:夫妻关系是老年期最重要的人际关系,老年期人际交往活动减少,夫妻待在一起的时间增多,夫妻间的支持就显得尤为重要。特别是当身体不佳或心情不愉快的时候,就特别需要夫妻之间的照顾、帮助和体贴。"年轻夫妻老来伴"就是在夫妻关系里融入亲情,注重陪伴和照顾。人到老年以后最重要的是亲情的连接,要尽量建立一种亲密而踏实的关系。所以,老年夫妻应把对方当成亲人,互相体谅,互相关心、互相爱护,把冲突对立的关系,转化成相互理解包容的关系。

(2)在精神上相互慰藉:增加夫妻间共同的话题,增加交流,可以使老年人精神需求得到满足。有的夫妻要么觉得彼此无话可谈,要么发脾气或争吵。这时夫妻双方要理解对方的情绪并努力促进相互之间的沟通。这样,一旦有争吵,也能很快谅解对方,不会长久地陷在不良情绪里。

(3)丰富生活内容:有些老年人在退休前就有许多业余爱好,只因工作繁忙而无暇顾及,退休后可以利用闲暇时间充分享受这一乐趣。老年夫妻可以培养共同的兴趣和爱好,一起参加喜爱的活动,还可以背上行囊,一起出去旅游。多姿多彩的业余爱好和运动,能驱散不良情绪,增强生命的活力,从而增进相互间的感情。老年夫妻要规律生活,互相督促,共同安排好时间,一起做家务、运动、访友,可以保持生活充实、心情愉悦并能促进身体健康。老年夫妻在生活中也可以给对方一些惊喜,传达爱的情意。

2. 老年人与子女交往的策略

(1)老年人应该给子女更多的生活空间:同单独居住不同,老年人与子女同居时彼此的生活空间都存在着局限性。老年人应该给子女一些单独相处的时间,特别是已婚子女,以增进年轻夫妻间的感情。

(2)老年人要理解子女的生活方式:老年人与年轻人的生活作息规律不同,多数老年人习惯早睡早起,而年轻人喜欢晚睡晚起。老年人经常会唠叨子女,这样容易与子女产生冲突与矛盾。老年人不要过多地干涉年轻人的生活方式,要理解子女。老年人和子女之间如果能够做到相互尊重,相互谅解,彼此就可以相处得更加融洽。

(3) 老年人要尽量控制自身的情绪:思想观念的不同使老年人与子女之间会产生一些矛盾。老年人应多与子女沟通,双方心平气和地谈论所遇到的事情,合理表达,避免偏激。一般而言,老年人较保守,遇事较冷静,但也有的老年人脾气暴躁,不注意给子女留有余地,这样容易挫伤子女的自尊心。老年人与子女相处,在表达思想时应注意用词,通情达理,很多矛盾是可以避免的。

(4) 再婚老年人应处理好与子女的关系:老年期再婚对老年人和子女的影响都很大。老年人再婚前可以与自己的子女商量,询问子女的意见。如果子女强烈反对自己再婚,老年人应该及时与子女沟通交流,不要让再婚的问题严重影响自己和子女的关系。如果子女支持老年人再婚,则要处理好继子女与自己子女的关系。特别是在财产的分配问题上要做好准备,避免因财产问题使自己和子女的关系变坏。

(5) 独居老年人学会与子女相处:由于子女长年不在自己的身边,老年人可以通过丰富自己的社交和娱乐活动来填补子女不在自己身边的孤独感,而不是一味地抱怨子女。老年人可以主动多给子女打电话,周末时可以叫离家近的子女回家吃饭,增进自己和子女的感情。

3. 老年人与孙辈交往的策略

(1) 更新教育观念:老年人的价值观念、生活方式、知识结构、教育方式与年轻人会有差别。所以两代人在对待教育孩子的问题上经常出现不一致,在如何教育孩子的问题上产生矛盾。如果不能及时协调,就容易造成教育方式的冲突,从而使孩子无所适从。当今,孩子往往是家庭的核心,教育孩子的冲突如果不能合理解决,会给家庭带来巨大矛盾。

(2) 合理引导,宽严相济:在与孙辈相处的过程中,当他们不听话或者不服从自己的教育时,老年人要及时与孩子沟通,而不是采用简单粗暴或者是溺爱的教育方式。听取孙辈的建议,肯定他们的想法,同时提出自己的合理建议。这样,既不会放任孙辈,也可以认识到孙辈的心理发育特点。宽厚仁慈是老年人的特点,但要注意宽严相济,掌握好尺度。既要避免与孙辈发生争执,也要学会拒绝。

(3) 倡导民主和谐的家庭环境:民主和谐的家庭环境,对孩子的成长是有利的。有专家将隔代教育分为:过度关注型、过分监督型、严厉惩罚型和民主温暖型。无论从家长的角度还是从孩子的角度来看,合作是共同的愿望,但合作必须靠双方愿意,而非强迫,正确的行为是鼓励的结果,强制不能带来根本的认同。此外,经常营造全体家庭成员可以参与的话题对民主家庭的建设非常重要,如制订菜谱、讨论出行方案等,这种方式除了能增加彼此的沟通和理解外,还会令孙辈感觉到被重视。

4. 老年人与老友交往的策略

(1) 积极的心态为本:心态可以改变一个人处理问题的方式,可以改变一个人的人生态度。对老年人来说,老友相聚的日子值得珍惜,追忆过去的经历时,更重要的是要有良好的心态,多观察和发现生活中美好的事物。

(2) 健康为先:老友相处安排活动日程时,要考虑到行为活动是否有利于老年人的身心健康。合理的营养膳食、良好的睡眠、适当的体育锻炼是必须的。老年人在安排自己的聚会活动时,可适当安排有氧活动,到大自然当中,一方面可锻炼身体素质,另一方面也可在活动中感受与老友相处的美好时光。

5. 老年人与邻居交往的策略

(1) 寻找共同爱好,注重情感投入:人是注重感情的,人与人之间的交往,离不开情感的交流和互动。对老年人来说,主动与邻居交往,建立团结友爱的邻里关系,热情相待,相互关心,才能走出邻里关系淡漠的误区。

(2) 养成良好习惯,注重换位思考:老年人普遍喜欢有秩序的生活,每个人都有自己的生活习惯。挤占公共楼道等不良生活习惯要及时纠正,要站在邻居的角度思考问题,学会换位思考。同时,在聊天的时候,避免谈论邻居的隐私和家事,不要捕风捉影,把邻居的家庭问题当作闲谈的资料。要学会尊重他人,真诚如一。

(3) 主动提供帮助:"远亲不如近邻",邻里之间因为住得近,就需要彼此相互帮助。邻居遇到困难时要主动帮忙,日常生活中要互相关心。

(4) 礼尚往来,真诚以待:老年人在与邻居相处时,也要做到礼尚往来。同时,邻里间往来要真诚,相互信赖,只有这样,才能建立和睦的邻里关系。

(三) 增加老年人人际交往的方式

当人步入老年阶段,从工作岗位退下来,伴随着生理功能和认知功能的减退,他们的社会角色和社会网络相应也发生了变化,他们需要更多的社会支持和积极参与社会生活来适应这种变化。积极参与社会生活,进行人际交往对老年人极为有利。首先,通过参与社区活动,增强人际交往,可以结交更多的朋友;其次,积极进行人际交往,对老年人的身心健康有好处;最后,积极参与社会交往有助于改善邻里关系,消除人与人之间的陌生感,拉近彼此的距离,加深对对方的了解,形成融洽的邻里关系。

1. 组织社区团体活动　老年人群体中普遍存在社会参与度不足的问题,即使会走出家门,但活动范围也主要局限在小区内和小区附近。因此,通过组织各种社区团体活动,利用团体成员间的相互影响、相互帮助、相互促进,可以使参加小组的个人获得行为的改变、社会功能的恢复和发展。在小组中,尊重、接纳、宽容的氛围和组员之间的分享、分担、支持等,能使老年人感受团体的温暖,获得归属感,使老年人更愿意与其他人交往,提升他们的人际交往能力,发展出良好的人际关系。

2. 组织趣味运动活动　"生命在于运动",对身体功能相对退化的老年人群体来说,科学化的运动不但能促进老年人的身心健康,还能有效提高老年人的人际交往范围。老年人的体育锻炼和人际交往的关系是相辅相成的。一方面,体育锻炼能够有效地扩展老年人的人际交往范围;另一方面,良好的人际交往关系的建立,能够显著地起到促进老年人坚持体育锻炼的效果。不同的运动锻炼方式对老年人的人际交往能力影响也不同,参与群体锻炼的老年人的人际交往能力普遍优于独自锻炼的老年人。因此,通过适合老年人的群体锻炼活动可以促进老年人参与社会生活,增加人际交往,改善人际交往能力。

社会越是进步,人际交往的形式就越丰富、越复杂,交往在人们生活中的重要性也就越大。对老年人来讲,人际交往更是其获取信息、交流感情、增进友谊、丰富晚年生活的重要渠道。每个老年人都渴望拥有良好的人际关系,使晚年生活幸福、愉快。和谐的人际关系对老年人的心理健康益处良多,帮助老年人建立起和谐、亲密的人际关系,在其乐融融的亲情和友情中安享晚年是社会共同的责任。

第八节　养老院老年人的心理护理

一、定义

养老机构是指为老年人提供饮食起居、清洁卫生、生活护理、健康管理和文体娱乐活动的综合性服务机构。养老机构可以是独立的法人机构,也可以是附属医疗机构、企事业单位、社会团体或组织、综合性社会福利机构的一个部门或者分支结构。随着我国人口老龄化程度的加剧,对养老方式提出了多元化的要求,按照国家的发展规划,到 2020 年,要全面建成以居家为基础、社区为依托、机构为支撑的,功能完善、规模适度、覆盖城乡的养老服务体系。其中机构养老也成为一种极为重要的养老方式。养老院中的老年人与居家养老的老年人一样,有着老年人所共有的生理和心理需求。随着社会的发展,养老院的独特性越来越受到重视。养老院不仅能够满足老年人的基本生存需求,而且能够给予老年人身心支持。

二、临床表现

(一)养老院老年人的角色转型

1. **主体角色变为依赖角色**　主体角色主要表现为个体对自己的思想和行为负责,不断地认识世界、改造世界。一个处于主体角色的人会觉得自己是有能力的、非常自信的。而随着年纪的增长,主体角色慢慢进行转变,一方面,年纪增长,身体逐渐衰老、行动有所不便,身体状况特别差,需要被人照顾生活起居。另一方面,老年人的记忆力、学习能力也有所衰退,老年人扩大认识世界范围的能力逐渐减弱。进入老年期后,老年人的生活越来越需要其他人的帮助,于是老年人逐渐从主体角色过渡为依赖角色。从婴儿期到成年期,人是在逐渐摆脱依赖的过程中长大的,可是到了老年期,经常要指望别人,老年人难免有些失落,对自己感到失望,这种经常依赖于他人的感觉是老年人难以习惯的。

2. **有配偶的角色变为单身角色**　入住养老院的老年人大多是在不幸失去老伴以后,为了缓解失去老伴的悲伤,而选择一个新的环境,来到了养老院。这样的老年人,进入养老院后,经历着从有配偶的角色到单身角色的转变。当老年人离开熟悉的地方时,他们会感觉更加孤独。当老年人离开家庭,搬到一家养老机构时,他们会感到失落难过。

3. **居家生活角色变为集体生活角色**　随着社会的发展,许多未曾接受过正规护理的老年人开始参与到社会的各种社交活动中来,他们不再只局限于家中的日常琐事,而是参与到社会的各种聚会中来,以此来实现社会的参与和共同的发展。养老院的生活方式和普通的家庭生活存在很大差异,它通常包含几个老年人,并且他们会被安排到相似的宿舍中。然而,当老年人进入这个陌生的养老院时,可能会感到困难和无法适应。过去,老年人通常都是独立完成一切,但是当他们搬到了养老院,他们是一个集体,需要彼此的支持才行。

4. **工作角色变为闲暇角色**　工作角色,是指有一份工作,担任一个职务,承担一项社会义务。老年人在家里承担的家务,如做饭、带孩子等家务都可以算作是工作。单位的工作角色往往能给人带来成就感,工作上的成功又可以增强人的自信心。一个把工作视为生活重心的人退休后住进养老院,一切工作都不需要做了,连最起码的家务也由工作人员代替,习惯于做家务的老年人对这种"闲暇"的角色会觉得很难适应。

(二)养老院老年人的常见角色错位

1. **养老院老年人的角色混淆**　有些老年人在退休前担任领导职务,他们没有感觉自己真正的退休了。因为大多数的老年人并未认知到他们的身份、地位或者周遭的社会背景正在发生巨大的转变,他们仍旧坚持原来的职责,而且他们的思维模式与当下的状况格格不入,他们的行动模式与当下的状态也存在巨大的差异,从而导致他们的角色混淆。来到养老院可能会表现出一些过分的行为,比如说大声训斥护理人员或其他工作人员。但是,如果护理人员能够采取更加宽容的态度,可能会减少这种行为,从而减轻养老院的负担,并且为养老服务提供更加优质的服务。

2. **养老院老年人的角色期待**　在进入养老院之前,老年人应该充分考虑自身的养老需求,并且为未来的养老生活做好充分的准备。角色期待使许多老年人的现实状况不符合其最初的预期,因此,他们可能面临着失望、无助感及无法接受的结果。

3. **养老院老年人的角色失范**　当一些老年人进入养老院,他们会发现自己无法找到自己想要的东西,他们没有精力去做也没有兴趣去做,这会导致他们的身体和心理健康都受到严重的影响,这种情况被称为"角色失范"。因为他们失去了原有的行为规范和标准,而又不知道如何去建立新的行为规范和标准,从而使他们的生活变得更加混乱。当老年人处于角色失范的状态时,他们会感到困惑,缺乏目标,并且会发现自己的精力和活力正在消耗,这种感受既痛苦又无助。

三、影响因素

1. **渴望亲情的需求**　许多老年人选择入住养老院,可能是由于他们的孩子们工作太忙,没有时间照顾他们;或是因为他们的配偶已经去世,他们希望能有一个陪伴自己的伴侣;也可能是因为他们的孩子们强迫他们搬进养老院。不管是因为哪种原因入住养老院,即使老年人接受养老院的生活,也不会把养老院当作自己的家,他们仍有希望与家人在一起的需求,甚至有的老年人会得"周五病",找各种理由要求子女来看自己。

2. **维护自尊心的需求**　随着时代的进步,养老院的生活条件已经不同于家庭,每天的饮食、休息、娱乐等均有专业的护理服务,离开了家人的陪伴,许多老年人可能会感到孤独、失落。对新进驻养老院的老年人来说,往往会采取一种特殊的心理防御措施,即使被其他人随便谈论,也会试图隐藏其内心的真实感受,并试图用一种特殊的方式来保持其自信。例如,当被问到某些问题的时候,老年人往往会试图用一种特殊的方式来回答,即夸大其子女的孝顺,并拒绝承认一些负面的结果,并坚持说明其本身的选择。

3. 追求情感慰藉的需求　居住在养老院中的老年人,因为远离亲人,甚至有的老年人是在丧偶之后才入住养老院的,他们有着比常人更强烈的情感需求。可以说,老年人的情感需求处于核心地位,是老年人最基本、最强烈的精神需求。在养老院中,老年人在日常生活中互相关心、互相照顾、互相扶持,往往会建立较为亲近的情感关系,特别是异性老年人之间可能会出现恋爱和结婚的情况。

4. 满足好胜心的需求　在老年人群体中,"老小孩"是一类特殊的群体,他们的性格更加任性、好斗、好玩,他们的言行举止往往与实际年龄不符。一些老年人热衷于竞争,以此来展示他们依旧年轻、充满活力,并且表达出他们不愿被淘汰的决心。

5. 排除苦闷的需求　在养老院中,缺乏与家人的沟通和联系,同时还有可能与养老院的其他老年人、工作人员等发生矛盾与摩擦,甚至会因为见证其他老年人的死去等原因出现生活没有意义、前途未卜、朝不保夕等想法,精神上容易出现压抑与苦闷。

四、心理问题

1. 孤独　由于养老院中的老年人离开自己常年生活及熟悉的场所,住进陌生的养老院,身边也没有熟悉的朋友,他们会表现出离群索居、不能够与其他同住老年人建立友好关系的情况。同时由于很多养老院地处郊区,同外界联系也比较少,这使得居住在养老院中的老年人,特别是新入院的老年人感到非常孤独和寂寞。孤独会让老年人感到被社会排斥,无法与他人交流,从而产生一种被遗忘的感觉。其表现通常为敏感多疑,不善与人交往,唯恐在众人面前暴露自己的弱点和无能,遇事很少与人商量,更不会主动向人求助。许多老年人在情绪低落、心理疲惫时,会忍不住哭泣、自责自卑。而当他们身体虚弱、活动受限时,这种消极情绪会变得更加严重。

2. 恐惧　由于老年人处在一个相对陌生的环境里,刚刚进入陌生的生活环境,会对周围人不信任,特别是会对养老院里的工作人员等不信任,担心工作人员照顾不好。老年人还有可能担心与别人相处不好,对自己的自理能力缺乏信心而产生恐惧。

3. 抑郁　随着时间的推移,许多老年人可能会感觉孤单抑郁,这是由于他们的家庭成员都在忙碌,导致老年人难以与家人保持经常联系。如果长期缺乏有效沟通交流和情绪疏导,抑郁的情绪会越来越加重。

4. 沟通障碍　随着年龄的增长,老年人的大脑组织和细胞数量都会减少,从而导致他们的智力水平下降。表现为记忆力减弱、情绪变化、迟钝、易怒、思维僵化等,这可能会使他们在与家人和其他人的交流中感到压抑。

五、心理护理

在对养老院老年人进行护理的过程中,只有了解了他们的特点,根据他们的需求,尊重他们的想法,从他们的喜好出发,才能做好心理护理。

(一)自我认知疗法

1. **自我观察** 有心理学家曾经指出,感受是一种主观的体验,而生活则是一种感受。当我们以不同的方式去体验它,它也会以不同的方式回应我们。只要我们拥有热情、积极、乐观、进取的精神,我们的生活就会充满希望和美好。鼓励养老院老年人学会观察自己的内心体验,包括情绪、想法和行为。通过观察,了解自己的反应模式,从而识别出负面的自我评价和应对策略。

2. **自我反思** 在自我观察的基础上,个体需要进行深入的自我反思,分析自己的情绪、想法和行为背后的原因,探究其对自己的生活和工作的影响。让老年人意识到虽然离开家中来到养老院有诸多不便,但是环境的改变并不能改变自己的内心。要让老年人及时地调整自己的角色定位,努力从居家环境尽快融入集体环境。

3. **自我对话** 老年人虽然年纪日渐衰老,但是也表明老年人经历过漫长的人生经历,积累了丰富的生活阅历。步入老年生活只是进入了不一样的人生阶段。要让老年人认识到一个人老去只是自然规律,而不是人生落幕。从正面的视角来看,自我对话能够激发人们的积极性,帮助他们摆脱心理困境。老年人通过与自己进行对话,探索内心的矛盾和冲突,发现并改变消极的自我对话。积极的自我对话有助于提高自信心,改善情绪状态。

(二)兴趣小组治疗

养老院是一个相对封闭的环境,如果缺乏丰富的生活内容,剥夺老年人对生活的兴趣和活动的机会,将加速老年人的衰老,并对老年人的身心产生损害性影响。可以说,培养兴趣和爱好对养老院老年人来说非常重要,既丰富了老年人的生活内容,激发老年人对生活的兴趣,又能够协调、平衡神经系统的活动,使神经系统更好地调节全身各个系统、器官的生理活动,对延缓衰老、预防阿尔茨海默病都有积极作用。在养老院内增设各项娱乐设施,开展丰富多彩的文化娱乐活动。参加交际舞、看书读报、下棋、书法、绘画、养鱼、欣赏音乐、写回忆录等活动,不仅能够扩大老年人的生活圈子,改善了人际关系,还可以陶冶性情、松弛肌肉,促进身体健康。

【实施步骤】

1. **第一步:确定老年人兴趣小组的活动目标** 以"茶话会"座谈形式将老年人聚集在一起,提高老年人的学习兴趣,活跃老年人的思维能力。使老年人能彼此更好地沟通,促进交流。通过讨论社会热门话题,让老年人了解社会发展情况,跟上时代发展步伐。

2. **第二步:活动安排确定** 活动对象为某养老院老年人,每组 6~10 人,组员均为养老院内居住的老年人,男女不限。活动地点为养老院的活动室,确定活动次数为 4 次,每周 1 次,共配备 1 名心理护理员和 2 名志愿者。通过宣传单和心理护理员上门宣传的方式进行宣传并招募活动成员,进行经费预算,采购材料和培训志愿者。

3. **第三步:评估与结案** 根据预先设定的兴趣小组活动主题展开活动,在活动结束后引导小组成员接受小组解散的现实,并维护初步形成的非正式人际网络。

(三) 情绪管理系列治疗

情绪管理,是指通过研究个体和群体对自身情绪和他人情绪的认识、协调、引导、互动和控制,充分挖掘和培养个体和群体的情绪智商,培养驾驭情绪的能力、从而确保个体和群体保持良好的情绪状态,并由此产生良好的管理效果。进入老年期后,身体功能衰弱、疾病增加等都会使老年人产生各种不良情绪,而入住养老院,更会使老年人因为生活环境和人际关系的改变,出现孤独失意等不良情绪。不良情绪会扰乱老年人机体的正常生理功能,进而降低老年人对疾病的免疫力,诱发或是加重老年人的疾病,这不但会降低老年人的生活质量,也会对家庭和养老机构造成更大的负担。因此,让老年人认识、理解情绪的特点,学会控制自己的情绪变化,保持心胸开阔、豁达大度、愉快平和的状态就显得尤为必要。养老院定期开展情绪管理系列讲座,在不断的讲座中让养老院老年人逐步认识情绪,觉察情绪,承认情绪,处理情绪,最后能够转化情绪。详细的操作示范如表 6-2。

表 6-2　老年人情绪管理讲座示范

次数	讲座主题	主要内容	时长
1	认识情绪	情绪本身并没有对错之分,正确认识情绪并接纳它,将不会受到不良情绪的影响。	40 分钟
2	觉察情绪	教会老年人体察自己当下的状态及此时此刻的感受,并让他们能了解自己正处于何种情绪之中,是悲伤、快乐、愤怒、焦虑还是平静自在等。能够感受到自己的情绪,就不至于陷入混乱、不知所措的状态。	40 分钟
3	承认情绪	不管是"好"的情绪还是"坏"的情绪,都是自己的情绪,要承认自己情绪的存在,这是管理情绪的开始。	40 分钟
4	处理情绪	每个人处理情绪的方式不同,有人通过运动、散步、旅游,有人则通过睡觉、聊天、阅读、暂时离开现场等方式,使自己的情绪保持平静安定。处理情绪的方法有很多,应在不伤害自己、不伤害他人的前提下找到适合自己的方式。	40 分钟
5	转化情绪	在不抗拒、不压抑、充分体察情绪存在的基础上,为自己负责,同时愿意做出改变。教会老年人将负性情绪转化为正向能量的方法,通过深层次的接纳、突破、转化达到对情绪更好的控制。	40 分钟

【实施步骤】

1. 第一步:确定讲座目的及意义　本活动的主要目标为帮助养老院中的老年人提高对情绪的科学认识,掌握情绪管理的技巧,提升情绪管理的水平。通过介绍基本的情绪知识,使老年人了解自身的情绪稳定能力,掌握控制愤怒情绪的方法,了解提升情绪管理能力,维持积极心态的方法。

2. 第二步:讲座前期准备　主要包括准备活动所需的物品,如扩音器、照相机、茶水、点心等,确定主讲人和志愿者与现场维持秩序的工作人员,在活动开始前做好宣传推广和号召工作。对讲座次数及每次主题进行设计,并做好每次讲座的大纲设计和幻灯片制作。

3. 第三步:举办讲座　播放悠扬的音乐欢迎老年人入场,运用通俗的案例引入主题。

4. 第四步:讲座后期提问安排　自由提问环节请老年人就自己困惑或感兴趣的话题与主讲人进行沟通,最后组织者进行总结发言。

(四) 不同的心理问题的对策与方法

1. 孤独的心理护理

(1) 关爱老年人:主动关心老年人的生活和身体状况,及时解决生活上的问题,减轻躯体上的病痛。通过语言和非语言的沟通技巧,与老年人建立良好的关系,诱导老年人表达内心的感受,可触摸老年人的手或肩部,多与老年人聊天以减轻其孤独感。

(2) 鼓励老年人适当参与集体活动:在集体活动中,让老年人体会他人的关爱和生活的乐趣,增加其自信心。

(3) 根据个体差异培养老年人兴趣:可以帮助他们发掘自己的兴趣,并且在这些领域中拓宽自己的视野。

2. 抑郁的心理护理

(1) 为了提升养老院老年人的自信心,我们应该帮助他们正确看待可能导致抑郁的主要因素,缓解他们的心理压力。同时,我们也应该积极与他们进行有效的沟通,鼓励他们回忆美好的经历,并且要注重沟通的技巧。

(2) 老年人如果出现严重抑郁症状,应该住院接受治疗。如果有强烈的自杀意愿,应该保持监控,并由专人监管。

(3) 为了确保养老院老年人的健康,我们应该积极采取措施,包括定期进行监测和检查,以便及早预测可能的自杀风险。同时,要妥善存放药品和危险物品。

(4) 为了更好地照顾老年人,我们应该提供更多的日常照料。同时,我们也应该积极地鼓励他们参加各种社交活动,并且给予他们充分的理解、关怀、尊重。通过这些措施,可以建立良好的人际关系,使老年人感受到自己的存在,并获得真正的幸福感。

(五) 家庭支持治疗

1. 家庭访问　家庭访问是了解老年人家庭环境、生活状况和需求的重要途径。社工或医护人员需要进行充分的准备,包括了解老年人的基本信息、家庭成员、生活习惯等。在访问过程中,要保持真诚、耐心的态度,与老年人及其家属建立良好的沟通关系,了解他们的需求和问题,并记录在案。

2. 电话咨询　对于一些行动不便的老年人,电话咨询是一种便捷的治疗方式。社工或医护人员需要留下自己的联系方式,告诉老年人有需要随时可以联系。在电话咨询中,要尽可能详细地了解养老院老年人的情况,给予安慰和建议,帮助他们解决问题。

3. 家庭医生合作　养老院应与附近的医疗机构建立合作关系,为老年人提供定期的家庭医生服务。家庭医生可以定期到养老院为老年人检查身体状况,提供医疗建议和治疗方案。同时,家庭医生还可以为老年人提供药事管理服务,确保老年人的用药安全。

4. 家属交流会　养老院应定期组织家属交流会,邀请老年人的家属参加。在交流会上,家属可以了解老年人的生活状况和需求,养老院可以了解家属的期望和建议,双方可以进行充分的沟通和交流。这有助于增进亲情关系,提高养老院的服务质量。

(六)鼓励老年人自我学习

首先,护理人员需要帮助他们了解自己的身体和心理状况,并帮助他们适应这些变化。其次,护理人员需要帮助他们意识到自己的角色转变,并了解他们容易患上的疾病、可能遭遇的意外事件及心理问题。最后,护理人员需要帮助他们进行自我预防和治疗。比如养老院每周组织新进的老年人心理知识讲座,让每一个第一次入住养老院的老年人能够快速了解相关心理知识及老年疾病的预防等。研究表明,有效的学习能够有效地减缓衰老,特别是心理衰老,这一点非常重要。

(七)建立融洽的关系

保持健康的社会环境和友善的沟通方式,以及充分考虑到老年人的特殊情况,才有助于提高心理护理的有效性。因此,护理人员要以热情的态度和友善的方式,以幽默的话语来接触和帮助老年人,以便让他们更容易接受我们的服务。为了建立良好的关系,护理人员可以用一些简单的方式,比如互相关心、互相帮助、互相照顾。护理人员应耐心回答每个合理的问题,让每个人都感觉舒服。不能理所当然认为老年人必须无条件配合工作。护理人员应该以真诚、耐心、热情和爱心去赢得老年人的信任,以便更好地了解他们的个性和思维方式,并以微笑的态度为他们提供服务,以建立可靠的形象,让他们有心事愿意主动找到护理人员倾诉。在工作时,护理人员应该主动前往老年人的房间,并在离开时与他们友善地告别,当他们遇到困难时,应该主动提供帮助,以此来慢慢改变他们的态度。

(八)创造舒适环境

环境对老年人的心理健康至关重要,一个安静、舒适的环境可以让他们的身心得到最大的发展。因此,护理人员应该积极地为老年人提供良好的心理支持,帮助他们树立乐观的生活态度,并且鼓励他们参与各种有益的活动。工作人员应该积极探索新的方法,为老年人提供更多的活动,包括各种形式的课程,帮助他们更好地了解心理、保健等知识,增强自我调节能力。同时,要鼓励老年人参加各种集体活动,如故事会、书画展、下棋比赛、合唱等,让他们有机会展示自己的成就,并且通过这些活动来激励年轻的工作人员,让他们感受到文化的价值,并且希望能够在未来的一代中得到继承和发扬。通过加强沟通,让老年人能够更好地发挥自身的价值,并且建立良好的关系。

● **思考题** 》》》(单选题)

1. 下列哪项对临终老年人心理护理来说是最重要的(　　)
   　　A. 提供长时间聊天的机会　　　　　　B. 为患者排解身体上的痛苦
   　　C. 倾听患者感受和需求　　　　　　　D. 管理患者的情绪

2. 当自杀老年人出现自闭和抑郁时,下列哪种方法是护理者可以采用的(　　)
   　　A. 让他们尝试一些新的体验和活动,扩大他们的兴趣和爱好
   　　B. 委婉提及死亡话题,让他们能够表达对未来的忧虑和担忧

C．鼓励他们与亲友保持联系，寻求社会支持

D．提供一些安慰性的食物或小零食，让他们减轻压力

3．下列哪项是在护理丧偶老年人时需要特别注意的事项（　　）

A．减少他们与家人和社会的接触

B．不与他们进行任何深入的对话和交流

C．避免提及逝去的配偶和过去的回忆

D．给予他们专业和细致入微的照顾

4．下列哪项不是再婚老年人常出现的心理问题（　　）

A．自卑心理　　　　　　　　　B．怀旧与对比

C．习惯心理　　　　　　　　　D．焦虑心理

5．以下哪项不是空巢综合征患者在饮食方面需要注意的问题（　　）

A．可进食辛辣刺激食物　　　　B．注意营养膳食的合理搭配

C．饮食方面要做到规律、合理　　D．宜多吃含纤维素多的水果、蔬菜

第七章

老年心理护理伦理

学习目标

（1）能够概括老年心理护理的社会伦理要求。

（2）能够简述老年心理工作者的伦理要求。

（3）能够应用老年心理护理的伦理规范对老年人实施心理护理。

（4）能够以老年人为本，关注老年人心理状态，形成有担当的人文精神。

老年心理护理伦理学是探讨老年心理护理与伦理学问题及规律的新兴学科，是一门新的交叉学科。对老年心理护理伦理学的学习和研究，应掌握有关伦理、道德、职业道德、老年心理和老年服务等方面的基本知识。在科技进步、经济发展的今天，老年人的物质需求比较容易满足，而精神慰藉与身心护理则相对缺失。因此，学习和研究老年心理护理伦理学，对培养和践行高尚的老年心理服务道德，建立一门新型的、应用性的老年心理护理伦理学具有重要意义。

第一节　老年心理护理的社会伦理要求

一、环境与老年人心理健康

每个人都是在一个特定的环境中求得生存和发展的，环境对人的影响随着人类社会的发展，以及生态环境的演变越来越复杂。环境因素与心理健康密切相关，其对个体的影响往往是长期的。一般来说，环境由社会环境和生态环境两部分构成。

（一）社会环境与心理健康

社会环境是人类赖以生存和发展的社会物质和精神条件的总和，广义上包括整个社会经济文化系统，狭义上仅指直接存在于人类生活中的环境。社会环境主要包括社会风气及文化环境、社会保障、社会政策、社会变革等方面，这些都会对老年人的心理健康造成较大的影响。

1. 社会风气和文化环境 社会风气和文化环境是指伦理道德环境,主要是看社会是否有尊老、敬老、爱老的风尚。尊老爱幼是中华文化的传统美德,传统孝文化中的"孝"有最基本的物质供养和更高层次的尊老敬老两个层次。在传统文化中,宗法制度和宗族制度是相互呼应的。而文化具有"化人"的功能,具体的社会文化环境都会对个体产生特定的影响。尤其是在环境和角色发生变化的时候,个体将面临更多文化因素的挑战,这些因素主要包括:①价值体系、社会道德规范、不同社会结构背景下的行为准则。②各民族、各地区的语言文字、宗教信仰、风俗习惯、生活方式。③经济水平、社会地位、职业划分和不同阶层的受教育程度等。如果个体不能很好地适应所处的文化环境,必然会对个体心理产生不良影响,造成心理冲突状况,进而影响人的身心健康。

2. 经济环境 指宏观的社会总体经济状况和微观的个人家庭经济状况,两者相互影响。宏观层面的经济环境包括整个社会的经济发展水平、就业率和失业率的高低等。微观层面的经济环境包括个别企业的生产力、供销水平等。当经济处于繁荣上升趋势时,个体获得的就业机会增多,对失业的恐惧减少,个人和家庭的经济安全感提高。而当经济处于下行状态时,失业的压力可能会让很多人的心理健康出现问题,甚至雪上加霜。而经济状况不佳对老年人而言,意味着缺乏稳定、有保障的老年经济来源,以及获得基本医疗服务的可能。这造成了老年人心理上不安全感的增强。

3. 社会政策 是指国家和社会保障老年人合法权益的政策和法律制度,以及为老年人提供生活、医疗、保健、娱乐、教育等方面免费或低收费的服务政策。1949 年以来,最具典型意义的、专门针对老年人的社会政策,当属老年人法的颁布实施。1996 年,《中华人民共和国老年人权益保障法》颁布,主要是对老年人生存性需求的保护。随着社会和经济的进步,人口老龄化的态势加剧,老年人的需求呈现出多样化的特点,2012 年第二版的《中华人民共和国老年人权益保障法》正是这种社会需求的法律体现。2012 年版老年人法增加了三章内容,包括社会服务、社会优待、宜居环境。

4. 社会变迁 指包括渐进式的社会改良和突发性的社会结构和层次的变化,包含了人口变迁、经济变迁、价值观念变迁、科学技术变迁、社会制度变迁等多个方面的内容,其中最重要的是社会制度变迁。当前,我国正处于社会转型期和变迁期,具体表现为体制转型、社会结构变动和社会形态变迁三个方面。而这样的变化,早已渗透到我们生活的各个方面。对老年人而言,意味着面临较大的风险,因为他们过去生活中习以为常的价值体系、行为准则和社会制度,已经发生了或多或少的变化。这就要求他们转变观念,调整心态,变被动为主动,适应社会环境的变化。

(二)生态环境与心理健康

1. 生态环境 包括地理环境、气候条件、温度等自然环境,以及空气污染、噪声污染、水污染、放射性污染等人工环境和人为环境,前者为原生环境,后者为人类活动造成的次生环境。生态环境对人的心理健康有一定的影响,适宜的地理环境、舒适的气候条件和温度等良好的生态环境有利于人的心情放松,中国"长寿之乡"的老年人们就生活在这样的生态环境里。研究发现,在人口稠密的地区,房屋拥挤、居住环境恶劣的地方,老年人容易产生焦虑、紧张、颓废,甚至出现精神分裂的症状。

2. 人类对环境的影响　随着经济社会的高速发展和城市化、全球化进程的加快,在提高居民生活水平的同时,社会越来越重视人为造成的次生环境对人们的影响。人类对环境的影响有:①土地资源流失严重,荒漠化面积不断扩大;②森林资源日益稀少,热带雨林破坏严重;③水资源尤其是淡水资源出现危机;④恶性循环,城市垃圾成灾;⑤物种日益减少,野生动植物大量灭绝;⑥世界人口急剧增加;⑦渔业资源急剧减少;⑧臭氧层破坏;⑨全球变暖、酸雨污染、水域严重污染。⑩放射性污染和有毒化学品(含农药)污染呈普遍上升趋势。

权威机构预计,每年大气污染可导致数十万人死亡。世界卫生组织在一份报告中指出,中国快速工业化和自然资源的开发也带来了空气污染、水污染、土壤污染和诸多健康问题。这些问题可以直接导致某些疾病发病率的增加。国际社会为治理环境问题花费了大量的人力、物力和财力,以期为社会成员创造一个良好的生活环境。

营造一个有利于老年人身心健康的生态环境,不仅需要关注他们所居住的原生和次生环境,还要关注他们所居住的微观社区和居家生活环境。如社区规划中的道路、设施是否有助于老年人,老年人的家庭居住条件、设施是否安全便利等。良好的宏观和微观生态环境为老年人营造心理上的安全感,使他们感到心情舒畅,有助于情绪的稳定,降低不良环境产生的焦虑、多疑、易怒、不安及抑郁、慢性疲劳综合征等。

(三) 适应和优化环境

1. 积极适应环境　生活环境限定了老年生活的基本条件,老年生活必须在适应中取得发展。

1) 切实可行　即实事求是,一切从实际出发,研究居住环境所提供的场地、设备及自身条件,充分考虑老年生活的心理环境,熟悉老年生活规律,了解家庭的心理氛围和状况等。不能照搬他人和自己的经验,想当然地进行变革。

2) 与环境和谐相处　人的生存环境是动态的,而非一成不变的。老年人应随时审视自己的生活与现实环境的适应程度,在对现有环境的把握上不断创新,求得动态和谐的环境。同时,国家和地区也将在不同阶段对指导思想、生活内容和行动方案进行重大调整。

2. 充分利用环境　充分利用现有居住环境,但客观上给了一定的限制,又提供了一些可利用的资源。老年生活不仅仅是适应,还要充分利用现有资源,使自身条件得到充实、改善和优化。①要学会扬长避短,发挥长处;②要进行筛选推广,保留有利因素,排除负面影响,在这个过程中提高自己的心理修养;③转换嫁接,采取一定的措施净化和美化环境,善于利用各种信息整合环境。

3. 大力优化环境　要积极主动地向环境输出物质、能量和信息,促进环境的优化,使生活与环境在良性互动中和谐发展。

1) 环境优化　环境优化的根本目标是使环境对生活的正向促进作用最大化。这就需要根据特定的要求,对环境因素进行必要的选择、组合、控制和改善,消除不良因素,使环境朝着有利于老年人身心健康的方向平稳地前进。①改善物质环境,如活动场地、健身器材及图书资料等;②形成健康的心理环境,树立科学的老年生活观和适宜的生活场景;

③形成支持老龄事业的社会环境,形成有较高层次的社会生活环境。

2) 优化环境原则　　主要包括科学性、教育性、协作性三个方面。①科学性是指居住环境的设计和建设应符合老年人身心发展特点和生活规律;②教育性是指生活环境的设计、装饰、布置要有利于启迪老年人的心智,陶冶他们的情操,鼓励他们提升自己的修养;③协作性是指老年人居住环境的改善,要争取机构、社区、家庭、社会等方方面面的理解与支持。

二、真正实现"以老年人为本"

(一) 强调尊重老年人

虽然我们国家尊老敬老的传统悠久,但是对优良文化的传承和发扬,目前做得还远远不够。与同处东方文化圈的日本、韩国等邻国相比,我国老年人服务工作还有很多不足,特别是从态度、敬语、礼仪等方面差距较大。老年心理工作是针对具体老年人的工作,通过与老年人的沟通和交流,了解他们的内心需求和喜怒哀乐,应用专业知识和技能为老年人提供支持和帮助。这项工作的成败关键在于能否顺利地与老年人建立良好的人际关系。只有通过高效的人际交往,才能深入到老年人的内心深处,才能明白他们最真实的渴望和需求;只有通过持续不断的人际交往,才能为老年人答疑解惑,才能应对不良情绪,才能起到积极有益的效果。如果不能真正认同"尊重老年人"的理念,没有把尊重内化为个人修养和职业道德的一部分,那么就很难在老年人工作中表现出真诚的敬重情感,无法保护某些老年人长期被损害的自尊。那么,护理人员就不具备一个可信的身份与老年人交往,更不能拥有干预老年人生活环境和模式的功能角色。因此,在老年心理工作中,无论是专业人员还是照料人或亲友,都要时刻提醒自己,尊重是所有人际交往的基础。只有无差别的尊重,才有可能换来无条件的信任,这是人心灵交流的"桥头堡"。

(二) 着重理解老年人

所谓理解,不是简单而无情感地对老人说:"你的难处我懂。"心理工作中最重要的一项技术就是"共情",即通情达理,设身处地。对于老年人,尤其是处于某种心理困境中的老年人,护理人员一定要带着真挚的感情投入到对他们的理解过程中去。当老年人向心理工作者诉说痛苦的时候,一定要满怀温情地看着对方的眼睛,这样做是为了让对方能够感受到护理人员是了解自己的,能够在一定程度上和自己的心灵相通,所有的不愉快和委屈在心理工作者这里都能够得到情感上的共鸣。而且,老年人觉得,面前的护理人员,不仅能从情感上接纳自己,更能设身处地地为自己着想,帮助自己在现实中改变艰难的处境。而在对老年人进行解释和劝导时,护理人员一定要注意循循善诱、以理服人,所依据的道理一定不是想当然地认为是正确的信念,而是绝大多数老年人都理解和认同的共识。

(三) 加强关心老年人

全社会都在倡导和呼吁关爱老年人,但并不是所有人都明白"关爱"的真谛。有人认为,逢年过节,到孤寡老人家中送面是关心;在学雷锋日,给养老院的老年人理发、梳头是关心;经媒体报道后,为失独父母捐款捐物是关心。《现代汉语词典》中的"关心",有"把人或事常放在心上"之意。如果关切和爱护之情只是瞬间或片刻,那就不能称为关心。老年心理工作一直被强调要向常态化迈进,这主要是因为偶尔的扶持行为,并不能让老年人真正感受到经常性的被关爱。要建立常态机制,在充分考虑老年人的心理特点和情感需求的前提下,将其纳入有效的制度进行管理,以社区为单位,定点、定时开展心理服务,这是确保老年心理工作取得实效的方法之一。

(四) 经常鼓励老年人

以人为本的理念是相信人能自主、自信、自强,然后才能发挥出无限的潜能。老年心理工作的根本目标是扶人自助,尊重、理解、关心、支持和帮助,都是为了引导老年人能够处理好自己的心理困扰,积极开发自己的有效资源投入到晚年丰富多彩的生活中去。开展心理支持的目标是帮助老年人从不得不依赖他人到尽量依赖自己的过程。作为未来的从业者,在科学认识老年人客观情况的前提下,要充分相信老年人有发挥自身潜能的能力,相信老年人有提高自我照料技能的能力,相信老年人能够在多维度的人际交往中获得友谊和欢乐的能力。这样可以更好地支持老年人乐观、知足地度过黄昏生活的美好时光。

(五) 加强社会民众的价值教育

老龄服务不仅需要来自政府和个人家庭提供有限的服务,还需要依靠邻里、社区,甚至社会的支持和帮扶。因此,我们要通过加强对社会普通群众的价值教育,促使全体社会成员形成主动热情为老年人服务的意识,主动参与到为老年人服务的具体工作中来,从而使全社会逐步形成尊老敬老的氛围。

三、老年心理关爱的方法

(一) 以人为本,尊重为上

以老年人为中心,针对老年人的知觉特点,从老年人的具体实际出发,充分尊重老年人知觉的特殊性,是最重要的老年心理关爱原则。以人为本,站在人性的高度,充分尊重老年人的感知觉特征,是我们做好老年心理关爱工作的关键。

(二) 细心观察,体贴入微

老年人的感知觉变化是随着年龄增长而发生的历龄性变化,变化往往表现在日常生活中的不经意间,比如水杯不小心摔在地上,平时走路时被台阶绊倒等。作为年轻人在关爱老年人时,要细心观察老年人行为举止的动态变化,以及老年人周围环境中的细微之处,如老年人坐的位置与桌子之间的距离是否有点远,老年人上下行走的楼道灯光是否有点暗,台阶之间是不是老旧的灰色致使看上去灰暗一片等。及时注意这些问题,及时采取必要的措施,这种体贴入微的关心会给老年人带来无尽的温暖。

(三) 发挥优势,扬长避短

老年人感知觉的退行性变化,按照现在的医学水平是不能逆转的。但如前所述,感知觉特别是感知在本质上并不是一种刺激的机械反应,而是依靠知识和经验对刺激的能动加工,即积极主动地反映客观事物,而老年人由于在长期的社会实践中积累了大量的知识经验,所以在心理上具有很大的优势。最大限度地发挥老年人的这一优势,适当减慢信息发送速度,以提高老年人的感知质量。一项针对老年人学习的研究发现,如果学习节奏快一些,老年人的学习成绩比年轻人明显偏低;如果学习节奏较慢,老年人和年轻人的学习失误都会减少,成绩都有提高,但老年人的进步比年轻人明显,成绩提高的幅度比年轻人大;如果让老人自己选择学习节奏,老人就能取得和年轻人一样优秀的学习成绩,两者并没有什么差别。最后,让老年人们根据自己的具体情况调整学习时间,学习成绩再一次有了很大的提高,和年轻人一样。所以,不急不躁、舒缓适宜、发挥优势、扬长避短是关爱老年人的重要方式。

(四) 加强运动,延缓衰老

人们常说,生命在于运动。运动不仅仅是体力上的锻炼,还有大脑的活动。感知觉的衰退除了感觉器官的退化之外,与大脑的衰老也有直接的关系。大量研究发现,一个人用脑越频繁,神经细胞上的神经纤维就越长,思维越活跃,反应越灵敏,衰老程度就越低;如用脑越少,神经细胞上的神经纤维就越短,思维就越迟缓,反应就越迟钝,老化程度就越高。大脑运不运动,结果大不相同。日本的一项调查也显示,勤用脑的老年人比那些整天无所事事、懒得思考的人智力水平平均高出50%。因此,应鼓励老年人多参加体育活动和智力训练,勤用脑,多动脑,活到老,学到老,对延缓感知觉老化有一定帮助。

第二节 老年心理工作者的伦理要求

老年心理服务是一种职业,而老年心理工作者是专业的技术人员,具有理论和实践的特长。而所有在人类社会中存在的职业,都有其特有的从业技术规范和道德品质的执业要求。

一、老年心理工作者的伦理要求

(一) 老年心理工作者的执业准则

老年心理工作者要继承文化传统,吸纳各国老龄工作发展的文明成果,以促进社会和谐、文明进步为己任。通过本职工作,帮助老年人提高认知功能,调节老年人的不良情绪,改善老年人的应对方式,解决他们的心理困扰,保持他们的心理健康水平。

(1) 热爱老年心理事业,全心全意为老年群体的心理健康服务,努力满足他们紧缺而又迫切的心理需求。对服务对象一视同仁,不因服务对象的文化背景、社会地位或经济水平等条件的差异而区别对待。

(2)在工作中遵守国家有关法律法规,严格遵守老年心理工作者职业道德规范,若感到内心有抵触情绪,需及早寻求专业人士的指导。

(3)尊重、爱护、理解和支持老年人。努力保障老年人的生存权、发展权和享有人生出彩的同等机遇和权利,注重维护老年人的隐私权。

(4)以积极、谨慎的态度投入到日常工作中去,不断学习老年心理服务所需的知识和技能,以饱满的热情开展服务工作。

(5)注重自身修养,不断提高业务能力水平,保持自己的心理健康水平。

(6)注重团队合作精神,具有多方面联络协调的能力。

(7)明确自己的业务能力和岗位职责的界限,不超出自己的本职工作能力和工作范围。

(二)老年心理工作者的执业态度

老年心理服务工作能否取得令人满意的实际效果,主要看心理工作者自身能否坚持正确的服务理念和职业态度。观念得当,态度端正,是服务成败的关键。作为一名合格的老年心理工作者,必须具备以下几种正确的认识观。

1. **唯物主义的科学观**　老年心理工作者在为老年人提供心理服务的过程中,必须坚持唯物主义的观点,反对一切迷信、巫术或其他看法。老年心理工作者在服务过程中所做的任何判断,都是本着认真严谨的态度,严格按照有关理论知识和工作标准,经过反复评估和讨论,最终得出科学论断的事实。任何人都不能仅凭个人主观经验或受情感倾向的影响,对老年群体的心理状况做出不理性的分析判断,更不能以随意性、应付型的心态去处理他们的心理需要。只有坚持实事求是的科学理念,老年群体的心理健康水平才能得到有效提升。

2. **普遍联系的哲学观**　具有普遍联系的哲学观是一种全局观念。老年心理工作者必须能够从众多事物之间的复杂关系中把握事物的本质。具体观点如下。

(1)身心一体:人的生理和心理相互影响,互为因果,生理结构是心理功能的物质基础,心理功能是高端的生理结构表现。人的生理状况具有决定心理功能的作用,身体活动自如、灵便会使人感到愉悦,身体活动受限,病痛难忍,会使人感到压抑和烦躁。同时,心理功能对生理状况有一定的能动作用,情绪好的患者会感到身体有所好转,情绪不好的健康人会感到身体多有不适。因此,心理工作者在开展服务时,要立足于这两者的有机结合,善于辩证分析,得出科学准确的结论,不为表面现象所蒙蔽,并提出切实可行的解决办法。

(2)"生理-心理-社会"因素交互作用:老年群体心理问题的诱发因素往往是生理机能因素、认知和情绪状态与人际关系问题相互影响的结果。这就要求心理工作者既能分析各种因素在同一时间内对心理问题的影响,又能从历史的角度分析各种以往生活事件对目前心理状态的不同作用,做到全面考察、系统分析老年人的心理问题。这就要求老年心理工作者必须把握各种要素的内在必然联系,在问题形成过程中充分考虑生理、心理和社会因素的此消彼长和动态变化,既要抓住老年人心理困扰的核心,又要防止片面的理解。

(3) 整体性:人的任何思维、情绪和行为表现都不是孤立存在的。对于一个人的心理状况,一定要从认知功能、情感状态、行为模式等方面进行全面的了解。正因为存在内心不可回避的需要,才会产生某种行为的动机,具体的言行举止才会落到实处。行动的成功会使人获得良好的情绪体验,而行动的受挫则会使人陷入消极的情绪氛围中。不良情绪还会使认识和评价偏向负面,破坏自己的观念和态度。所以,认知、情绪、需求、动机、行为,始终是紧密相连的。在实际工作中,对于老年群体的心理服务,要时刻注意用全局观念去评判。

3. 有所限制的能力观　作为心理工作者,我们必须清醒地认识到,每一位从业者的个人能力、每一种理论和技术所适用的范围、每一种心理问题解决的可能性、每一位老年人接受心理服务的程度,都是有限的。心理工作者所能做的事情,必须建立在客观现实条件的基础上,而不是依靠主观能动性就能解决一切问题,否则就会出现心理工作责任无限扩大的烦恼。

(1) 老年心理工作的任务大多集中在问题本身的解决上。不能对引起心理问题的具体事件承担过多责任。如果老年人的心理问题不是由于认识观念、不良情绪或人际问题造成的,而是由于生活困难等心理工作者无力解决的,那么工作者就应该积极帮助老年人在自己的能力范围内与相关部门联系,而不是完全当作自己的责任来对待。

(2) 与老人的交流尽量限制在工作范围之内。尽管工作要求服务人员充满真诚的关怀,但心理工作者的心理健康状况却不得不考虑。过多地倾听老年人多年来对生活的不良感受,会使人积累过多的负面情绪,这些情绪一定要及时处理,否则会使老年心理工作者身心俱疲,职业应激过重,工作上可能会坚持不下去。此外,心理工作者也不能把个人的情绪带到服务过程中去。

(3) 老年心理服务目标的确定。一定要根据心理问题或精神障碍的性质,具体情况和复杂程度,心理工作者自己的实际能力等因素来确定。老年心理工作的功能区分不同,对心理问题一般的老年人,提供普遍程度的社会心理支持;对心理问题比较严重的老年人,需要进行正规的心理治疗,才有可能给他们实际的帮助。如果心理工作者判断老年人有精神障碍的可能,就需要转介到心理卫生机构寻求帮助。

4. 非批评性的中立观　指心理工作者在提供相关服务时,在认识观念上既不固执己见也不迎合老年人,保持相对中立的态度。个人的应对方式和行为模式不能掺杂进去。在工作中,如果心理工作者一味坚持某种观点,在心理服务过程中以自己的价值观取向作为参照点或以某种固定的价值取向作为判断是非的唯一标准,必然会对老年人的价值感进行自动评价,出现以某个人的个别特征代替整体形象的问题,进而对老年人的问题形成误解和误判。因此,在服务的全过程中,心理工作者必须保持客观中立的立场,客观地了解老年人的情况,对他们的问题有适当的理解和掌握,与老年人一起寻找解决他们心理困扰的最佳途径和方法。

(三) 老年心理工作者执业的具体要求

1. 礼貌亲切,诚挚耐心　心理工作者要有尊重、平等、接纳、民主、诚信和助人自助的专业价值理念。在工作中,要以温和友善的态度、热情友好的神情、温和亲切的言语、端庄大方的仪容来面对老年人。尽可能地获得老年人的信任,与他们建立良好的人际互动关系,用真诚去感化老年人的各种抵触心理。

2. 尊重平等,信任保密　要尊重和平等对待老年人,不因其受教育程度、特殊经历、经济状况、身体或智力残疾而区别对待。对每一位接受心理服务的老年人,都要保护好他们的人格尊严,对涉及他们个人隐私的相关资料等信息,要严格保密。要在工作中尽到告知义务,对老年人的有关规定要有明确的解释。

3. 努力钻研,精益求精　老年心理服务工作的宗旨需要依靠心理工作者扎实的理论基础和卓越的实践技能来实现。心理工作者一定要认真学习理论,刻苦钻研知识,熟练掌握操作方法和实用技术,争做本领过硬的技术骨干。同时,要善于从工作实践中总结经验,敢于创新,以灵活多变的心态应对各种实际困难,在实践中不断摸索和完善自己的技术,丰富和开阔自己的专业视野。除了需要较多的心理学知识外,还需要具备社会学、社会工作、政治学、管理学、教育学、法学等学科知识,更应熟悉相关法律法规及政策。

4. 多方联动,相互协助　老年心理服务工作面临的情况比较复杂,除心理因素外往往夹杂着许多现实问题,仅靠心理工作的力量有时难以应对,往往需要医疗卫生、公安保卫、武警消防、教育科研等部门及其专业人员提供技术支持。因此心理工作者更需要加强团队协作,讲究多学科联合,协同作战。而且心理工作者团队成员之间要相互尊重、相互谅解、相互学习、相互配合,所有的行动都以维护老年人的身心健康为根本目的。

二、老年心理服务对介护人员素质的要求

(一) 介护人员的情感

介护人员的情感对老年人有直接的感染作用,良好的情感品质是进行心理护理所必须具备的。

1. 同情心　介护人员对待老年人要有真诚的同情心,在服务中要想到老年人的心理需求,体会老年人的心情。介护人员有了同情心,才能真诚地关爱老年人,做到无微不至地关怀老年人,满腔热情地为老年人服务。

2. 热情和耐心　对孤寡老人要热情相待,主动帮助他们解决困难和问题。与老年人接触要保持心情愉快,以自己开朗乐观的情绪来影响老年人。对一些不能解决的问题,或者是不合理的要求,要及时、耐心地给予解释,同时要有宽容、退让的精神,哪怕是曾经对自己失礼、冲撞过自己的老年人,也要大度、善解人意,以同样的热情对待。

3. 善于控制情绪　介护人员的情绪对做好老年人的心理护理意义重大。热情愉快、情绪饱满,不仅能提高工作质量,还能感染老年人。反之,介护人员如果出现抑郁、沮丧、焦虑、烦闷的情绪,容易使老年人产生不快情绪,加重思想负担。所以,介护人员要保持稳定、振作、愉快、乐观的情绪,以此唤起老年人热爱生活的心态。

（二）介护人员的能力

1. 敏锐的观察能力　观察力是指观察老年人的行为变化和心理活动状况的能力。介护人员要善于从老年人的表情、言语、行为等方面了解老年人的性格、爱好、习惯，了解老年人的心理需求，发现老年人的内心活动和变化预兆等。在此基础上，结合自身的专业知识，对这些现象的发展趋势进行有预见性的想象、预测，并给予针对性的躯体护理措施，才能达到较好的护理效果。

2. 良好的思维能力　培养良好的思维能力，拥有敏捷的思维能力和正确的判断力是介护人员必不可少的心理素质。介护人员在工作中不可能直接观察到老年人的全部心理活动，但可以通过对人体正常情况的一些现象和了解，进行推理判断，了解老年人的心理变化。因此，介护人员要善于综合考虑老年人的心理因素和行为之间的关系，生活状况和周围环境之间的关系等。

3. 较强的记忆力　介护工作内容多而复杂，接触面广，每个老年人的特点和需求也各不相同。只有经常深入老年人群体，不断深入地接触老年人，介护人员才能加深对老年人的印象和记忆，才能早期发现问题，才能避免张冠李戴错误的发生。因此，为了更好地完成各项护理任务，防止出错，介护人员一定要培养准确、快速的记忆能力。

4. 较好的语言能力　中肯的话语、亲切的语调、清晰的语音，并伴有良好的体态语言（手势、表情等），对老年人来说犹如一剂良药。因此，介护人员要善于运用语言，做好心理护理工作，要有与人为善、尊重他人、自重自爱的心愿，选择对方容易接受的方式、方法和内容，帮助老年人稳定情绪、树立信心，变消极为主动。

5. 熟练的技术操作能力和组织工作能力　熟练的技术操作能力，能够提高服务效率，而熟练的技术操作能力，则需要多方面的组织能力辅助，才能相互协作。因此，介护人员要善于根据老年人的特点制订照顾方案，根据老年人的具体情况，有针对性地规划自己的动作。

（三）介护人员的性格与气质

1. 正直、正派　在工作实践中，介护人员不因老年人的职业、地位、经济收入、相貌等差异而对老年人区别对待，要坚持平等待人、公正办事，以取得老年人的信任。

2. 冷静、果断　介护者要有冷静的头脑和果断处理事情的能力。在遇到特殊情况时，能做到不急不躁、快速果断、有条不紊地开展工作。

3. 精力充沛　介护工作的范围相当广泛，内容相当复杂，要求也十分严格。因此，介护人员在工作时一定要保持充沛的精力，才能保证注意力的高度集中，才能做到精益求精，达到良好的护理效果。

第三节　老年心理护理的伦理规范

随着养老模式的转变，老年心理护理日益成为重要的、不可忽视的问题。老年心理工作者要做好心理护理,不仅要加强介护人员自身素质的培养和锻炼,还必须遵循伦理规范。

一、高度的同情心

工作人员应以高度的、真诚的同情心对待每一位老年人,要考虑到老年人的心理需求,帮助老年人解决心理问题,以减轻或消除老年人的痛苦,建立起有利于治疗和康复的最佳心理状态。

1. 努力促进老年人的角色转化　一个人在健康人与患者角色的相互转化中,会轻重不等地产生适应障碍的心理问题。因此,在心理护理过程中,要深入了解老年人产生适应障碍的原因,根据不同原因、不同情况,配合家属、养老机构,共同创造条件,努力促进老年人的角色得到正常的转化。

2. 针对老年人具体心理问题开展多样的心理护理活动　对于孤独感较强的老年人,尽量不要将其安排在单人房间,并多与老年人接触、交谈;对于猜疑心理较重的老年人,尽量不要当老年人的面与他人低声细语,对老年人的猜疑要耐心解释,并以谨慎的态度进行处置;对于有恐惧心理的老年人,要多予以安慰和鼓励,增强老年人的信心和勇气等;对于处于气愤和恼怒状态的老年人,要保持冷静和应有的容忍度,耐心劝导老年人,并用精心的护理来感化老年人。

二、高度的责任感

责任感是做好心理护理的关键。心理需要的满足与否对老年人的身心健康至关重要。因此,在心理护理过程中,工作人员不仅要遵循护理常规、各种操作规程、规章制度,而且还要能准确、全面地了解每一位老年人的心理特点,根据具体情况满足老年人的心理需求。

1. 了解和满足老年人的共性心理需要　要了解老年人有获得安全感的需要,防止差错和意外事件的发生。了解老年人有被认识与尊重的需要,认识并熟悉更多老年人,一视同仁地对待和尊重他们。了解老人有被接纳与友好相处的需求。

2. 了解和满足老年人的个性心理需要　老年人的个性心理需要因性别、年龄、收入等的不同而有差别,工作人员应深入了解、有的放矢地满足老年人的各种心理需要。老年人自尊心较强,应多体谅和关心,耐心诚恳地解释并回答各种问题。对于老年女性,在服务过程中,应维护她们的尊严,保护其隐私。

三、高度的事业心

老年心理服务事业是平凡而又伟大的事业,从事这个专业的人士应该热爱并忠诚于这份事业,具有高尚的道德情操,把自己的精力全部献给这份事业。如果缺乏事业心,就缺乏根本的职业道德。

四、高度的诚信感

人与人之间真诚相待、相互信任是进行心理护理的基础和前提。老年人信任工作人员,把困扰自己的心理问题,包括自己的秘密和隐私倾诉出来,这些秘密和隐私有时甚至连老年人的配偶、子女都不知情。因此,工作人员应以高度的诚信感,为老年人保守秘密和隐私,这本身也是老年人的心理需要。

思考题（单选题）

1. 老年心理服务的社会环境不包括(　　)。
   A. 社会风气　　　　　　　　　B. 文化环境
   C. 社会保障　　　　　　　　　D. 气候条件

2. 真正实现"以老人为本"的要求不包括(　　)。
   A. 强调尊重老年人　　　　　　B. 着重理解老年人
   C. 加强关心老年人　　　　　　D. 加强教育老年人

3. 老年心理工作者的职业态度说法错误的是(　　)。
   A. 唯物主义的科学观　　　　　B. 批评性的中立观
   C. 有所限制的能力观　　　　　D. 普遍联系的哲学观

4. 老年心理工作者执业的具体要求不包括(　　)。
   A. 礼貌亲切,诚挚耐心　　　　B. 尊重平等,信任保密
   C. 努力钻研,精益求精　　　　D. 独立分离,互不相联

5. 以下关于老年心理工作者遵循的伦理规范说法不正确的是(　　)。
   A. 工作人员应以高度的、真诚的同情心对待每一位老年人,要考虑到老年人的心理需求
   B. 在心理护理过程中,要深入了解老年人产生适应障碍的原因,努力促进老年人的角色得到正常的转化
   C. 对于处于气愤和恼怒状态的老年人,要保持冷静和应有的容忍度,耐心劝导,适当批评
   D. 工作人员应以高度的诚信感,为老年人保守秘密和隐私

参 考 答 案

第一章

1. D 2. D 3. C

第二章

1. B 2. C 3. B 4. C 5. D

第三章

1. C 2. D 3. C

第四章

1. C 2. B 3. C 4. A 5. A

第五章

1. C 2. D 3. D 4. B 5. C

第六章

1. C 2. C 3. C 4. D 5. A

第七章

1. D 2. D 3. B 4. D 5. C

参 考 文 献

［1］井世洁. 老年人心理护理实用技能［M］. 北京：中国劳动社会保障出版社，2018.

［2］李丽，常国胜. 老年心理保健手册［M］. 郑州：郑州大学出版社，2020.

［3］徐福山，王娜. 老年心理学［M］. 广州：广东科技出版社，2021.

［4］姚树桥. 心理评估［M］. 3版. 北京：人民卫生出版社，2018.

［5］戴晓阳. 常用心理评估量表手册［M］. 北京：人民军医出版社，2015.

［6］张明园，何燕玲. 精神科评定量表手册［M］. 长沙：湖南科学技术出版社，2015.

［7］郭念锋. 心理护士（三级）［M］. 北京：民族出版社，2011.

［8］井世洁. 老年心理护理实践技能［M］. 北京：中国劳动社会保障出版社，2018.

［9］高存友. 老年抑郁症［M］. 北京：华龄出版社，2019.

［10］井世洁. 老年人心理护理实用技能［M］. 北京：中国劳动社会保障出版社，2018.

［11］孟令君，成彦. 老年人心理特征及其护理［M］. 北京：北京大学出版社，2022.

［12］付敬萍. 老年心理护理［M］. 武汉：华中科技大学出版社，2022.

［13］傅中玲，陈正生. 老年痴呆症照护指南［M］. 沈阳：辽宁科学技术出版社，2020.

［14］郭琪，韩佩佩，王丽岩. 老年人认知障碍的预防与康复［M］. 上海：上海交通大学出版社，2021.

［15］李素军. 老年综合评估干预对老年2型糖尿病合并情绪障碍患者的影响［J］. 中华老年医学杂志，2022，41（1）：36-39.

［16］武全莹. 从护理角度解读《中国老年糖尿病诊疗指南（2021版）》中老年糖尿病共患疾病［J］. 实用老年医学，2023，37（2）：213-216.

［17］蔡楠，高红. 行为激活疗法对冠心病合并焦虑抑郁患者的效果［J］. 国际精神病学杂志，2021，48（1）：173-175.

［18］葛祥玲. 老年冠心病患者护理干预中加强心理护理与健康教育的价值分析［J］. 家庭生活指南，2022，38（12）：41-43.

［19］陈群. 心理护理联合健康教育对老年高血压患者降压效果及服药依从性、自我护理效能的影响［J］. 实用临床护理学电子杂志，2020，5（11）：154-170.

［20］付敬萍，张鲫. 老年心理护理［M］. 武汉：华中科技大学出版社，2022.

［21］高云鹏，胡军生，肖健. 老年心理学［M］. 北京：北京大学出版社，2022.

［22］孟令君，成彦. 老年人心理特征及其护理［M］. 北京：北京大学出版社，2022.

［23］李兰芳，潘永宁，沈鑫. 应用健康教育模式促进老年患者自我管理［J］. 护理研究，

2021,35(2):312-314.

[24] 李玉芬,孔传琴.临终老年人最后的思考和情感体验[J].中国老年学杂志,2021,41(3):954-957.

[25] 肖慧敏,刘瑜.护理干预对自杀社区老人的效果评价[J].护理学杂志,2020,29(9):52-56.

[26] 张菲,杨佳佳,王琳.联合护理模式在老年自杀预防中的应用[J].护理实践与研究,2020,17(24):32-35.

[27] 张丽婷,杨佳漫.护士在丧偶老年人心理护理中的作用[J].国际护理学杂志,2021,40(1):129-131.

[28] 郭卫民,张开花,牟飞宇.丧偶老年人志愿者活动对心理健康的影响[J].护理研究,2020,34(11):1848-1852.

[29] 马艳杰,翼云.中国当代老年人再婚态度及影响因素[J].中国老年学志,2020,1(40):200-203.

[30] 付敬萍,张鲫.老年心理护理[M].武汉:华中科技大学出版社,2022.

[31] 高云鹏,胡军生,肖健.老年心理学[M].北京:北京大学出版社,2022.

[32] 孟令君,成彦.老年人心理特征及其护理[M].北京:北京大学出版社,2022.

[33] 侯守云,孟君,陈莉,等.个性化心理护理对老年糖尿病患者血糖和负面情绪的影响[J].国际精神病学杂志,2022,49(5):919-922.

[34] 徐彩红,金爱莲,谢美丽,等.个性化心理护理干预对老年冠心病患者心理状态和生活质量的影响[J].国际精神病学杂志,2022,49(5):923-929.